国家重点学科放射医学系列教材
全国高等院校教材，供特种医学、临床医学类专业用

医学放射生物学基础

主　编　苏燎原　刘芬菊
副主编　周平坤
编　者　（按姓氏笔画为序）
从玉文　朱　巍　刘芬菊　江家贵
苏燎原　杨　巍　陈　秋　周平坤

中国原子能出版社

图书在版编目(CIP)数据

医学放射生物学基础 / 苏燎原，刘芬菊主编．—北京：中国原子能出版社，2013.7

ISBN 978-7-5022-5829-0

Ⅰ.①医… Ⅱ.①苏… ②刘… Ⅲ.①放射医学-放射生物学-高等学校-教材 Ⅳ.①R811.5

中国版本图书馆 CIP 数据核字(2013)第 023156 号

内 容 简 介

本书是介绍医学放射生物学的基础理论。全书共分十一章。阐述了电离辐射的理化基础及其对分子、细胞、器官和系统的作用，以及低剂量辐射的兴奋效应和放射肿瘤学基础。其内容融入学科的最新进展并切合学生的实际需要。

本书为高等医学院校的放射医学本科及相关专业提供教材，亦可供从事放射医学与防护的工作人员及研究生参考。

医学放射生物学基础

出版发行 中国原子能出版社(北京市海淀区阜成路 43 号 100048)
责任编辑 肖 萍
技术编辑 冯莲凤
责任印制 潘玉玲
印　　刷 保定市中画美凯印刷有限公司
经　　销 全国新华书店
开　　本 787 mm×1092 mm 1/16
印　　张 17.25 **字　　数** 430 千字
版　　次 2013 年 7 月第 1 版 2013 年 7 月第 1 次印刷
书　　号 ISBN 978-7-5022-5829-0 **定　　价** **48.00 元**

网址:http://www.aep.com.cn **E-mail:atomep123@126.com**
发行电话:010-68452845

放射医学专业系列教材出版序言

自 1895 年伦琴(W. C. Röentgen)发现 X 射线以来,人类对核能和核技术的研究和利用已经历了近 120 年的发展历程。诚如一切事物均具有两面性,核能和核技术也不例外,利用它们在为人类带来巨大裨益的同时,其产生的电离辐射也对人类生物机体产生不同程度的健康危害,同时也对人类的及其生存环境造成一定的负面影响。为了更好地利用核能和核技术为人类造福,又能保护辐射从业人员和公众免受或少受电离辐射照射的影响,放射医学与防护学科应运而生,并随着人类对电离辐射的认识和应用不断深入和扩展应用,放射医学和防护学科获得相应发展。经历一个多世纪后,放射医学和防护现已形成了系统的学科体系,其主要内涵是研究电离辐射对人体的作用、损伤、修复及其机制;发展放射损伤的诊断、治疗和预防技术;为放射性工作人员的卫生防护、医学监督和保健工作提供科学依据和措施;同时,肿瘤放射治疗和核医学诊疗的基础与应用研究也已构成放射医学的重要研究内容。

我国放射医学与防护学科发展和专业的建立与发展,是与我国核技术利用和核能事业的发展,尤其是 20 世纪中叶的核试验,息息相关。起步于 20 世纪 50 年代末,发展于 60 年代中期,因核试验要求,当时放射医学的主要目标是急性放射病诊断和实验治疗研究,到 80 年代,各地放射医学和防护机构和队伍都根据核电发展的需求作了相应调整,主要为临床放射治疗和诊断、放射卫生评价和放射防护监督等方向培养学生和开展相关研究。

苏州大学医学部放射医学与防护学院前身是创建于 1964 年,隶属于原核工业部的苏州医学院放射医学系。虽然由于各种原因,20 世纪 80 至 90 年代我国放射医学和防护学科发展缓慢,但苏州大学仍然坚持进行放射医学和防护本科人才的培养,仍然坚持放射医学的学科建设,并取得了一定的发展,成为国家重点学科,学院已成为我国培养放射医学专业人才和开展放射医学科学研究的主要基地,放射医学专业也已成为国家特色专业建设点、江苏省特色专业和苏州大学品牌专业,为国防、核电、军队、医疗卫生等机构培养了一大批放射医学和防护专业人才。

在放射医学专业 50 年的漫长办学历程中,苏州大学相关教师主编了放射医学领域中大部分全国统编教材,如:《医用核物理》、《放射化学》、《电离辐射剂量学》、《放射卫生学》、《放射毒理学》、《放射医学教程》、《核环境学基础》、《实验核医学》、《核药学教程》、《放射治疗技术学》、《放射治疗物理学》等,多次获得国家和省部级优秀教材奖,相关课程被评为江苏省优秀课程群。但是,近年来,随着物理、化学、核技术、计算机科学、纳米技术、特别是分子生物学等交叉学科的发展,在急性放射病的预防、诊断、治疗,辐射损伤机制研究,辐射防护剂应用,辐射剂量学与生物计量学在医疗诊断上的应用,辐射危害流行病学调查与评价,核事故医学应急处理等方面都取得了迅猛进展。原有的放射医学系列教材已不能反映放射医学学科的最新进展和成果,影响了放射医学专业人才培养的质量。经过各方努力,在放射医学国家特色专业建设项目、江苏高校优势学科建设工程资助项目(PAPD,特种医学)的支持下,苏州大学组织国内高校相关专业教师，在原有教材的基础上，编写一套全新的放射医学专业系列教材：《医学放射生物学基础》是系列教材的第一本，其余教材将陆续出版，供国内放射医学及其相关专业本科学生使用。相信这一系列教材的出版，必将促进我国放射医学学科的发展，有利于放射医学专业人才的培养，也必将为我国国家安全、核能建设、人民健康和社会经济的进步发挥积极作用。

此为序。

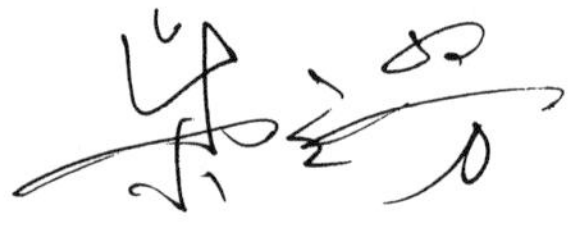

2013.6.1

序

《医学放射生物学基础》出版了，它是一本适合放射医学、核医学、核工程与核技术、辐射防护等本科专业用的专业基础教材，也为核相关专业的科技工作者提供了一本好的参考书。核能开发及核技术应用是20世纪最伟大的成就之一。核武器仍然是全球关注的焦点；全球核电的发电份额转为发电总量的16%；非武力民用核技术已深入到国民经济的各个领域，在美、日、欧等发达国家，其产值约为国民生产总值的2%～4%；在我国，百十个领域、100多种产品与技术同核技术应用有关，至2010年年底，我国已建的30万Ci(11.1 PBq)以上的钴源装置已达128座，已建功率在5 kW以上电子加速器达到171台，总产值已达到1 000亿元。综上所述，核能开发的进展，对从事放射医学与防护的科技工作者也提出了更高的要求。

本书的作者是长期从事医学放射生物学教学和科研的学者。苏燎原、江家贵、刘芬菊教授治学严谨，论著甚丰，教书育人，备受学子爱戴；军事医学科学院的周平坤、从玉文教授均是杰出的学科带头人；陈秋、杨巍、朱巍博士均是年轻学者。本书既全面地阐述了电离辐射的物理、化学和生物效应，也充实了医学放射生物学领域的最新科研成果。

本书编者参考了刘树铮教授主编的《医学放射生物学》教材的部分内容，在此也感谢以刘树铮教授为首的团队在医学放射生物学领域作出的杰出贡献。

朱南康

2012年8月

前　言

人类生存在地球上，受到环境的天然放射性的照射，核爆炸或放射性事故，以及和平利用原子能，人们与辐射接触的机会日益增多。电离辐射与人类生活的关系非常密切，因此放射生物效应受到普遍关注。大剂量电离辐射对机体的损伤如何？核医学及放射治疗对人们有什么作用？小剂量电离辐射对人体有什么影响？为了有效应用核能和核技术以增进人类的福祉，人们必须了解放射生物学的基本知识，才能保证放射性工作人员和公众的健康。

本书是医学放射生物学的基础理论，编写的目的是为高等医学院校的放射医学及相关专业提供教材，也可作为其他专业的参考书。本书共分十一章。其中：第一章为电离辐射的种类、基本特性及其生物学作用的理化基础；第二章为电离辐射的分子生物学效应；第三章为电离辐射生物剂量计；第四章为电离辐射的细胞效应；第五章为电离辐射对神经和内分泌系统的作用；第六章为电离辐射对造血系统的作用；第七章为电离辐射对免疫系统的作用；第八章为电离辐射所致的感染和出血并发症；第九章为电离辐射对消化系统的作用；第十章为电离辐射对其他系统和器官的作用；第十一章为肿瘤放射生物学基础。各章节分别由相关领域的教学、科研的教师编写，李明博士参加部分编写工作。特邀军事医学科学院周平坤、从玉文教授撰写电离辐射的细胞效应及感染、出血部分。苏燎原教授对全书内容进行了审阅和修改；周平坤、刘芬菊教授审阅了部分稿件；刘芬菊教授负责教材编写的组织和修改工作。

本书编写内容融入学科的最新进展，篇幅适中，切合学生的学习需要。由于编者的水平有限，可能编写不当或叙述不妥，望读者指正。

朱南康教授曾长期领导放射医学学科的建设，他热心为本书作序，深表敬意！

编　者

2012 年 8 月

目　录

第一章

电离辐射的种类、基本特性及其生物学作用的理化基础

第一节 电离辐射的种类和基本特性

电离辐射(ionizing radiation)是指能使其所作用的物质分子发生电离作用的射线。电离辐射可分为电磁辐射和粒子辐射两大类。

一、电磁辐射

电磁辐射(electromagnetic radiation)是指随时间变化而呈交互垂直变化的电场和磁场，并向前运动形成的电磁波(如:无线电波、微波、可见光、红外线、紫外线、X射线和γ射线等)，它们只有能量，没有静止质量。在电磁辐射中，由于X射线和γ射线波长极短，频率很高，使其具有很大的能量，能在物质中穿行并使物质分子发生电离，所以X射线和γ射线属于电离辐射。

X射线和γ射线的物理特性基本相同，均由光子组成，但它们的来源不同，X射线是从核外产生的，如高速电子在物质中受阻而减速，其能量以电磁辐射形式释放出来，或当高速电子击出原子内壳层某一能级上的电子后，外壳层某一能级上的电子填补内壳层留下的空穴，这两个能级的能量差值，以光子形式释放出来。γ射线是由原子核内部产生的，比如当不稳定的核衰变成稳定的核时，多余的能量以γ射线形式释放出来。

X射线和γ射线与物质相互作用时，主要通过以下三种方式将自身能量转移至被碰撞的物质。

(一) 光电效应

当X射线和γ射线能量小于50 keV时，其能量转移以光电效应为主。即光子将自身的能量转移给原子，并由原子中击出一个电子，即光电子。光电效应主要发生在原子中束缚最紧的K层，光电效应发生后，由于原子内层电子出现空穴，原子将发射特征X射线或俄歇电子。光电效应示意图如图1.1所示。

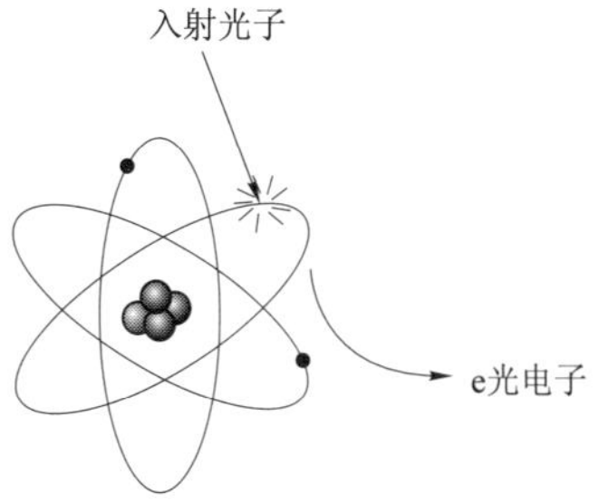

图1.1 光电效应示意图

(二) 康普顿效应

当X射线和γ射线的能量为0.2～2 MeV时，主要产生康普顿效应。康普顿效应一般发生在束缚最疏松的外层电子，即入射光子与核外轨道电子发生非弹性碰撞，

并将光子的能量转移给电子，使之成为反冲电子，而光子同时出现散射，其运动方向和能量发生变化，称为散射光子。若反冲电子能量比较高，它仍继续与介质相互作用直至能量耗尽。散射光子也将继续与介质相互作用。康普顿效应示意图如图 1.2 所示。

（三）电子对效应

当光子的能量达到 50～100 MeV 时，电子对形成是光子转移自身能量给介质的主要形式，即入射光子从原子核旁经过时，在原子核库仑场地作用下，入射光子可能转化为一个电子和一个正电子，这个过程称为电子对效应。所形成的正负电子继续在介质中慢化，电子成为介质中的电子，而正电子速度接近零时，将与附近的电子发生淹没作用，并释放出两个方向相反的各为 0.511 MeV 能量的光子。电子对效应示意图如图 1.3 所示。

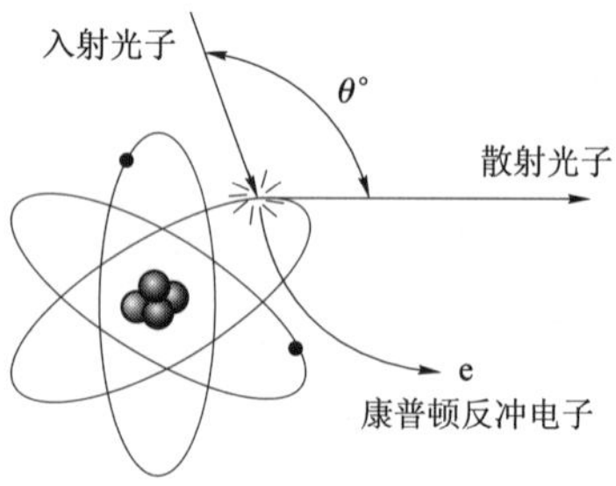

图 1.2 康普顿效应示意图

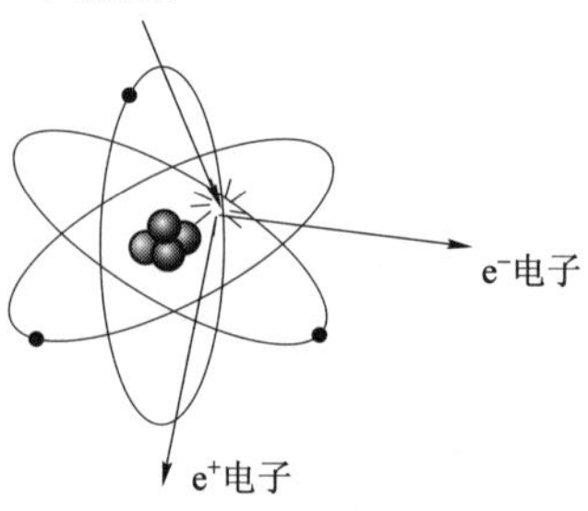

图 1.3 电子对效应示意图

二、粒子辐射

粒子辐射（particulate radiation）是一些组成物质的基本粒子，或者是剥去、部分剥去轨道电子的带正电荷的原子核，它们具有动能和静止质量。粒子辐射是通过消耗自身的动能把能量传递给介质的。粒子辐射主要有 α 粒子、β 粒子（或电子）、质子、中子、负 π 介子和带电重离子等。

（一）α 粒子

即氦原子核，由两个质子和两个中子组成，带正电荷，其质量比电子大 7 500 倍。由于 α 粒子大，运动慢，有足够时间在短距离内引起介质中较多分子电离。随着 α 粒子在介质中运行深度增加和更多电离事件发生，能量不断被消耗，粒子运动变慢，在其径迹的末端，电离密度明显增大，形成峰值，称为布喇格峰（Bragg peak），α 粒子在空气中的布喇格峰如图 1.4 所示。

峰值后的 α 粒子，电离能力降至零，这时 α 粒子转变成中性氦原子。在生物组织中 α 粒子运行的距离比在空气中小得多，1 MeV 的 α 粒子只能运行几十微米，然后释放出全部能量，形成高电离比度的峰值区，引起组织的严重损伤。α 粒子外照射对机体不会产生较大损伤，但发射 α 粒子的放射性核素进入体内（比如从体表破

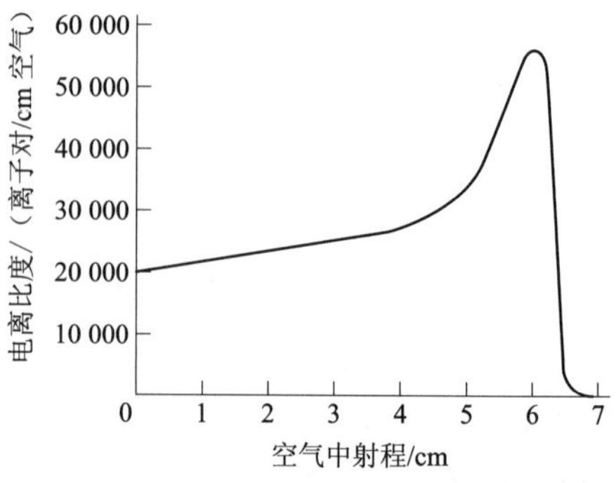

图 1.4 α 粒子在空气中的布喇格峰

损处进入体内），将对机体组织产生严重危害。

在自然界有些放射性核素衰变可产生 α 粒子，例如：铀（^{234}U、^{235}U、^{238}U）、镭（^{224}Ra、^{226}Ra 等），氡及其子体（^{222}Rn、^{218}Po、^{214}Bi 等），钚（^{239}Pu、^{238}Pu）等。

（二）β 粒子或电子

是带有一个最小单位负电荷的粒子，质量很小。β 粒子在介质中容易被介质原子的轨道偏转，形成曲折的运行轨迹（径迹）。在其径迹的末端，β 粒子使介质产生高密集电离作用。

^{90}Sr 辐射源产生的 β 粒子，其能量为 0.53 MeV，在浅层（1～2 mm 的厚度）组织中产生最大的电离作用。由直线加速器产生的电子束，其能量为几到十几 MeV（高能电子），在放射治疗中可用来使深部组织产生最大的电离作用。

（三）中子

是不带电的粒子，质量为 1.009 原子质量单位。按其所具有的能量不同，中子分为以下几种：

1）热中子：能量在 0.5 eV 以下，能与周围介质达到热平衡；

2）慢中子：能量在 100 eV 以下；

3）快中子：能量在 10 keV～10 MeV；

4）高能中子：能量大于 10 MeV。

中子与 X 射线或 γ 射线都是通过产生带电的次级粒子引起物质分子电离的，不同之处在于 X 射线或 γ 射线与核外电子发生作用，而中子只与原子核发生作用。中子与物质相互作用有两种方式：碰撞和核反应。碰撞又分为弹性碰撞和非弹性碰撞；核反应包括中子俘获反应和散裂反应。

1. 弹性碰撞（elastic collision）

入射中子将部分能量传给受碰撞的原子核，使其具有动能折向另一方向，形成所谓反冲核。同时入射中子携带剩余动能也偏离原来入射方向，并可继续与物质中其他原子核发生碰撞。所谓弹性碰撞，是指中子与靶核的总能量在碰撞前后保持不变。原子核越轻，经弹性碰撞形成的反冲核就具有越多的动能。氢反冲核（反冲质子）获得的能量最高，几乎等于入射中子的全部能量。氢是生物组织中含量最多的原子，入射中子与组织中氢原子核的相互作用，具有不可忽视的生物学意义。

2. 非弹性碰撞（nonelastic collision）

1）中子与物质原子核碰撞后，中子的运动方向发生改变，生成一个动能较低的中子，入射中子的其余能量用于使被碰撞的核处于激发状态，随后处于激发状态的核恢复至基态，同时发射 γ 射线。由此可见，入射中子和被碰撞的原子核总能量，在碰撞前后是不相等的，碰撞后的总动能下降。组织中的氮、碳和氧原子核均能发生这样的非弹性碰撞反应。2）中子与原子核碰撞后形成复合核，然后释放出一个次级带电粒子（如 α 粒子）。由于被碰撞的原子核（复合核）处于激发状态再恢复至基态时，释放出 γ 光子。

3. 中子俘获（neutron capture）

是指中子被原子核俘获后，原子核处于激发状态，当其由激发状态恢复至基态时，释放出 γ 光子。俘获中子的原子核发射出带有正电荷的 α 粒子。中子俘获与非弹性碰撞复合核形成不同之处在于，前者多发生在中子能量为 0.025～100 eV 之间；后者主要发生在中子能量大于 1 MeV 时。某些元素，如锂、硼等，具有俘获慢中子的大截面，俘获中子后发射出带有正电荷的 α 粒子。

4. 散裂(spallation)

入射中子的动能大于 100 MeV 时，可使原子核碎裂而释放出带电粒子或核碎片。如中子与碳原子核作用下产生 3 个 α 粒子，与氧原子作用产生 4 个 α 粒子。散裂反应一般在重核中发生。

快中子在组织内的消耗，主要是通过与氢原子核的弹性碰撞，而产生反冲质子，250 keV～14 MeV 快中子对组织吸收剂量的贡献有 85%来自氢原子的弹性碰撞，对于碳和氧来说，这个份额分别减少到 14%和 11%。

(四) 负 π 介子

介子因其大小介于电子和原子之间，故称之为介子。介子包括 π 介子(π^0，π^+ 和 π^-)和 K 介子(K^0，K^+ 和 K^-)。与放射生物学关系密切的是负 π 介子。负 π 介子的质量是电子的 273 倍，是质子的 1/6。它是高能质子与原子核里的中子碰撞后发生核反应的结果，一般可用加速器加速质子，使其成为高能质子流并轰击金属靶产生负 π 介子。当负 π 介子的能量在 40～90 MeV 时，在组织中的射程可达 6～13 cm，负 π 介子在组织或介质中的电离密度随着其穿行的深度增加而逐渐增加，最后形成布喇格峰。用改变负 π 介子入射能量的方法调节其在组织中运行的深度，以适合于肿瘤治疗。当负 π 介子快要到达径迹末端时可被碳、氧或氮原子捕获(arrest)，产生核衰变或裂解成射程短、电离能力强的碎片，这些碎片呈“星”状分布，可用于肿瘤治疗，而对正常组织损伤较小。

(五) 重离子

重离子是指比氦重的原子被剥掉或部分剥掉轨道后的剩余部分，带正电荷。在重离子的深度-剂量曲线上，入射坪区吸收剂量相对恒定，坪区的长度决定于入射离子的能量，接近径迹末端时，形成布喇格峰，原子序数大的重离子形成的布喇格峰比原子序数轻的重离子窄而尖，如果肿瘤设定在这样峰区内，将会达到最大的杀伤效果，而对周围正常组织产生较小的损伤。但是，只有将重离子加速到几十亿电子伏时才具有临床价值，投资巨大。

第二节 电离辐射生物学作用的理化基础

在放射生物学范畴内，围绕电离辐射对生命机体的作用，先后出现了三对最重要的基本概念，即电离作用和激发作用，原发作用和继发作用，直接作用和间接作用。这三对概念的实质性含义相互关联，但又彼此不同。

一、电离作用和激发作用

电离辐射作用于生命机体后之所以能产生生物学效应，是由于电离辐射向生命机体转移自身的能量。这种能量的转移是电离辐射通过生命大分子或生命机体内环境物质(如水分子)发生电离作用和激发作用实现的，是一种纯物理化学过程，因此电离作用和激发作用是电离辐射生物学作用理化基础的具体体现，是原发作用、直接作用和间接作用概念的支撑，是电离辐射生物学作用的核心概念、基础概念。

（一）电离作用（ionization）

电离作用是电离辐射将其所作用的靶分子的轨道电子击出，产生自由电子和带正电荷的离子，形成离子对，这一过程称为电离作用。

（二）激发作用（excitation）

当电离辐射所具有的能量不足以将轨道电子击出时，可使电子跃迁到较高能级，使分子处于激发状态，这一过程为激发作用。被激发的分子很不稳定，很容易发生解离而形成正负离子对，由于形成的正负离子各自携带较少的动能，彼此仍然靠近，很容易发生重组恢复至原来分子状态，因此，一般认为激发作用所引发的生物学效应可以忽略不计。

（三）水分子的电离和激发

生物体是由各种物质构成的，除了生物大分子（如蛋白质、核酸等）和无机分子外，水的含量占生物体重量的70%左右，有些生物组织（如血液组织）水含量达90%以上。电离辐射作用于生命机体时，生物大分子和水分子均受到作用，而且水分子首当其冲，受到电离辐射作用的水分子所产生的活性产物，又可影响生物大分子。因此，水分子的电离和激发，尤其是电离，在电离辐射所致生物学效应中具有十分重要的意义。水分子的电离和激发可归纳如下式所示。

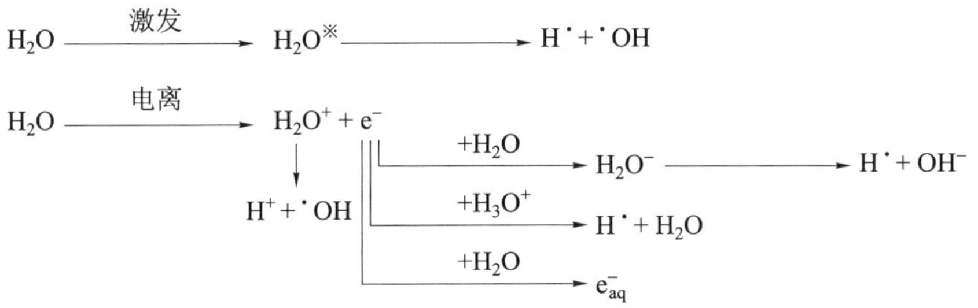

（式中 H_2O※ 代表处于激发态的水分子，H˙ 代表氢自由基，˙OH 代表羟自由基，e_{aq}^- 代表水合电子）

水分子受电离辐射作用时，若水分子获得的辐射能量不足以将轨道电子击出，也即不能发生电离作用，只能使水分子的轨道电子跃迁到较高轨道能级上，使水分子处于激发状态。激发状态的水分子很不稳定，进而解离成 H˙ 和 ˙OH 两种自由基。这两种自由基各自具有较少的动能，相距很近，很容易发生重新组合，所以激发状态的分子引发的生物学效应可以忽略不计。

水分子受到电离辐射作用时，若接受的辐射能量较大，足以将水分子的轨道电子击出，也即水分子发生了电离作用，产生了带正电的水离子（H_2O^+）和自由电子（e^-）。H_2O^+ 极不稳定，在水中迅速解离为氢离子（H^+）和羟自由基（˙OH）。自由电子在其运动中又不断与水分子碰撞，击出被碰撞水分子的轨道电子，这叫次级电离。自由电子在碰撞过程中不断丧失其能量，直至不能再击出其他水分子的轨道电子，而被水分子捕获，形成带负电的水离子，后者也极不稳定，在水中解离成氢氧离子（OH^-）和氢自由基（H˙）。一部分电子可与 H^+（在水中以水化氢离子 H_3O^+ 形式存在）反应形成 H˙。电子在碰撞过程中丧失其大部分能量，当能量降至 100 eV 以下而未被捕获时，可吸收若干水分子使之配列化而形成水合电子

(e_{aq}^-)(图 1.5)。

水合电子在中性水中生存时间为 2.3×10^{-4} s,较其他自由基相对稳定,从而增加了接近生物大分子并与之相互作用的机会。过去认为是 H˙ 引起的辐射化学反应,现在已知多数是 e_{aq}^- 所致。在有氧情况下,e_{aq}^- 可与氧分子结合演化成超氧阴离子自由基(O_2^-):$e_{aq}^- + O_2 \rightarrow O_2^-$ 。

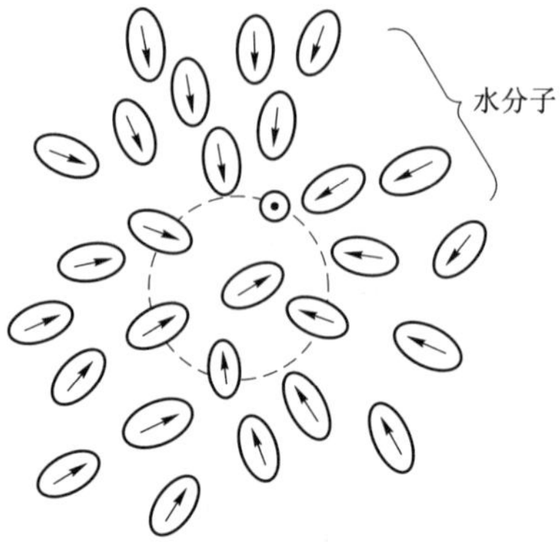

图 1.5　水合电子示意图

综上所述,电离辐射使水分子发生电离而产生 6 种活性产物,称为水分子的原发辐解产物(或原初辐解产物):

$H_2O \xrightarrow{\text{电离辐射}} H^\cdot, {}^\cdot OH, e_{aq}^-, H_2, H_2O_2, H_3O^+$,式中 H_3O^+(水化氢离子)为 H^+ 存在方式,与式中 e_{aq}^- 的负电荷平衡。水的原发辐解产物的产额量如表 1.1 所示。

表 1.1　水的原发辐解产物的产额量

产　物	*G* 值
˙OH	2.7
H˙	0.55
e_{aq}^-	2.7
H_2	0.45
H_2O_2	0.7
$H^+(H_3O^+)$	2.7

注:*G* 值是指水在 pH 为 7.0,吸收辐射能量为 100 eV,作用时间为 $10^{-9}\sim10^{-8}$ s 时形成的化学式或基团数。

二、传能线密度和相对生物学效率

(一) 传能线密度

传能线密度(linear energy transfer,LET)是指电离辐射通过直接电离作用或次级电子电离作用,在其单位长度径迹上平均消耗的能量,其单位为 J/m(焦耳/米)。一般常用 keV/μm 表示之,1 keV/μm=1.602×10^{-10} J/m。LET 的概念是 Zirkle 等于 1952 年提出的,亦称限定碰撞阻止本领,以 $(dE/dL)_\Delta$ 表示,式中 d*L* 是带电粒子通过的距离,d*E* 是由于碰撞在 d*L* 上平均损耗的能量,而碰撞仅限于能量转移小于$_\Delta$ 限定值者,数学式中以 L_Δ 表示之:$L_\Delta=(dE/dL)_\Delta$。电离辐射生物学效应的大小与 LET 值有重要的关系。在通常情况下,射线的 LET 值越大(即高 LET 辐射),在相同吸收剂量下其生物效应越大。图 1.6 表示了不同能量的 LET 射线对 DNA 分子作用的电离密度分布示意图。LET 与衡量电离密度的指标(电离比度)成正比,LET 高的射线,电离比度也大,LET 低的射线所产生的电离比度也小。所谓电离比度是指单位长度径迹上形成的离子数。

由于电离粒子在介质中运行时,不同距离的径迹上所转移而沉积的能量是不同的,因此 LET 只能取一个平均值。计算 LET 平均值有两种方法:① 计算单位径迹上沉积的能量均值,即将径迹分为若干相等长度,计算每一长度径迹上能量沉积的量值,求出沉积的能量在

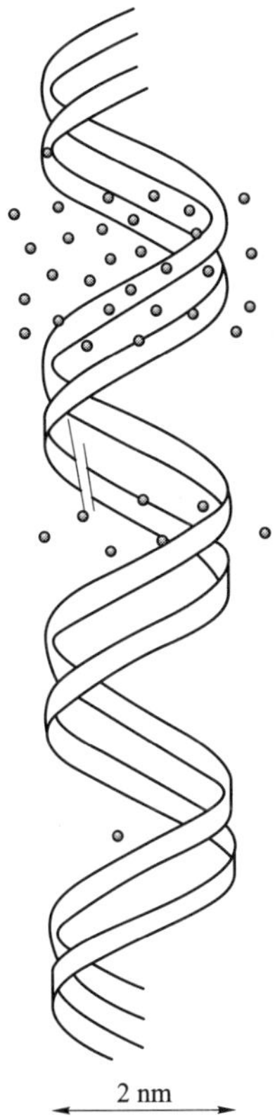

图 1.6 不同能量的 LET 辐射在 DNA 分子中的电离密度分布示意图

单位长度径迹上的均值，以 $L_{\Delta.T}$ 表示，称为径迹平均传能线密度；② 将径迹划分成若干相等的能量增量，再将转移并沉积在径迹上的能量除以径迹长度，称为剂量平均传能线密度，以 $L_{\Delta.D}$ 表示。表 1.2 列出国际辐射单位与测量委员会(ICRU)第 16 号报告(1970)提供的数值，表中数值均以水为介质测量所得。

表 1.2 不同辐射 LET 的径迹平均值和吸收剂量平均值

电离辐射种类	分剂量 Δ/eV	$L_{\Delta.T}$ keV/μm	$L_{\Delta.D}$ keV/μm
^{60}Coγ 射线	∞	0.24	0.31
	10 000	0.23	0.48
	1 000	0.23	2.8
	100	0.23	6.9
22 MeV X 射线	100	0.19	6.0
2 MeV 电子(全部径迹)	100	0.20	6.1
200 kV X 射线	100	1.7	9.4
^{3}H β 射线	100	4.7	11.5
50 kV X 射线	100	6.3	13.1
5.3 MeV α 射线(全部径迹)	100	43	63

(二) 相对生物效率

相对生物效率(relative biological effectiveness,RBE),也称相对生物效应等。RBE 的定义是指 X 射线(250 kV)引起某一生物效应所需剂量与所观察的辐射引起同一生物效应所需剂量的比值。选择 250 kV X 射线产生的生物效应作为比较基准,并不完全合理,其中并未考虑到能量的单一性和 LET 值,但其历史原因故而沿用至今。

RBE 主要是用来表述在剂量相同时,不同种类电离辐射产生某一特定效应的效率差别,例如,要引起同样的生物效应,所需 X 射线或 γ 射线的吸收剂量是 α 射线所需吸收剂量的 10 倍,也即 α 射线的 RBE 为 10。各种电离辐射的相对生物效率(RBE)值列于表 1.3,由表可见,高 LET 的电离辐射 RBE 大于低 LET 电离辐射 RBE。

RBE 值受许多因素影响,例如观察生物效应的指标不同,给予剂量时的时间和空间分布不同,受照射体系所处条件不同(细胞培养、氧浓度等),均影响 RBE 值。因此确定某一电离辐射的 RBE 值,必须限定有关条件。

表 1.3 不同电离辐射的相对生物效率(RBE)

辐射种类	RBE
X、γ 射线	1
β 粒子	1
热中子	3
中能中子	5～8
快中子	10
α 粒子	10
重反冲核	20

第三节 原发作用与继发作用

电离作用与激发作用(主要是电离作用),是电离辐射转移自身能量至介质的具体“动作”,这种能量转移过程是一种纯物理化学过程,是引发生物显微结构不断改变,以至于最终导致生物学、生物化学效应和机体损伤出现的根本原因。

放射生物学家为了明确划分电离辐射所致有机体内不同变化的作用性质和因果关系,提出了原发作用和继发作用的概念。

所谓原发作用(primary effect,原发效应或原初效应),是指电离辐射作用于生命物质的一瞬间(10^{-18}～10^{-5} s)在分子水平上发生的纯物理化学变化。比如生命大分子被电离或激发,形成生命大分子活性基团;水分子被电离和激发,形成六种“原发辐解产物”:$^{\cdot}OH$,$H^{\cdot}$,H_2,e_{aq}^-,H_2O_2,H_3^+O,以及活性基团间的化学反应等。原发作用只涉及辐射能量在分子水平上的吸收、再转移和储存(统称辐射能量的沉积)等物理化学变化,但不涉及生命物质显微结构的改变和由此产生的各种生物学、生物化学的效应。

所谓继发作用(secondary effect,继发效应),是指在原发作用发生的基础上,因原发作用形成的各种活性基团不断攻击生命大分子,导致生物显微结构的破坏,继而发生一系列生物学、生物化学的损伤效应。

应当指出的是,电离辐射的原发作用与继发作用之间虽然存在因果关系,但两者之间并非截然分开而是相互交叉共存的。比如,电离辐射作用于生命物质后,生命物质吸收的辐射能量有两种去向:① 在“一瞬间”,使生命大分子发生电离与激发,并产生生命大分子活性基团,继而出现一系列继发效应;② 有一部分辐射能量不足以引起生命大分子的电离与激发,而是沿着牢固的分子键再转移甚至储存下来,经过一定时间,在某种特定的条件下,它们可以使很弱的大分子化学键发生断裂,进而出现不同程度、不同形式的继发效应。

电离辐射的原发作用与继发效应时间界限如表 1.4 所示。

表 1.4　电离辐射的原发作用和继发效应时间界限

	时间(s)		发生过程
原发作用	10^{-16}	物理阶段	水分子发生电离作用
	10^{-15}		水分子发生激发作用
	10^{-14}		离子-分子反应,如 $H_2O^+ + H_2O \longrightarrow {}^{\cdot}OH + H_3{}^+O$
	10^{-12}		e_{aq}^- 形成
	$<10^{-12}$	化学阶段	e^- 在水合前,与高浓度活性溶质反应
	10^{-10}		其他原发辐解产物与活性溶质反应
	$<10^{-7}$		刺团(spur)内自由基相互作用
继发作用	$1 \sim 10^3$		生物化学反应过程
	数小时 ↓ 若干年	生物学阶段	细胞分裂受抑
			中枢神经系统损伤
			造血系统损伤
			癌症和遗传学变化

第四节　直接作用和间接作用

电离辐射对生物物质的电离作用,可以是直接使生物大分子(核酸、蛋白质)发生电离作用,继而引发辐射效应的出现;也可以使生命物质内环境的水分子发生电离作用并产生活性基团,继而引发辐射效应的出现。放射生物学家就引发辐射效应的这两种方式,提出了电离辐射的直接作用和间接作用这一对基本概念。

一、直接作用

所谓直接作用(direct effect)是指电离辐射的能量直接转移并沉积在生物大分子上,引起生物大分子的电离与激发,导致核酸、蛋白质和酶类等分子结构的改变,并继而引发生物显微结构的破坏和生物大分子活力的丧失,这种由电离辐射直接造成生物大分子的损伤效应,称为电离辐射的直接作用(或称直接效应)。实验证明,DNA 分子被电离粒子直接击中,可以发生单链或双链断裂,解聚和黏度下降等。某些酶也可以受电离辐射作用而降低或丧失其活性。此外,电离辐射也可以直接破坏膜系的分子结构,如线粒体膜溶酶体膜、内质体膜、核膜和质膜，从而干扰细胞器的正常功能。

二、间接作用

所谓间接作用(indirect effect)是指电离辐射将自身的能量转移至水分子，并引起水分子的电离与激发，产生原发辐解产物，这些活性产物转而攻击生物大分子，引起后者的结构功能破坏，继而引发一系列生物学、生物化学的损伤效应。这种作用方式，称为电离辐射的间接作用。

在细胞正常生活状态下，生物大分子存在于大量水分子的环境中。人体组织均含有水，有许多组织含水量很高(造血组织含水量超过 90%)，因此电离辐射作用于生物机体后，首先大量的辐射能量转移至水分子，并产生大量的活性基团(比如自由基)，这些活性产物攻击生物大分子继而产生生物学、生物化学损伤效应，所以说，电离辐射对生物机体的作用，应以间接作用引起的损伤占主导地位。

三、电离辐射生物学作用中的四种效应

在 20 世纪初，直接作用学派占主导地位，而间接作用学派以实验为依据，提出了四种效应，以维护自身观点的成立。

(一) 稀释效应

稀释效应(dilution effect)是指最大的相对效应发生在最稀的溶液中。这是因为一定剂量的电离辐射在溶液中产生固定数量的自由基。如果作用是间接的，那么失活的溶质分子(如酶分子)数目与溶液浓度无关，而只与形成的自由基数量一致[图 1.7(a)的曲线 2]。而失活分子的酶数则随溶液浓度增加而下降，因为固定数量的自由基只能使固定数量的溶质分子失活，溶液浓度增高，溶质分子总数增多。而失活的溶质分子数不变，其失活的百分数自然下降[图 1.7(b)的曲线 2]。

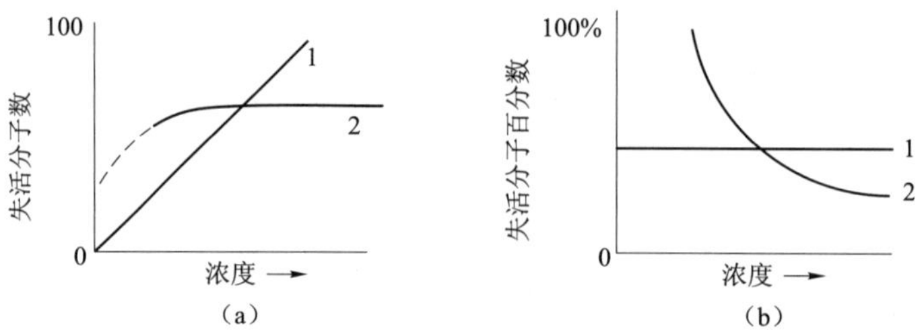

图 1.7　稀释效应示意图

1—直接作用；2—间接作用

(a) 失活的溶质分子数与溶液的关系；(b) 失活的溶质分子百分数与溶液的关系

20 世纪 40 年代 Dale 用羧肽酶溶液进行实验研究时发现，当酶浓度相差 60 倍时，存在稀释效应，即不同酶浓度溶液受一定剂量的电离辐射作用，当其浓度相差 60 倍时，失活的酶分子数依然相同。

(二) 温度效应(冰冻效应)

所谓温度效应(temperature effect)是指在一定实验条件下，受照射系统(如酶浓度)的

辐射效应，随着周围温度升高而加重，因为温度升高，加速酶分子和自由基的布朗运动，增加了两者接近酶的机会，使酶分子损伤加重，反之亦然。在冰冻条件下，由于水分子的原发辐解产物和酶分子均处于冻结状态，明显降低酶分子受自由基攻击的可能性，酶分子的辐射效应明显降低。

对于恒温生物表面来讲(包括人体)，通常条件下的照射所产生的辐射效应不受环境温度变化的影响。除非在冰冻状态，才显示出冰冻效应。

(三) 防护效应

所谓防护效应(protective effect)是指向受照射的生物系统中引入某种或某几种物质具有能降低该系统的损伤程度的作用，比如向酶溶液中加入某种蛋白质，能明显降低酶分子失活的程度。间接作用学派认为，这是因为加入的蛋白质不同程度地屏蔽了水中"原发辐解产物"对酶分子的攻击，起到了保护作用。

1. 辐射防护剂

辐射防护剂(radioprotector)是指有机体或某一种生物系统受电离辐射照射前或照射后立即给予某种物质，能减轻其辐射损伤，促进其修复，具有这种作用的物质称为辐射防护剂。

真正的防护剂是最早发现的一组含硫氢基的化合物，如巯基乙酸、谷胱甘肽、色氨酸(tryptophan)、胱氨酸和半胱氨酸。它们最主要的结构特征是均含有一端游离的 SH 基(或潜在的 SH 基)；另一端是一种具有强碱基功能的胺或胍，其间被 2-3 碳原子直链分开。

含硫氢基化合物作用机制涉及自由基清除和与氧有关的修复反应。有氧存在时，硫氢基给出一个氢原子，与氧竞争有机自由基，在氧与靶分子作用之前使靶分子修复，从而起到防护作用。在此过程中能量传给了含 SH 基的防护剂(PSH)分子，反应式为：

$$R^{\cdot} + PSH \longrightarrow RH + PS^{\cdot}$$

2. 剂量降低系数

为了衡量不同辐射防护剂的防护效果以及研发、筛选不同物质以判断其防护效果，放射生物学工作者引进了一个概念，即剂量降低系数(dose reduction factor，DRF)。

$$DRF=\frac{\text{有防护剂时，引起致死效应所需辐照剂量}}{\text{无防护剂时，引起致死效应所需辐照剂量}}$$

自 1948 年发现半胱氨酸具有防护作用后的 60 年中，经过研发，又有 2 000 多种辐射防护剂问世。其中有代表性的是 Waleer Reed 系列防护剂，包括 WR_{638}，WR_{2721}，WR_{1607}，其中 WR_{2721} 比较理想，对造血器官有很好的防护作用，以小白鼠 30 d 的存活率判断，DRF 值为 2.7，接近理想的最大值 3.0。此药引入人体，很快见到正常组织中浓度升高，而肿瘤中其浓度升高缓慢。WR_{2721} 对受照射肿瘤均无防护作用，而对大多数正常组织均有防护作用(表 1.5)。但由于不能通过血脑屏障，WR_{2721} 对脑组织不能起到防护作用。

表 1.5　WR_{2721} 对正常组织的防护作用

被防护的组织	未被防护的组织
骨髓(2.4～3)	脑
免疫系统(1.8～3.4)	脊髓
皮肤(2～2.4)	

续表

被防护的组织	未被防护的组织
小肠(1.8～2)	
结肠(1.2～1.8)	
食道(1.4)	
肾(1.5)	
肝(2.7)	
唾液腺(2.0)	
睾丸(2.1)	

注：括号中数字为DRF值。

(四)氧效应

1. 氧效应的概念

氧效应(oxygen effect)是指受照射的生物组织、细胞或生物大分子的辐射效应随周围介质中氧浓度升高而增加。

氧效应是放射生物学和放射肿瘤学中一个重要问题。许多实验已证实，各种生物大分子、细菌、动物细胞都存在氧效应。图1.8表明，细菌和肿瘤细胞在有氧和无氧条件下照射后，其存活曲线的形状虽相似，但曲线的斜率不同，有氧的存活曲线斜率明显增大，表明有氧时照射，放射敏感性明显增高。

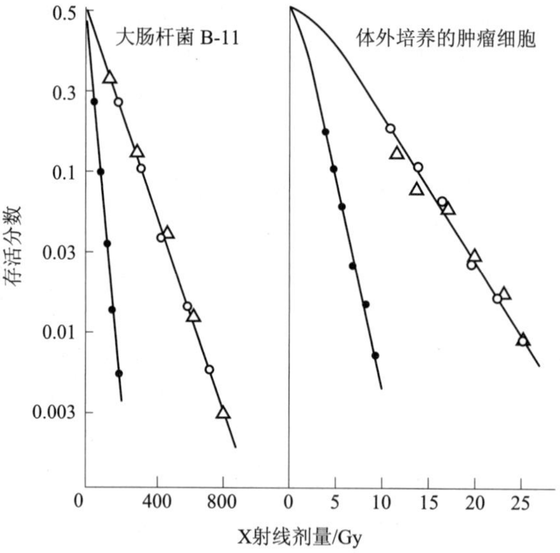

图1.8　氧对细菌和肿瘤细胞存活曲线的影响

●—有氧；△—缺氧；○—有氧实验值乘以一定倍数

(细菌×3.3；肿瘤细胞×2.8)

2. 氧增强比

氧增强比(oxygen enhancement radio，OER)是指缺氧条件下引起一定效应所需辐射剂量与有氧条件下引起同样效应所需辐射剂量的比值。其公式是：

$$\mathrm{OER}=\frac{\text{缺氧条件下产生一定效应的剂量}}{\text{有氧条件下产生同样效应的剂量}}$$

对于低 LET 辐射来说，其氧效应大而重要，如 X 射线和 γ 射线照射，OER 一般为 2.5～3，高 LET 照射（如 α 粒子），OER 为 1，即没有氧效应。

3. 氧效应的发生机制

氧效应表现为氧的辐射增敏作用，而在特定条件下，氧又有保护作用。氧的这种双重作用有它的时相性。

（1）氧固定假说

该学说认为，电离辐射在靶分子中诱发自由基，如果在照射的当时靶分子附近有氧存在，那么，辐射产生的自由基迅速与氧分子结合，形成一种妨碍靶分子生物功能的集团：

$$\mathrm{R}\xrightarrow{\text{辐射}}\mathrm{R}^{\cdot}\xrightarrow{O_2}\mathrm{ROO}^{\cdot}$$

如果在照射时不存在氧，靶分子的自由基可以迅速通过“化学修复”转变成具有正常生物功能的分子。细胞内存在的巯基化合物（XSH）通过氢原子传递机制即可发挥此种作用：

$$\mathrm{R}^{\cdot}+\mathrm{XSH}\longrightarrow\mathrm{RH}+\mathrm{XS}^{\cdot}$$

近年来的研究给氧固定假说提供了实验依据，大肠杆菌（野生株）含有谷胱甘肽合成酶，有一种突变大肠杆菌缺少此酶，后者修复有氧损伤率仅为野生株的 1/10～1/2。

（2）电子传递学说

电离辐射使靶分子电离，被击出的游离电子有两种用途，一是与靶分子重新结合，游离电子回到靶分子原位，使靶分子自身“愈合”；另一种是游离电子向缺乏电子的“陷阱”迁移，这些“陷阱”对电子有很多强的亲和力，电子转移到“电子陷阱”中，使得被电离的靶分子不能“复原”而出现损伤。氧分子对电子具有很强的亲和力，其存在必将减少游离电子与靶分子重合的可能性，使靶分子加重辐射损伤。

4. 氧浓度对氧效应的影响

已用细菌和哺乳动物细胞做了一系列研究，研究结果表明，放射敏感性增高幅度与氧浓度之间并不呈线性关系。当氧分压从 0 上升至 1%时，放射敏感性迅速增加。氧分压进一步增至 21%或 100%，放射敏感性增加十分缓慢，基本上处于坪值（图 1.9）。

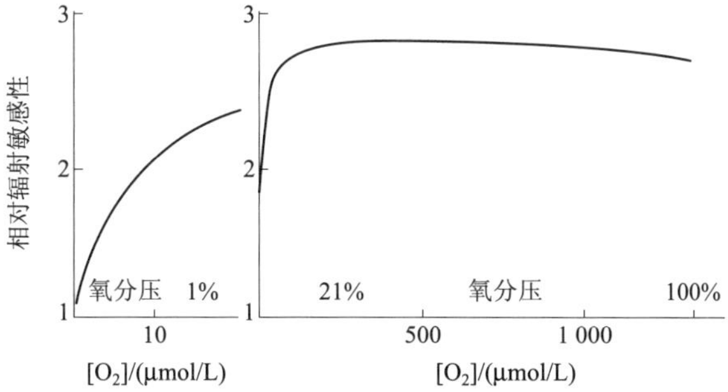

图 1.9 氧分压对放射敏感性变化的影响

（黏质沙雷氏菌，培养基事先与氧平衡）

5. 照射时间对氧分压的影响

一般来说，照射前引入氧，表现出氧效应，照射后引入氧则无效。例如，细菌在照射前

20 ms 接触氧，则有氧效应出现，而在照射后 20 ms 引入氧，则未见有氧效应，即并未观察到辐射效应增强。哺乳动物细胞也呈同样的规律，如在 1%～10%低氧浓度时细胞预先接触氧 40 ms，照射时出现氧效应。照射后充氧，即使在照射后与充氧前后的时间间隔缩短到 0.1 ms，也观察不到氧效应的出现，这可能与照射后形成的自由基寿命极短有关。但是，应当指出的是，照射后充氧，在一定条件下可以产生保护效应。例如，极度乏氧的细胞(氧份额低于 50×10^{-6})不能修复亚致死性损伤和潜在致死性损伤，若在照射后适当时间引入氧，则修复能力恢复。

第五节　自由基

电离辐射对生物大分子的损伤作用，其实质是自由基等活性基团对生物大分子的损伤作用。电离辐射作用于生物大分子后，通过其能量的转移和沉积，可直接产生生物大分子自由基，进而损伤生物大分子，也可以使水分子电离、激发而产生水分子的“原发辐解产物”，如 $H^{\cdot}$(氢自由基)，$^{\cdot}OH$(羟自由基)，水合电子(e_{aq}^{-})也具有自由的特性，这些活性产物进而攻击生物大分子，使之产生损伤效应。因此，在放射生物学范畴内，自由基是电离辐射电离作用和激发作用的产物，它们是生物大分子损伤的动因。因此，自由基生物学在放射生物学中占有十分重要的位置。

一、自由基的基本概念

所谓自由基(free radical)是指含有一个或多个不配对电子的原子、分子、离子或游离基团。电离辐射所致自由基的形成不同于化学反应形成的自由基。在化学反应中，由于高温作用(450～600 ℃)，有许多具有共价链—C—C—，—C—H—，—C—O—的化合物发生共价键断裂，成对的电子(或称配对电子)由两个原子或基团均分，称为均裂(homolysis)，使得原来化合物分子中配对电子经过均裂而成为不配对电子，形成了自由基基团。

$$A \,\llcorner\!\urcorner\, B \longrightarrow A^{\cdot} + B^{\cdot}\ \text{(均裂)}$$

$$A : B \longrightarrow A^{+} + B^{-}\ \text{(异裂)}$$

在自然界，正常物质的分子中轨道电子是配对电子，即两个电子的自旋方向相反。在电离辐射作用下，将其中一个电子击出成为自由电子，则原来轨道中保留下来的一个电子，就变成不配对电子。这种物质分子本身不稳定，立即分解出现自由基。正常物质分子接受外来一个电子，也变得不稳定，而立即演变成自由基。激发状态的分子，当其处于激发状态的电子回归原来基态时，也完全可能改变其原来自旋方向，而使物质分子解离成自由基。

二、自由基的特性

自由基具有不稳定性，高反应性和顺磁性等特点。自由基易与生命大分子发生加成反应、抽氢反应和电子转移等反应。多数自由基不稳定，如羟自由基的半存期为 10^{-10}～10^{-9} s，水合电子在中性水中的半存期为 2.3×10^{-4} s，在碱性溶液中的半存期为 7.8×10^{-4} s。

自由基具有顺磁性，这是由自由基具有不配对电子所致。根据，普通物理学(电学)原理：在一个密闭的电路里，当有电流通过时必然产生磁场，磁力线方向符合右手定则(即四手指并拢弯曲代表电流方向，大拇指伸直就代表磁力线方向）。若在同一轨道上存在配对电子，因其自旋方向相反，两者的自旋磁矩抵消，不表现磁性，自由基由于存在不配对电子，故产生自旋磁矩。若施加外磁场，电子磁体只能取与外磁场平行或反平行的方向而不能随意取向，这就是自由基的顺磁性。因此，可用电子顺磁共振法（electron paramagnetic resonance，EPR）研究自由基特性。

三、活性氧与氧自由基

（一）活性氧

所谓活性氧（reactive oxygen species，ROS）是指含有氧的活性物质，可能是氧的某些代谢产物和一些经过生化反应而产生的含氧基团。主要有以下几类：

1）氧的单电子还原产物，如 O_2^- 和 O^-，以及它们的质子型产物 $HO_2^{\cdot}$ 和 $^{\cdot}OH$；

2）氧的双电子还原产物 H_2O_2；

3）烷烃过氧化物 ROOH 及其均裂产物 $RO^{\cdot}$，$ROO^{\cdot}$；

4）处于激发态的氧。

（二）氧化应激

所谓氧化应激（oxidative stress）是指具有活性的氧化中间产物（reactive oxygen intermediate，ROI）所引起的生物学反应称为氧化应激。氧化应激不仅仅对机体产生损伤，而且也是对生命的物质基础——基因及相关转录子的调节方式，通过对基因表达的调控，而对细胞增殖、分化和凋亡进行全方位调控。

（三）氧自由基

所谓氧自由基（oxygen free radical）是指含有氧元素的自由基，如 O_2^-、$^{\cdot}OH$、$RO^{\cdot}$ 和 $ROO^{\cdot}$；其不配对电子位于氧。氧自由基都是活性氧，但活性氧不一定就是氧自由基。如处于单线激发状态的氧（$^1O_2$）虽不是自由基，但其活性很高，从生物学意义上来讲属于活性氧。需要提及的是，基态氧是双自由基，但其化学活性并不强，不属于活性氧（表 1.6）。

表 1.6 活性氧与氧自由基

	活性氧
自由基	O_2^-
	$^{\cdot}OH$
	$RO^{\cdot}$
	$ROO^{\cdot}$
	$HO_2^{\cdot}$
非自由基	H_2O_2
	HOCl
	HOBr
	O_3
	$^1O_2$
	ROOH

在自然界，氧有三种同位素 $^{16}_{8}O$、$^{17}_{8}O$、$^{18}_{8}O$，而 99% 的氧为 $^{16}_{8}O$，在其原子核外有 16 个电

子，而在最外层的 $\pi^{*}2P$，两个轨道上各有一个自旋方向相平行的电子，因此表现出顺磁性。由于这两个不配对电子彼此间有很强的作用力，因此自由基的顺磁性表现很弱，只能用 ESR 波普仪探测出很弱的顺磁信号。

四、自由基对生命大分子的作用

自由基通过以下反应造成生命大分子的损伤。

1. *抽氢反应*(hydrogen abstraction)

生命大分子的结构多为 C-H 键，如果将此键破坏，必然造成生命大分子裂解，进而产生损伤效应。自由基可以从 C-H 键中抽取氢原子并形成新的自由基，如：

$$HO^{\cdot} + RH \longrightarrow R^{\cdot} + H_2O$$

$$H^{\cdot} + RH \longrightarrow R^{\cdot} + H_2$$

$^{\cdot}OH$ 可与 DNA 分子中的戊糖作用，抽取氢原子，随之迅速氧化，形成过氧自由基，进而分解使糖磷酸键断裂，碱基释放出来。

2. *加成反应*(addition reaction)

自由基可以在烯键或芳香环中心加成，形成新的有机自由基，如：

$$HO^{\cdot} + R \longrightarrow ROH^{\cdot}$$

$$H^{\cdot} + R \longrightarrow RH^{\cdot}$$

$HO^{\cdot}$ 和 $OH^{\cdot}$ 通过加成反应造成 DNA 键中嘧啶和嘌呤的碱基损伤(base damage)。嘧啶环的加成反应主要发生在 C-5 和 C-6 的双键，嘌呤环的加成反应主要发生在咪唑杂环的 7、8 位双键上，使环破坏。

生物体内的许多酶分子都含有二硫键，它在酶分子的构型中起着重要作用，如果二硫键受到破坏，则会产生一系列损伤效应。自由基的加成反应是破坏二硫键的重要方式。

$$e_{aq}^{-} + RSSR \longrightarrow RSSR^{-}$$

$$RSSR^{-} \longrightarrow RS^{\cdot} + RS^{-}$$，引起二硫键断裂

3. *歧化反应*(dismutation reaction)

所谓歧化反应是指反应前后存在相同的反应物，其实质是电子不对称反应。最典型的歧化反应如超氧化物歧化酶清除超氧阴离子自由基的反应：

$$O_2^{-} + O_2^{-} + 2\,H^{+} \longrightarrow H_2O_2 + O_2$$

在有 H_2O_2 存在下还有两种歧化酶反应值得提及：

(1) Harber-Weiss 反应

$$O_2^{-} + H_2O_2 \longrightarrow O_2 + {}^{\cdot}OH + OH^{-}$$

(2) Fenton 反应

$$H_2O_2 + Fe^{2+} \longrightarrow {}^{\cdot}OH + OH^{-} + Fe^{3+}$$

$$Fe^{3+} + H_2O_2 \longrightarrow H^{+} + HO_2^{-} + Fe^{2+}$$

4. *链式反应*

在生物系统中脂质(RH)的过氧化就是链式反应与支链反应。

$$RH \xrightarrow{^{\cdot}OH} R^{\cdot}$$

$$R^{\cdot} + O_2 \longrightarrow ROO^{\cdot}$$

$$ROO^{\cdot} + RH \longrightarrow ROOH + R^{\cdot}$$

5. 氧化还原反应

O_2^- 在水溶液中主要起还原剂作用，使细胞色素(cytochrome)C 还原；也可以使 Vc 氧化，产生半脱氢抗坏血酸自由基。

五、有机体的抗氧化功能

需氧生物在其进化过程中逐渐形成了一系列抗氧化功能。例如在 30 亿年前，地球大气中并不含氧，由于蓝绿藻的大量出现，在其进行光合作用过程中不断释放出氧气，地球大气层中便出现了氧气的原始积累。O_2 本身是有氧毒的，加之 O_2 在单电子还原过程中会变成超氧阴离子自由基(O_2^-)，对当时的原始生物具有毒性作用，所以 30 亿年前大气层中氧气的累积对当时的生命物质来讲是一种“公害”，生物在不断进化过程中，适者生存，为了应对当时的“公害”，生物机体中渐渐形成了超氧化物歧化酶(SOD)等抗氧化系统。

(一) 抗氧化酶类

1. 超氧化物歧化酶(superoxide dismutase，SOD)

SOD 按其所含金属辅基不同可分为三类：Cu-Zn-SOD，Mn-SOD，Fe-SOD。Cu-Zn-SOD 存在于真核细胞浆内，Mn-SOD 存在于线粒体或原核细胞中，Fe-SOD 存在于细菌与原核细胞中。它们的作用是相同的，即清除超氧阴离子自由基(O_2^-)。

$$O_2^- + O_2^- + 2H^+ \xrightarrow{SOD} H_2O_2 + O_2$$

2. 过氧化氢酶(catalase，CAT)

CAT 含 4 个蛋白质亚基，每一个亚基含一个血红素(Fe^{3+}-原卟啉)，结合于其活性中心部位。CAT 的抗氧化作用在于清除过氧化氢：

$$CAT-Fe^{3+} + H_2O_2 \xrightarrow{K_1} \text{化合物 1}$$

$$\text{化合物 1} + H_2O_2 \xrightarrow{K_2} Fe^{3+} + 2H_2O + O_2$$

K_1 和 K_2 为 CAT 的两个二级反应速率常数，分别为 $1.7\times10^7\ L\cdot mol^{-1}\cdot s^{-1}$ 和 $2.6\times10^7\ L\cdot mol^{-1}\cdot s^{-1}$。

综合式

$$2H_2O_2 \xrightarrow{CAT} 2H_2O + O_2$$

CAT 在各组织中的分布差异很大，肝脏和红细胞中 CAT 可达 1 000 U/(mg · p)以上，脾、淋巴结、胰腺为 100 U/(mg · p)左右，心肌、骨、肌肉、眼睛分别在 100 U/(mg · p)以下。

3. 非特异性过氧化物酶

如硒谷胱甘肽过氧化物酶(selenium dependent glutathione peroxidase，SeGSHPx)，磷脂氢过氧化物谷胱甘肽过氧化物酶(phospholipid hydroperoxide glutathione peroxidase，PHGSHPx)。

4. 谷胱甘肽转硫酶

又称非硒谷胱甘肽过氧化物酶(glutathione-S-transferase 或 nonSeGSHPx)。

上述三种过氧化物酶催化有机过氧化物或 H_2O_2 还原,生成相应的醇或 H_2O,同时两个分子 GSH 形成一个分子的 GSSG。以 SeGSHPx 为例,催化以下反应:

$$ROOH(HOOH)+GSH \xrightarrow{SeGSHPx} ROH(HOH)+H_2O+GSSH$$

正常细胞中的 GSH/GSSH 的比值保持较高水平,系由谷胱甘肽还原酶(GSSG-R)维持,后者使 GSSH 还原为 GSH,抗氧化酶共同防止活性氧的损伤作用,而且它们之间又有相互保护作用,例如,CAT 和 GSHPx 可被 O_2^- 灭活,而 SOD 则使 O_2^- 歧化产生 H_2O_2。产生的 H_2O_2 能使 CuZnSOD 灭活,而 CAT 和 GSHPx 可催化 H_2O_2 产生 H_2O 和 O_2。在生物组织中,CAT 和 SOD 是共存的,它们相互依存,相互保护,共同形成抗氧化的防御系统。

$$GSSG+NADPH+H^+ \xrightarrow{GSSG\text{-}R} 2GSH+NADP^+$$

(二) 脂溶性抗氧化剂

机体内脂溶性抗氧化剂主要有维生素 E、类胡萝卜素和泛醌。

1) 维生素 E 属生育酚,有 α、β、γ 和 δ-生育酚 4 种类型,主要存在于细胞膜、脂肪细胞和循环蛋白中。其功能是清除 $^1O_2$ 和 O_2^-,以及阻断脂质过氧化作用;

2) 类胡萝卜素(carotenoid,CAR)能与活性氧直接起反应,抑制脂质过氧化作用;

3) 泛醌,即辅助酶 Q(CoQ),存在于浆膜和各细胞器中。可清除 O_2^- 以及清除脂自由基(L˙)和脂过氧氢(LOO˙)。泛醌可使 β-生育酚再生。

(三) 水溶性小分子抗氧化剂

此类抗氧化剂主要包括维生素 C(抗坏血酸)和谷胱甘肽(GSH)。

1) 维生素 C 可以很快地与 $HO_2^·$ 和˙OH 起反应,生成抗坏血酸自由基,也可以清除 $^1O_2$,从而保护细胞受内源性活性氧的损伤。人的眼晶体中 SOD 活性很低,但维生素 C 含量很高。维生素 C 还可以与 α-生育酚自由基偶连,使后者还原成维生素 E,还可间接地起到链阻断剂的作用。

2) 谷胱甘肽(GSH)由细胞合成,它是 GSHPx 催化过氧化物还原和脱氧抗坏血酸还原酶催化脱氢抗坏血酸还原的供氢体,同时也是˙OH,H_2O_2 和 $^1O_2$ 的清除剂。

(四) 蛋白质抗氧化剂

1) 铜蓝蛋白(ceruloplasmin)是人血浆的含铜蛋白,其功能主要是防止过渡金属 Fe^{2+} 和 Cu^{2+} 催化 H_2O_2 形成˙OH。

2) 清蛋白结合的胆红素能有效地清除 $^1O_2$,O_2^- 和过氧基;还可以作为过氧化物酶(peroxidase)还原 H_2O_2 和有机过氧化物的提氢体。表 1.7 列出了不同蛋白对脱氧核糖核酸酶 I的防护效应。

表 1.7 蛋白质对脱氧核糖核酸酶 I 的防护效应

加入物质/(40 μg/ml)	脱氧核糖核酸酶 I 失活/%
未加	57
血红蛋白	19
血清球蛋白	19

续表

加入物质/(40 μg/ml)	脱氧核糖核酸酶Ⅰ失活/%
卵清蛋白	5
过氧化氢酶	11
核糖核酸酶	8

注：X 射线照射 10 Gy，酶浓度 0.5 μg/ml。

第六节　电离辐射原发作用的几种学说

在放射生物学发展过程中，放射生物学家对电离辐射损伤效应的发展程度提出了难以解释的现象。如，600 R①X 射线照射人，可产生致死效应，但每克组织吸收的能量为 5.3×10^4 erg②，温度仅上升 0.02 ℃。如果用热辐射代替 X 射线照射，产生相同的致死效应，则需要 1～100 000 倍的热能能量；600 R X 射线照射只能引起 10^5 分子发生电离，而一个细胞内就含有 10^4 分子。为什么会产生致死反应？放射生物学家针对这种难以解释的现象，先后提出有关原发作用的几种学说，以此解释电离辐射的上述“低能高效应现象”。

一、硫氢基学说

SH 基是某些酶的活性基团，而 S-S 基又是许多蛋白质构型所必需的物质，在维持机体细胞的正常功能中起重要作用。辐射防护中的研究资料也证明了 SH 基的作用，Dale (1949)早就发现在酶系统中加入含硫化合物可以防护放射损伤。Barron 等人(1949)认为，SH 酶类比其他非 SH 酶类对射线更为敏感。以后提出了早期的硫氢基学说，其主要内容是：辐射在影响细胞内其他分子之前最先损伤放射敏感的 SH 基，从而干扰需 SH 基的细胞功能，进而导致细胞死亡。

现今已知 SH 基是改变细胞放射敏感性因素之一，并在放射损伤的防护方面有一定的重要性。但现今研究已证实 SH 基不是细胞内放射敏感性最高的物质，也不是最先受损伤的基团。因此，不能认为 SH 基的损伤就是辐射的原发过程。

二、膜学说

Bacq 和 Alexander(1961)特别强调辐射作用后膜损伤引起的细胞器内酶系的释放，而导致细胞死亡。细胞的膜系包括细胞膜、核膜、线粒体膜、溶酶体膜等。它们的损伤表现为膜通透性的改变，使非必需或有害的分子从细胞内释放出来，破坏代谢平衡，导致细胞死亡。在哺乳动物细胞间期死亡的发生过程中，照射后即可见到细胞内各区域间各种生物分子的释放，但它在细胞死亡中的作用尚未得到明确证明。培养的哺乳动物细胞受中等剂量照射后，在细胞死亡前至少还可分裂一次，可见膜学说在细胞增殖死亡机制中也无充分的证据。

---

① 1 R＝2.58×10^{-4} C/kg；

② 1 erg＝1×10^{-7} J。

三、靶学说

(一) 概述

靶学说(target theory)是由 Crowther 于 1924 年首先提出的。Lea 于 1946 年在其《辐射对活细胞作用》一书中对靶学说作了较完整的描述。Alper 于 1979 年在《cellular radiobiology》专著中就靶分子,靶学说应用条件和对靶大小的估算做了表述。

这一学说的基本观点是,在细胞内存在着一种结构,当其被电离辐射击中时即引起生物效应,如生物大分子灭活、染色体畸变、细胞死亡等。将这种对细胞或生物大分子的生物活性具有关键作用的结构或区域称为“靶”,靶的完整性是细胞或生物大分子进行正常生活功能所必需的。靶学说最初是从解释电离辐射直接作用的角度提出来的,以后的研究有所深入扩展,如对 DNA 分子的损伤,辐射的直接、间接作用均可造成 DNA 分子损伤,视射线的性质不同而异。

靶学说的提出,在放射生物学的基础理论中占有重要的地位,得到实验事实的支持。虽然目前对靶学说的表达并无严格的统一,但其基本点是一致的。

1) 生物结构内存在着一种对射线敏感的部分,它的损伤将导致产生某种生物效应。这一敏感结构称作“靶”。

2) 电离辐射以光子和离子簇的形式撞击靶区,击中概率服从泊松分布。

3) 对靶的一次击中或几次击中即可产生某一放射生物效应,如酶分子的失活,DNA 生物大分子的链断裂等。

4) 这一学说把生物物质热作用与辐射作用区分开来,回答了为什么生物物质辐射反应具有吸收能量低而产生效应高的特点。例如,按照靶学说,造成哺乳动物细胞的死亡,只要在细胞中最敏感的靶区(很多人认为是核内 DNA)中的“击中”数达到一定值,而无须对细胞的其他部位发生作用就可以导致细胞死亡。

总之,靶学说的提出与研究,对放射生物学从整体水平过渡到细胞分子水平的研究起了极大的推动作用。从原则上讲,靶学说的内容可以适用于生物大分子,也可适用于细胞。但靶学说也有其局限性,有不少放射生物学现象尚难以单纯用靶学说来解释。

(二) 靶学说的“击中”模型

1. 单击模型

生物大分子或细胞的敏感靶区被电离粒子击中一次即足以引起生物大分子的失活或细胞的死亡,这就是所谓的单击(single-hit)效应。因此,存活的概率是剂量的指数函数。若 S_0 为大分子(或细胞)的原始数,S 为受 D 剂量照射后仍存活的分子(或细胞)数,则尚未被击中的大分子(或细胞)将随照射剂量增加($\mathrm{d}D$)而被击中,可由下式表示。

$$-\mathrm{d}S/S_0=\mathrm{d}D/D_0$$

式中,D_0 是大分子(或细胞)平均击中一次所需要的剂量,求此式的积分,即得:

$$\log_e S/S_0=-D/D_0$$

或

$$S/S_0=\mathrm{e}^{-D/D_0} \tag{1.1}$$

式(1.1)表明,大分子或细胞存活随剂量增加而呈指数下降,这就是指数失活,只需靶被击中一次,效应(失活)就可发生,因此 D_0 也称为平均失活(致死)剂量。当:

$$D/D_0=1\text{ 时},e^{-1}=0.37$$

此时的剂量称为 D_{37}，即 37％的靶尚未被击中，仍保留活性，而 63％的靶已受到一次或一次以上的打击，已经失活。

若能满足一定的基本条件：照射后果仅取决于射线的物理性质而不受剂量率、生物修复过程或照射前后其他外部条件的影响，则可由直线的斜率计算放射敏感靶的体积，其式为：

$$S/S_0=e^{-nv}$$

式中，S/S_0 为存活分数，n 是单位体积内的电离数（为剂量的函数），v 是靶体积（cm^3），nv 即是每一靶内平均电离数。当存活分数为 0.37 时 $S/S_0=0.37=e^{-1}$，所以：

$$nv=1 \tag{1.2}$$

当以实验方法确定 D_{37} 的数值时，即可获得 n 值，由式(1.2)估算靶体积。

2. 多击模型

有的生物分子和多数细胞的剂量存活曲线不呈指数下降，被认为其靶区需要受到两次或两次以上的击中才会失活，这就是多击(multi-hit)效应，起始时在一个靶区产生两个以上电离事件的概率很小，生物分子或细胞失活的速率很低。当剂量增加时，已经承受单击而保存活性的分子或细胞若被再次击中，其失活速率迅速上升。因此剂量-效应曲线呈 S 形，若以存活分数的对数（纵坐标）作图，曲线的起始部分呈现较平坦的"肩"区，剂量超过一定范围后，存活分数呈直线下降。多数增殖细胞的剂量-效应曲线属此种类型。

3. 单靶与多靶模型

假定生物分子或细胞中存在一个放射敏感的靶区，属单靶模型。但有些放射生物学现象，难于用单靶击中来解释，例如某些病毒和细菌受不同品质的辐射作用后用单靶模型计算其靶体积时，发现 α 射线的靶体积大于 γ 射线的靶体积，显然与实际不符。若用多靶模型计算，则两种射线所得结果一致。对于许多较高级的生物体，情况都是如此。

根据概率理论，推导出下列公式：

$$S/S_0=1-(1-e^{vD})^m \tag{1.3}$$

式中，S_0 为未照射时的细胞数，S 为受剂量 D 照射后的存活细胞数，v 为靶体积，vD 为每靶的平均击中数，m 为靶数。

在大剂量时，上式可简化为：

$$\log_e S/S_0=-vD+\log_e m \tag{1.4}$$

按式(1.4)可绘制多靶模型的剂量存活曲线。

（三）DNA 双链断裂模型

Chadwick 和 Leenhouts 于 1981 年提出的双链断裂模型(DSB mode l)，其主要依据是：DNA 分子的完整性是细胞正常增殖所必需的，辐射引起 DNA 双链断裂是细胞的最关键损伤；DNA 双链断裂数既依赖于辐射能量的沉积和转移，也依赖于照射时的自由基竞争；而有效的 DNA 双链断裂数还取决于 DNA 损伤的化学修复。

他们认为一个电离粒子通过 DNA 双链的邻近点同时发生两个能量沉积使双链断裂[图 1.10 的(a)]，这种方式诱生的 DNA 双链断裂数与吸收剂量成正比(αD)。另一方面两个电离粒子可各在一条 DNA 单链上的邻近位置造成能量沉积引起双链的断裂[图 1.10 的(b)]。这样产生的双链断裂与吸收剂量的平方成正比(βD^2)。因此每个细胞受 D 剂量而致的 DNA 双链断裂的平均数为：

$$N=\alpha D+\beta D^2 \quad (1.5)$$

式中，N 为 DNA 双链断裂平均数，D 为吸收剂量，α、β 为两系数，其值取决于 DNA 细胞环境中初始能量沉积后所发生的各种过程。

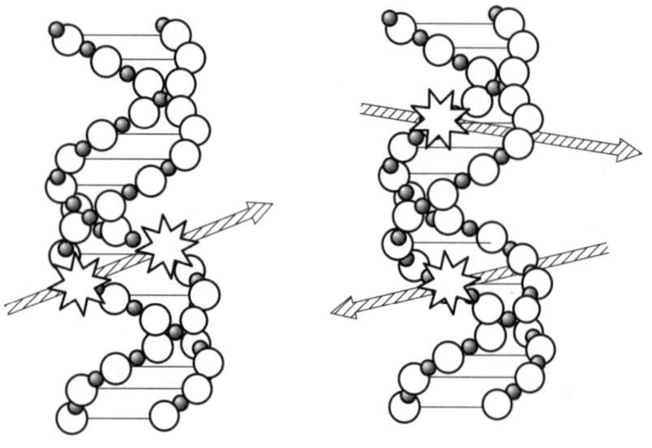

图 1.10　DNA 分子发生双链断裂的两种能量沉积方式

DNA 双链断裂模型应用于细胞群体的放射生物效应时，假定未被修复的双链断裂将导致细胞死亡。如上所述，每一细胞平均双链断裂数为 $N=\alpha D-\beta D^2$。若每一未修复的断裂引起细胞死亡的概率为 P_0，断裂双链不能修复的概率为 f_p，则 $P_0 \cdot f_p N$ 表示每一细胞中可有效引起细胞死亡的平均双链断裂数。设 $P=P_0 \cdot f_p$，可表示产生一个原初双链断裂后(不论其是否被修复)能最终引起细胞死亡的概率。由于这一假说认为只要最终有一个双链断裂存在，细胞即将死亡，因此在均一细胞群体中细胞存活率即为细胞中最终不发生双链断裂的概率。根据泊松分布，可列式如下：

$$S=P\{0\}=\frac{(P_0 f_p N)^0}{0!}\ \mathrm{e}^{-P_0 f_p N}$$

$$S=\mathrm{e}^{-P_0 f_p N}=\mathrm{e}^{-P(\alpha D+\beta D^2)} \quad (1.6)$$

式中，D 为剂量，P_α 和 P_β 的单位为 $1/D$ 和 $1/D^2$。在应用中只要求得 P_α 和 P_β，而无须分别求得 P 值。因此，这一模型又称 α-β 模型。

式(1.6)可改写成：

$$-\mathrm{In}S=P(\alpha D+\beta D^2) \quad (1.7)$$

许多细胞照射的实验结果符合这一公式，例如，中国仓鼠细胞(B_{14}FAF)受 γ 射线照射后，其存活曲线完全符合式(1.7)，其 $P_\alpha=0.275\ \mathrm{Gy}^{-1}$，$P_\beta=1.11\times10^{-2}\ \mathrm{Gy}^{-2}$(图 1.11)。

四、链锁反应学说

Tapycob(1954)首先提出链锁氧化反应在放射损伤原发过程中的决定性作用。以后有学者将链锁反应与放射毒素的作用联系起来。他们认为细胞内最可能发生原发辐射过程的是脂类的氧化。脂类是细胞膜系的结构成分，对于调节细胞内的化学过程起着重要作用。辐射作用时最容易由于不饱和脂肪酸的氧化而发生链锁反应。正常细胞内存在抗氧化系统，可防止脂类的自动氧化，因此正常时细胞的脂相内只发生低水平的氧化过程，他们称为“安静状态”；

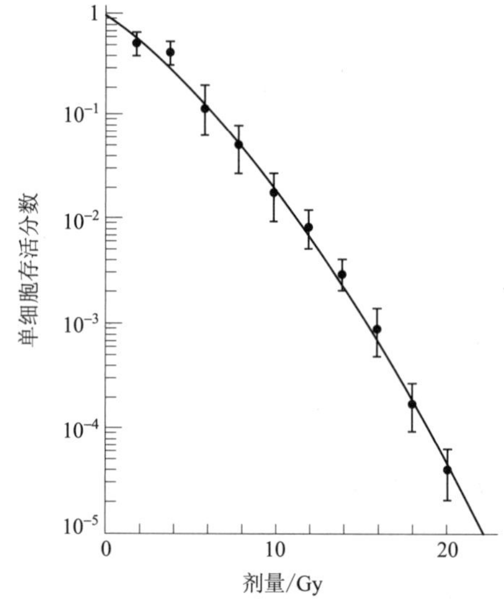

图 1.11　中国仓鼠细胞受 γ 射线照射后的存活曲线

—均值±标准差

当辐射作用时使之转变为“非安静状态”，而且以自身加速的方式发展。氧化反应转化为“非安静状态”与细胞内天然抗氧化物的破坏，首先是磷脂的破坏有关。由高级不饱和脂肪酸的氧化产物等组成的不稳定复合物，它们称之为“脂类放射毒素”，在照射后最初几分钟就可在肝、小肠、睾丸、肾、胃、血液等组织中发现。它们认为这类氧化产物具有较广泛的效应，注入大鼠、小鼠体内可引起放射病的许多表现，并可引起其他“继发”放射毒素的形成。因此他们认为这类物质是所谓“原发放射毒素”。

五、结构代谢学说

研究者综合了有关辐射对分子、生物大分子结构及细胞器内代谢改变的效应等研究结果，提出了放射原发作用的所谓“结构代谢学说”。这一学说认为放射损伤的部位不是单一的，而是多发的，强调细胞细微结构的非均质性和代谢组成的非均质性，某一细胞核某种代谢过程在一定放射效应的发生上可占有相对重要意义。其中特别强调重视基因组的结构和功能以及细胞自身调节障碍的意义。此学说不仅重视能量吸收部位由于辐射化学反应所致的分子、生物大分子结构的变化，也重视照射后修复过程的改变，及生物活性物质（放射毒素）的形成，后者的浓度取决于照射后的辐射生物化学反应，其组成中形成的有机过氧化物具有特别重要的意义。

库津曾将放射生物学效应的复杂过程，设想为五个阶段：第一阶段为能量的分散吸收；第二阶段为细胞结构中的离子和激发分子的辐射化学反应，并强调细胞核和膜系的变化；第三阶段为细胞结构变化而引起的生物化学变化，包括酶活性改变和生物活性物质（过氧化物和醌类等放射毒素）的形成；第四阶段为基因组损伤的加剧和基因组损伤的修复，两个反向过程发展的决定性阶段，两过程的消长关系决定着细胞的命运，其结果又取决于射线的物理参数和细胞的生理状态；第五阶段为产生形态学改变（染色体断裂、核固缩和核溶解、巨细胞形成、细胞死亡）的终末阶段。

以上列举的有关电离辐射原发作用的几种学说，均从不同角度在一定范围内阐明原发作用的机制，但当前尚无被公认的统一学说。

第七节　影响电离辐射生物效应的主要因素

影响电离辐射生物效应的因素，主要来自两个方面：一与电离辐射有关的因素，二与受照射机体有关的因素。

一、与电离辐射有关的因素

（一）辐射种类

不同种类的电离辐射所产生的生物效应不同。从电离辐射和物理特性来看，电离密度和射线的穿透能力两者正好成反比关系（表 1.8），并且是影响生物效应的重要因素。

α 粒子的电离密度大，但穿透能力弱，外照射时对机体的损伤作用很小。但发射 α 粒子的放射性核素进入体内，则对机体的损伤作用很大。β 粒子的电离密度较 α 粒子小，但穿透

能力较 α 粒子大，外照射可引起皮肤损伤；内照射也可引起明显的生物效应。高能 X 射线和 γ 射线穿透能力强，其电离密度较 α、β 粒子小，外照射可引起严重损伤。快中子和各种高能重粒子也都具有很强的穿透力，在组织内其射程末端发生极高的电离密度，这种集中于深部局限范围内密集的电离辐射杀伤作用，已用于肿瘤的放射治疗。另外，γ 射线和中子流又是核爆炸时引起机体早期损伤的最重要因素。

表 1.8 三种射线在空气中的射程及其电离密度比较

射线种类 （能量为 2 MeV）	在空气中的射程/m	每毫米行程上的离子对
α 粒子	0.01	6 000
β 粒子	1	60
γ 射线	100	0.6

（二）剂量

辐射剂量与生物效应之间存在着一定的相依关系。在一定范围内剂量越大，效应越明显。但不一定都是线性关系。对于任何在生物学方面有害的因子，通常都将所给的剂量与所产生的效应的相关关系，用曲线的形式表达出来，这就构成了所谓的剂量-效应曲线。观测生物效应的指标不同，其剂量效应关系亦异。衡量生物效应可采用不同的方法和判断指标，若以机体的死亡率或存活率为判断生物效应的指标，可得出图 1.12 的函数关系。

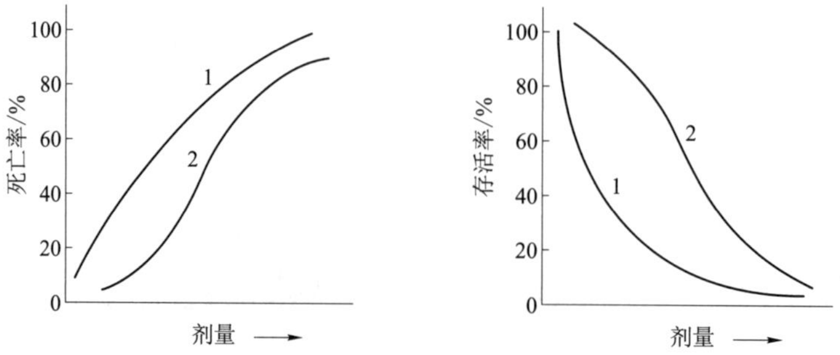

图 1.12 电离辐射引起的典型死亡曲线及存活曲线

1—指数曲线；2—S 形曲线

图中各有两条曲线，指数曲线反映病毒、细菌、某些低等原生物和植物的辐射效应规律。S 形曲线符合多细胞机体，特别是高等动物的规律。由 S 形曲线可见，当死亡率在 50%附近时，曲线有急剧的变化，即在此处剂量较小的变化，就引起较明显的死亡率改变。故放射生物学中常用引起被照射机体死亡 50%时的剂量作为指标，称为半致死剂量（median lethal dose，LD_{50}）作为衡量机体放射敏感性的参数。LD_{50} 数值越小，机体的放射敏感性越高。在 LD_{50} 后面还可加一个下标，如 $LD_{50/30}$、$LD_{50/5}$ 等。此下标表示死亡发生的平均日数，$LD_{50/30}$ 即表示在 30 d 内引起 50%机体死亡的辐射剂量。若未标出者多指 $LD_{50/30}$。不同种类动物

的 $LD_{50/30}$ 列于表 1.9。

表 1.9　不同种动物的 $LD_{50/30}$

动物种类	$LD_{50/30}$ 中心轴吸收剂量/Gy
羊(山羊)	2.40(2.30)
猪	2.50
狗	2.65
兔	7.50
大、小鼠	6.40～7.14
豚鼠	2.55
猴	3.98

根据事故性照射及参照动物实验推算人的 $LD_{50/60}$ 为 3～4 Gy。

此外,从辐射作用的远期效应来看,受照射剂量越大,后果也越严重。例如日本受原子弹爆炸辐射作用后幸存者中,离爆心越近者发生肿瘤和白血病的概率也越高(图 1.13)。

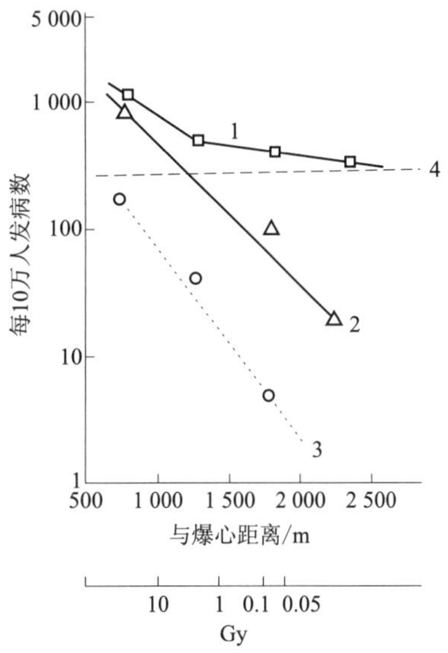

图 1.13　剂量与肿瘤、白血病发病率的关系
1—全部恶性肿瘤;2—恶性肿瘤减去正常发病数;3—白血病总数;4—正常发病数

(三) 剂量率

剂量率即单位时间内吸收的剂量。常以 Gy/d、Gy/h、Gy/min 或 Gy/s 表示。剂量率对于决定发生何种效应十分重要,一般情况下,剂量率越大、效应越显著。剂量率效应的影响也随所观察的具体效应指标不同而异,如急性放射病的发生需要一定的剂量阈值,每日 5～50 mGy 的剂量率,即使累积很大的总剂量也不会引起急性放射病,而只能造成慢性放射损伤。当剂量率达到每分钟 0.05～0.1 Gy 以上时,则可引起急性放射病,且其严重程度随剂量率加大而加重。在小剂量慢性作用的条件下,剂量率对生物效应的发生也有明显的影响,当累积剂量相等时,剂量率较高时引起白血病的发病率也相对增高。

(四) 分次照射

分次照射使辐射生物效应减轻。当总剂量相同时,分次越多、各次照射间隔时间越长,生物效应越小。这显然与放射损伤的修复有关。例如大鼠一次全身照射 10 Gy 死亡率 100%,若 10 Gy 分 10 次给予(每次 1 Gy)死亡率降至 90%,若分 20 次给予(即每次 0.5 Gy),则死亡率降至 30%。分次照射的时间间隔对生物效应的影响如表 1.10 所示。

表 1.10　照射时间间隔对生物效应的影响

一次照射剂量/Gy	间隔时间/d	照射次数	总照射剂量/Gy	60 d 死亡率/100%	实验小鼠/只
4.76	—	1	4.76	39	42
1.19	2	4	4.76	20	33
一次照射剂量/Gy	间隔时间/d	照射次数	总照射剂量/Gy	60 d 死亡率/100%	实验小鼠/只
1.19	4	4	4.76	0	51
1.19	8	4	4.76	7	54
1.19	16	4	4.76	0	51

（五）照射面积、照射部位和照射方式

照射面积是一个重要的辐射参数。当其他条件相同时，受照射面积越大损伤越严重。照射时即使部分的屏蔽辐射敏感性很高的组织（如骨髓等），也可使总的损伤效应显著减轻。放射治疗正是运用这一规律，将全身照射时可以致死的剂量，局限于较小的面积（肿瘤部位）时，就可以降低对正常组织的损伤，而对局部的肿瘤细胞达到最大限度的杀伤效果。

照射部位，当照射剂量和剂量率相同时，机体受照射的部位不同，生物效应亦异。从近期致死效应来看，腹部照射引起的后果最严重，其次为盆腔、头颈、胸部和四肢。如用 20 Gy 的照射量作用于大鼠腹部，全部动物在 3～5 d 内死亡；作用于盆腔只有部分动物死亡；作用于头颈、胸部则不发生急性死亡。

照射方式可分为外照射、内照射和混合照射。外照射可以是单向照射或多向照射，后者的效应大于前者，多向照射增强生物效应的原因是组织接受的照射剂量均匀。例如狗多向照射的绝对致死剂量为 5 Gy，而单向照射的绝对致死剂量为 8 Gy。而且多向照射引起狗的死亡时间亦较早（表 1.11）。照射的几何条件不同对生物效应亦有影响，人体事故性照射由于几何条件不同而造成身体各部位的不均匀与照射，而不同组织器官的辐射敏感性又有较大差别，故不均匀照射的后果常因各部位的吸收剂量不同而异。核医学的发展给临床医学提供了许多有益的新技术，对患者而言是利大于弊，但也给患者带来了辐射剂量问题，且多涉及内照射的问题，需加强防护。

表 1.11　实验狗的单向与多向照射效应比较

剂　量/Gy	单向照射		剂　量/Gy	多向照射	
	死 亡 率/%	死亡时间/d		死 亡 率/%	死亡时间/d
8	100	8～22	5	100	5～12
5	83	8～32	3	79	11～18
4	57	10～50	2.25	50	10～23

二、与机体有关的因素

放射生物学的研究早就发现，当辐射的各种物理因素相同时，生物机体或组织对辐射的反应可有较大的差别，因此提出了放射敏感性的概念。放射敏感性（radiosensitivity）即指

当一切照射条件完全严格一致时，机体的组织、器官对辐射作用的反应强弱或速度快慢不同；若反应强、速度快、其敏感性就高，反之则低。在放射生物学研究中，常以死亡率作为判断放射敏感性的指标，也可用形态学的、功能的或遗传学的变化来做判断放射敏感性的指标。目前对放射敏感性不同原因尚无十分满意的解释，只知它与机体受辐射作用后所发生的破坏过程，以及机体的代偿适应反应和修复过程之间的相互作用有密切关系。机体的放射敏感性，可受各种因素的影响而发生改变。研究放射敏感性的实验及其影响因素，对理解放射损伤的发生机制，探讨放射防护措施都有重要意义。以下从种系发生、个体发育、组织细胞和生物分子水平四个方面阐述机体的放射敏感性。

(一) 种系的放射敏感性

不同种系的生物对电离辐射敏感性的差异很大，其总的趋势是种系演化越高等、组织结构越复杂，其放射敏感性越高。微生物的致死剂量要比哺乳动物大千百倍。在同类动物中不同品系间对放射敏感性的差异，表现为对其他有害因子抵抗较强的品系，其辐射抵抗力也较高，如 CF_1 系小鼠比 C_{57} 系小鼠放射敏感性高，同样接受 6 Gy 照射后死亡率分别为 92% 和 79%。已知 C_{57} 系小鼠对麻醉剂、士的宁、移植的癌细胞等都具有较强的抵抗力，而 CF_1 系小鼠则相反。

(二) 个体发育过程中的放射敏感性

哺乳动物的放射敏感性因个体发育所处的不同阶段而有差别，总的趋势是放射敏感性随着个体发育过程而逐渐降低。妊娠的最初阶段最敏感，在植入前期受照射最易引起胚胎死亡。胚胎器官形成期受照射胚胎死亡较少，但先天性畸形的发生率很高。此后胎儿组织的辐射抵抗力增高。但中枢神经系统的功能变化较多见，如日本原子弹爆炸受照射孕妇所生子女调查发现，小头畸形和智力发育迟缓的发生率增高。应当指出，辐射并非产生胚胎效应的唯一因素，许多外界因子，包括某些药物、化学物质和病毒感染等都可以对胚胎产生损害。

在出生后的个体发育过程中，幼年比成年人的放射敏感性高，老年机体由于各种功能衰退，其耐受辐射的能力明显低于成年时期。从远期效应看，胚胎和胎儿期受照射的儿童，发生癌症和白血病的危险度增高。关于电离辐射对个体发育影响的研究，对核医学和放射防护均有重要的实际意义。因此，有的研究建议，除医疗指征绝对必需者外，对妇女下腹部的 X 线检查都应当在月经周期第一天算起的 10 d 内进行，这样即可避免对妊娠子宫的照射。

(三) 不同组织和细胞的放射敏感性

在同一个体内不同组织，细胞的放射敏感性有明显的差别，有的学者在研究大鼠睾丸的辐射效应时，发现分裂的细胞(生精细胞)受辐射的影响比不分裂细胞(同质细胞)要大，从而得出一种组织细胞的放射敏感性与其细胞的分裂活动成正比；而与其分化程度成反比的结论。据此将人体各种器官、组织细胞划分为放射敏感性不同的类别：① 高度敏感的组织有淋巴组织、胸腺、骨髓、胃肠上皮、性腺和胚胎组织等；② 中度敏感的组织有感觉器官、内皮细胞、皮肤上皮、唾液腺和肾、肝、肺的上皮细胞等；③ 轻度敏感组织有中枢神经系统、内分泌腺、心脏等；④ 不敏感组织有肌肉组织、软骨、骨组织和结缔组织等。上述放射敏感性的类别并不是绝对的，由于组织所处的功能状态不同或判断标准指标不同而有所变动。如一般情况下分裂很少的肝细胞比不断分裂的肠上皮细胞放射敏感性低，若同时照射 10 Gy，前者仍保持其形态的完整性，后者却出现明显的破坏。但若施行部分肝切除刺激肝细胞分裂，则引起两者同样效应的受照射剂量十分相近。上述规律虽适合于大多数情况，但也有例外，如卵母细胞核淋巴细胞并不迅速分裂，但却对辐射高度敏感。另外上述放射性敏感程度均以形态学损伤为指标，但若以功能反应为指标可得出不同的结论，如成年机体中枢神经系统需较大剂量照射才能引起形态学的变化，但极小剂量照射就可引起神经系统功能的改变。

（四）亚细胞和分子水平的放射敏感性

同一细胞的不同亚细胞结构具有不同的放射敏感性。用 α 射线微束照射证明，细胞核的放射敏感性比胞浆高 100 倍以上。用氚水或氚化胸腺嘧啶核苷（^{3}H-TdR）实验也得出同样的结论。进入细胞核内的^{3}H-TdR 要比均匀掺入细胞各部分的氚水产生的放射效应大得多。因此有人用 DNA、RNA 和蛋白质的前体物，胸腺嘧啶核苷、尿嘧啶核苷和组氨酸的放射性前体标记物进行实验，发现细胞内不同大分子物质的相对放射敏感性顺序为：DNA＞RNA＞蛋白质。RNA 和蛋白质在整个细胞周期内持续合成，而 DNA 只在细胞周期的一部分时间（S 周期）内合成，且与其他分子相比，DNA 分子数量有限，致使 DNA 分子损伤在细胞辐射效应中占有突出的地位。

思考题

1. 简述电离辐射的电离作用在辐射所致生物学损伤效应中的重要作用。
2. 影响电离辐射的损伤效应有哪些因素？
3. 为什么说在电离辐射对生物组织的损伤中间接作用占主导地位？
4. 何谓自由基，通过哪些方式损伤组织？
5. 理解自由基与活性氧的关系。
6. 何谓靶学说的基本概念？

（江家贵）

参考文献

[1] 刘树铮.医学放射生物学.北京：原子能出版社，2006.
[2] 方允中，郑荣梁.自由基生物学的理论与应用.北京：科学出版社，2002.
[3] 夏寿萱. 放射生物学.北京：军事医学科学出版社，1998.
[4] 陈晓惠，骆训懿.重组人铜锌超氧化物歧化酶对小鼠骨髓造血粒-巨系祖细胞的辐射防护作用及其机理.中华航海医学杂志，1996，(4)：213.
[5] Michael Joiner，Albert Van der kogel. 临床放射生物学基础. 王中敏译. 北京：军事医学科学出版社，2010.
[6] 联合国原子辐射效应科学委员会(UNSCEAR). 电离辐射源与效应. 中国核工业总公司安防环保卫生局，中国辐射防护学会译. 北京：原子能出版社，1996.
[7] 赵经涌.辐射效应与职业危害防治.北京：原子能出版社，1995.

第二章

电离辐射的分子生物学效应

第一节　DNA 的电离辐射效应

一、DNA 分子组成与结构

(一) 核酸的组成

其组成如图 2.1 所示。

① 组成核酸的戊糖有两种。DNA 所含的糖为 β-D-2-脱氧核糖；RNA 所含的糖则为 β-D-核糖。

② 碱基：碱基分为嘌呤和嘧啶。嘌呤又分为腺嘌呤(adenine)和鸟嘌呤(guanine)。在 DNA 中嘧啶分为胸腺嘧啶(thymine)和胞嘧啶(cytosine)。在 RNA 中，胸腺嘧啶由尿嘧啶(uracil)取代(图 2.2)。

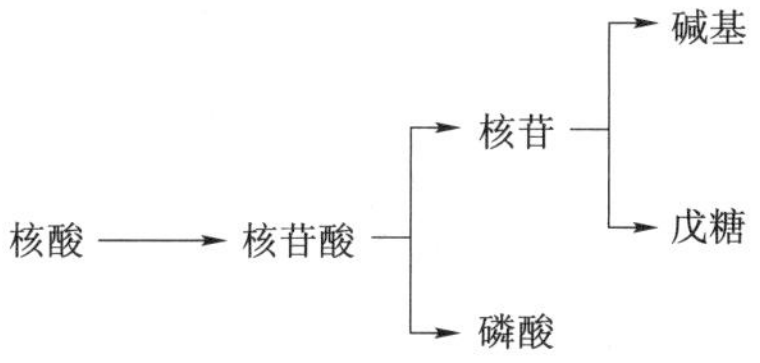

图 2.1　核酸的组成

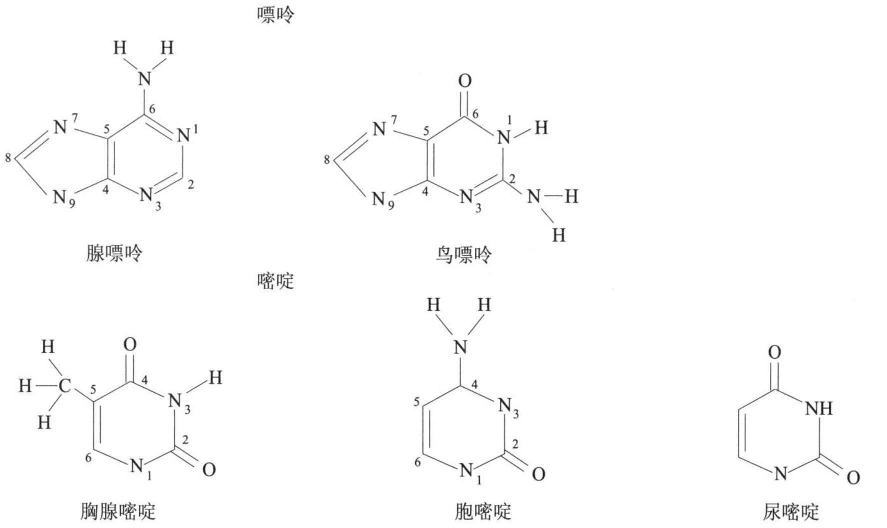

图 2.2　碱基的化学式

③ 核苷(nucleoside)：由碱基和五碳糖(核糖或脱氧核糖)连接而成，即嘌呤的 N-9 或嘧啶的 N-1 与核糖或脱氧核糖的 C-1 通过 β 糖苷键连接而成的化合物，包括核糖核苷和脱氧

核糖核苷两类(图 2.3)。构成 RNA 的核苷是核糖核苷,主要有腺苷、鸟苷、胞苷和尿苷。构成 DNA 的核苷是脱氧核糖核苷,主要有脱氧腺苷、脱氧鸟苷、脱氧胞苷和脱氧胸腺苷。

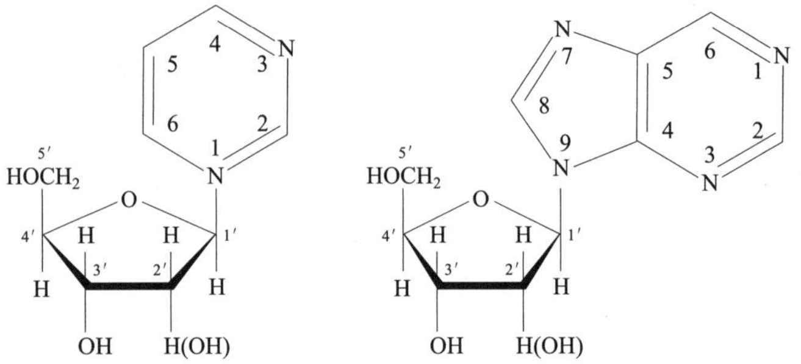

图 2.3　由碱基和戊糖通过 β 糖苷键组成核苷

④ 核苷酸(nucleotide):由嘌呤碱或嘧啶碱、核糖或脱氧核糖以及磷酸三种物质组成的化合物。核苷酸是核酸的基本结构单位(图 2.4)。

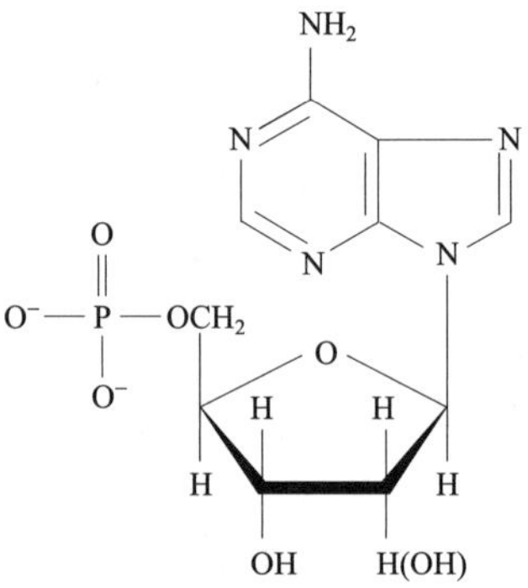

图 2.4　(脱氧)腺苷酸化学式

⑤ 由核苷酸组成多核苷酸:相邻两个核苷酸之间由 3′,5′—磷酸二酯键(phospho-diester link)连接,即核苷酸糖基上的 3′位羟基与相邻 5′位核苷酸的磷酸残基之间(图 2.5)。

四种核苷酸(dAMP、dCMP、dGMP、dTMP)按照一定的排列顺序,通过磷酸二酯键连接形成的多聚核苷酸就是 DNA,DNA 是有方向性的分子,即核苷酸的戊糖基的 5′位

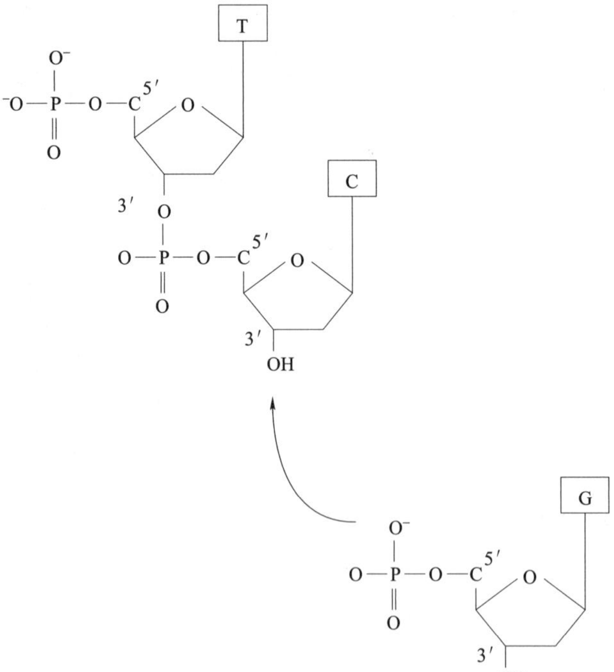

图 2.5　多个核苷酸组成多聚核苷酸链

不再与其他核苷酸相连是5′末端，核苷酸的戊糖基3′位不再连有其他核苷酸是3′末端，两个末端并不相同，生物学特性也有差异(图2.6)。如未特别注明5′末端和3′末端，一般约定，碱基序列的书写是由左向右书写，左侧是5′末端，右侧为3′末端。DNA双螺旋两股单链走向相反，从5′端向3′端追踪两链，一链自下而上，另一链自上而下。

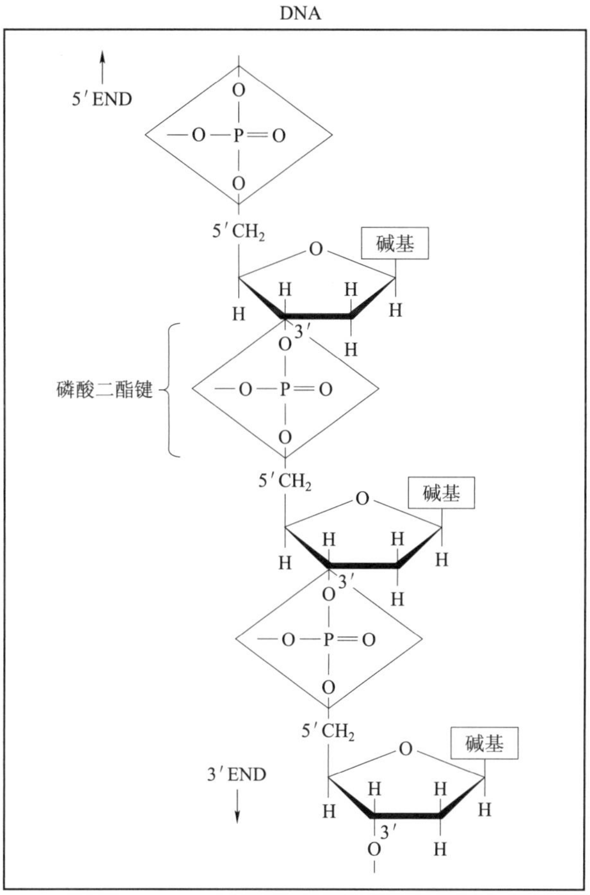

图2.6 多聚核苷酸链的方向：5′→3′

DNA双螺旋两股单链走向相反，从5′端向3′端追踪两链，一链自下而上，另一链自上而下

(二) DNA电泳及测序

DNA分子处于不同构象时，它在电场中移动距离不仅和相对分子质量有关，还和它本身构象有关。相同分子量的线状、开环和超螺旋DNA在琼脂糖凝胶中移动速度是不同的，超螺旋DNA移动最快，而开环双链DNA移动最慢(图2.7)。

DNA序列测定分手工测序和自动测序，手工测序包括Sanger双脱氧链终止法和Maxam-Gilbert化学降解法。自动测序实际上已成为当今DNA序列分析的主流。DNA测序仪，采用毛细管电泳技术取代传统的聚丙烯酰胺平板电泳，应用四色荧光染料标记的ddNTP(标记终止物法)，因此通过单引物PCR测序反应，生成的PCR产物则是相差1个碱基的3′末端为4种不同荧光染料的单链DNA混合物，使得四种荧光染料的测序PCR产物可在一根毛细管内电泳，从而避免了泳道间迁移率差异的影响，大大提高了测序的精确度。

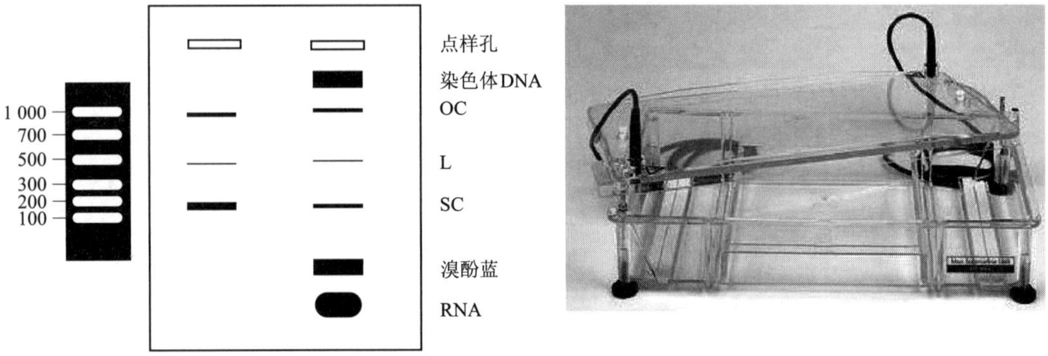

图 2.7 DNA 电泳

(a) DNA marker 电泳图，纯化和没纯化的质粒 DNA 电泳图；(b) 电泳槽

由于分子大小不同，在毛细管电泳中的迁移率也不同，当其通过毛细管读数窗口段时，激光检测器窗口中的 CCD(charge-coupled device)摄影机检测器就可对荧光分子逐个进行检测，激发的荧光经光栅分光，以区分代表不同碱基信息的不同颜色的荧光，并在 CCD 摄影机上同步成像，分析软件可自动将不同荧光转变为 DNA 序列，从而达到 DNA 测序的目的。分析结果能以凝胶电泳图谱、荧光吸收峰图或碱基排列顺序等多种形式输出(图 2.8)。

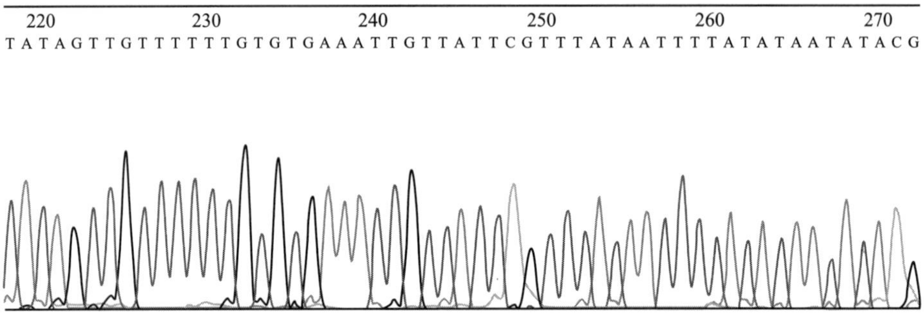

图 2.8 DNA 测序

二、DNA 是电离辐射的重要靶分子

Warters RL 等对 X 射线、^{3}H-TdR、^{125}I-刀豆蛋白三种辐射源，选择了一个 50% 中国仓鼠卵巢细胞(CHO)死亡的剂量。核、胞浆或膜的吸收剂量如表 2.1 所示。^{3}H-Thymidine

表 2.1 50%中国仓鼠卵巢细胞(CHO)死亡剂量下，核与胞浆或膜的吸收剂量关系

DNA 是主要的射线靶点			
	亚细胞组分的剂量 /Gy		
辐 射 源	核	胞浆	细胞膜
X 射线	3.3	3.3	3.3
^{3}H-TdR	3.8	0.27	0.01
^{125}I-刀豆蛋白	4.1	24.7	516.7

注：引自 Warters et al. Curr. Top. Radiat. Res. Q. 12,389(1977)。

结合 DNA，125I-刀豆蛋白结合在细胞膜。各组核的吸收剂量相似，与各组细胞的死亡率一致相关联。由此得出，细胞的死亡在于核的吸收剂量，DNA 是主要的射线靶点，与胞浆或膜的吸收剂量无关。

三、DNA 损伤的类型

电离辐射原发效应包括直接效应和间接效应。

直接效应：DNA 直接吸收射线能量而遭损伤；

间接效应：DNA 周围其他分子（主要是水分子）吸收射线能量产生具有很高反应活性的自由基进而损伤 DNA。

电离辐射导致的 DNA 损伤的类型有：碱基损伤、DNA 链断裂、DNA 交联（图 2.9）。

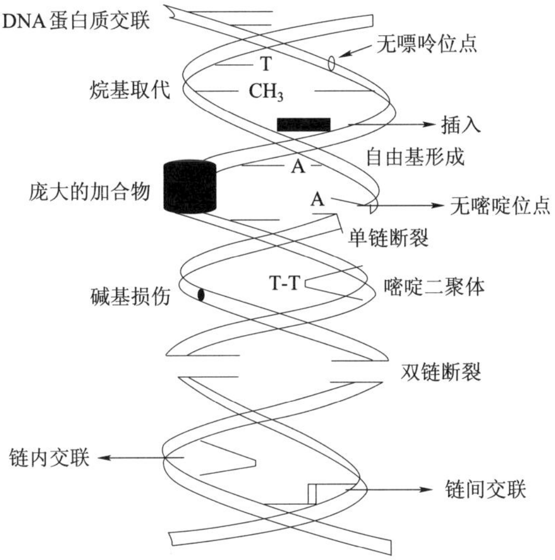

图 2.9　DNA 损伤的类型

（一）碱基损伤

主要是由˙OH 自由基引起，包括 DNA 链上的碱基氧化修饰、过氧化物的形成、碱基环的破坏和脱落等。这些损伤可引起 DNA 双螺旋的局部变性，特异的核酸内切酶（endonuclease）能识别和切割这种损伤，经过酶的作用产生链断裂。这种对特异性酶敏感的位点称为酶敏感位点（enzyme sensitive sites，ESS）。DNA 链上损伤的碱基被特异的 DNA 糖基化酶除去或由于 N-糖苷键的化学水解而丢失，形成无嘌呤或无嘧啶位点（apurinic/apyrimidinic sites，APS）。这些 APS 在内切酶等作用下形成链断裂。一般嘧啶比嘌呤更敏感。由于醛反应性探针[ARP；N′-(氨基氧乙酰基)-N′-生物素-肼]特异性地与 APS 的开环上的醛基反应，通过这个反应可以检测到导致醛基形成的 DNA 修饰。

Dizdaroglu M 等人的工作表明：羟自由基“喜好”攻击嘧啶碱的 5、6 位，腺嘌呤的 8 位，鸟嘌呤的 4、5、8 位。鸟嘌呤 C-8 位易受到羟自由基及单线态氧的攻击而发生羟化，生成加合物 8-羟基脱氧鸟苷（8-hydroxy-2-deoxyguanosine，8-OHdG）。8-OHdG 是 DNA 氧化损伤的特异产物（图 2.10），是公认的内源性及外源性因素对 DNA 氧化损伤的生物标志物。在复制过程中，DNA 链上 8-OHdG 可以与 C 以外的其他碱基配对形成点突变，其中 GC→

TA 突变的发生已为大量研究所证实，并被认为是氧化应激因素致癌、致突变的主要机制之一。机体修复机制正常时，8-OHdG 可以在 hOGG1 等酶的作用下从 DNA 链上切除并重新掺入正常的鸟嘌呤碱基，而切下的 8-OHdG 则可入血经尿液排出体外。8-OHdG 在体内稳定存在，一旦形成不再被机体进一步代谢，尿中 8-OHdG 含量与细胞内 DNA 氧化损伤程度相关(图 2.10)。目前机体 8-OHdG 水平已被广泛接受为评价 DNA 氧化损伤的标志物，并用来估计氧化应激相关癌症发生的危险性。Cell Biolabs 公司的 OxiSelect™ Oxidative DNA/RNA Damage ELISA Kits 试剂盒采用竞争性 ELISA 方法定量 8-OHdG/8-OHG。

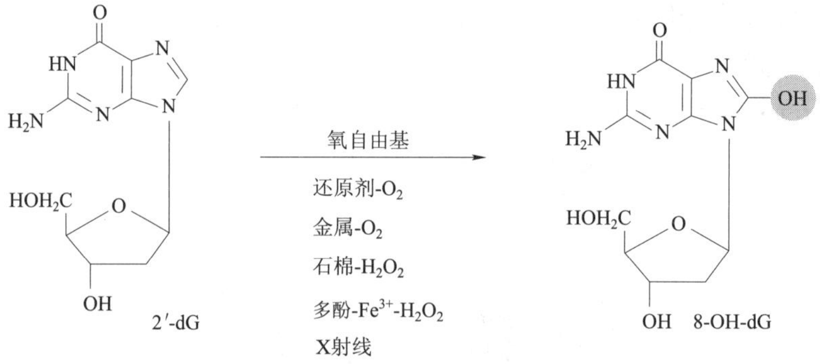

图 2.10　在氧自由基作用下形成 8-羟基脱氧鸟苷

辐射作用后，DNA 碱基的损伤或脱落改变了密码，引起基因的点突变(point mutation)。例如，转换(transition)：一个嘌呤被另一个嘌呤取代或一个嘧啶被另一个嘧啶所取代；颠换(transversion)：一个嘌呤(purine)被一个嘧啶(pyrimidine)所取代，或一个嘧啶被一个嘌呤所取代；碱基缺失(base deletion)；移码突变(frame shift mutation)及碱基插入(base insertion)等。

(二) DNA 链断裂

射线的直接和间接作用都可能使脱氧核糖破坏或磷酸二酯键断开而致 DNA 链断裂。脱氧核糖上的每个碳原子和羟基上的氢都能与˙OH 反应，导致脱氧核糖分解，最后会引起 DNA 链断裂。糖基上 C(1′)、C(2′)和 C(4′)在受到羟自由基攻击后均可形成碱不稳定性位点(alkali labile sites, ALS)，这些位点在碱处理后都能导致 DNA 链断裂。如将 γ 射线照射后的 DNA 溶液进行化学末端基团分析，可以观察到大部分单链断裂是由于 C(3′)上的磷酸酯键断裂，只有一小部分是 C(5′)上的磷酸酯键发生断裂。其结果是，照射后 DNA 磷酸二酯键断裂于 C(3′,5′)端、C(3′)端上多于 C(5′)端。

DNA 双链中一条链断裂称单链断裂(single strand breaks，SSBs)，DNA 双链在同一处或相近处断裂称为双链断裂(double strand breaks，DSBs)。

1. *实验方法一：单细胞凝胶电泳分析*(single cell gel eletrophoresis，SCGE)

如果细胞未受损伤，电泳时，核 DNA 因其分子量大停留在核基质中，荧光染色后呈现圆形的荧光团，无拖尾现象。若细胞受损，在中性电泳(neutral electrophoresis)液(pH＝8)中，核 DNA 仍保持双螺旋结构，虽偶有单链断裂，但并不影响 DNA 双螺旋大分子的连续性。只有当 DNA 双链断裂时，其断片进入凝胶中，电泳时断片向阳极迁移，形成荧光拖尾现象，形似彗星。如果在碱性电泳(alkaline electrophoresis)液(pH＞13)中，先是 DNA 双链解螺旋且碱变性为单链，单链断裂的碎片相对分子质量小可进入凝胶中，电泳时断链或碎片离开核 DNA 向阳性迁移，形成拖尾。细胞 DNA 受损越重，在电场作用下迁移的 DNA

量多,迁移的距离长,表现为尾长增加和尾部荧光强度增强,因此,通过测定 DNA 迁移部分的光密度或迁移长度可定量地测定单个细胞 DNA 损伤的程度。因其细胞电泳形态颇似彗星,又称彗星实验(图 2.11)。

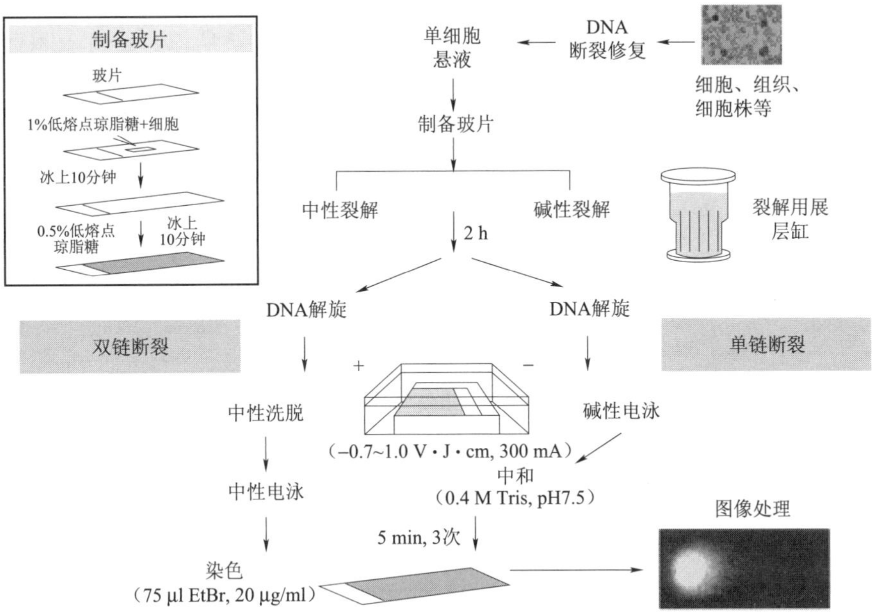

图 2.11 彗星实验流程图

H2AX 是组蛋白 H2A 家族的成员之一,当外源性因素(如电离辐射、类放射性复合物)和内源性因素使细胞和动物体内的染色质 DNA 发生双链断裂时,损伤应答因子 ATM、ATR、DNA-PK 快速将该基序中第 139 位丝氨酸残基磷酸化(phosphorylation)形成 γ-H2AX。磷酸化的 γ-H2AX 快速转导 DNA 损伤信号,导致下游分子磷酸化的激活,引发一系列的生物级联反应和细胞学反应。γ-H2AX 是迄今所研究的最重要的 DNA 损伤感应分子。一旦 γ-H2AX 介导的 DNA 损伤修复完成后,γ-H2AX 会被 PPH3 等脱磷酸化。即电离辐射后,γ-H2AX 存在一个形成与消失的过程(图 2.12)。

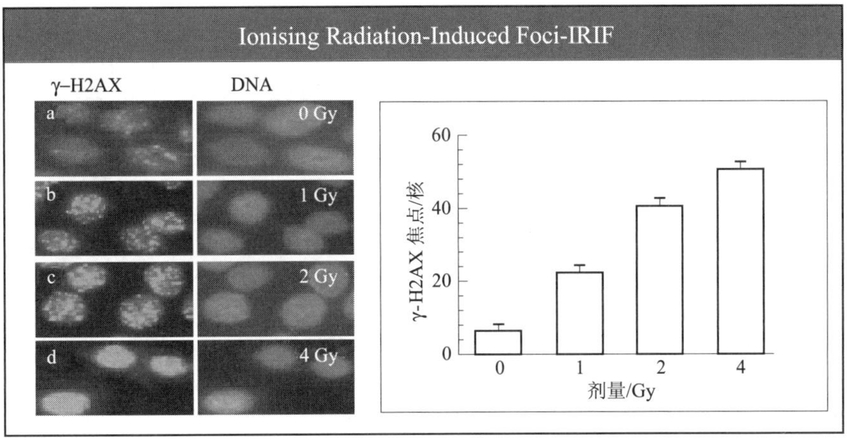

图 2.12 免疫荧光观察电离辐射引起的 γ-H2AX 磷酸化

2. 实验方法二：使用 Anti-Phospho-Histone H2AX (Ser 139)一抗以及相应二抗检测 DNA 损伤后其表达情况，通过荧光显色观察结果

为了说明射线对 DNA 的破坏程度，我们以 1 Gy 照射为例。1 Gy 射线能在每个细胞中引起将近 10^5 电离，DNA 碱基损伤>1 000 个，将近 1 000 个单链断裂，约 20～40 个双链断裂(图 2.13)。而这些损伤，只能杀死 30%哺乳动物(包括人)细胞系的细胞。这是由于生物体内的损伤修复系统。

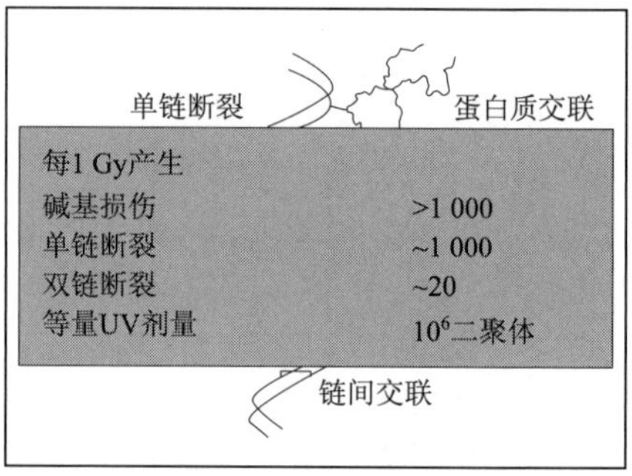

图 2.13　1 Gy 射线引起的 DNA 损伤情况

由表 2.2 可见，细胞死亡的发生和射线所致的 SSB 数量、碱基损伤数量、DNA-蛋白质交联数量没有相关性，但和所产生的 DSB 数量有较好的相关性。可认为 DSB 是辐射致死细胞的关键损伤。

表 2.2　各种类型 DNA 损伤与细胞死亡相关性分析

处　理	细胞死亡	双链断裂	单链断裂	碱基损伤	DNA-蛋白质交联
↑LET	↑	↑	↓	↓	—
↑低氧	↓	↓	↓	0	↑
↑硫醇	↓	↓	↓	0	↓
↑热	↑	↑	0	0	0

注：引自 Frankenberg-Schwager(1989)。

(三) DNA 交联

包括 DNA-DNA 链交联和 DNA-蛋白质交联。

1. DNA-DNA 链交联

1) 链间交联(interstrand cross links)：DNA 双螺旋结构中，一条链上的碱基与其互补链上的碱基以共价键结合。DNA 链间交联多见于化学损伤，如氮芥、硫芥等，放射损伤时较少见到(图 2.14)。

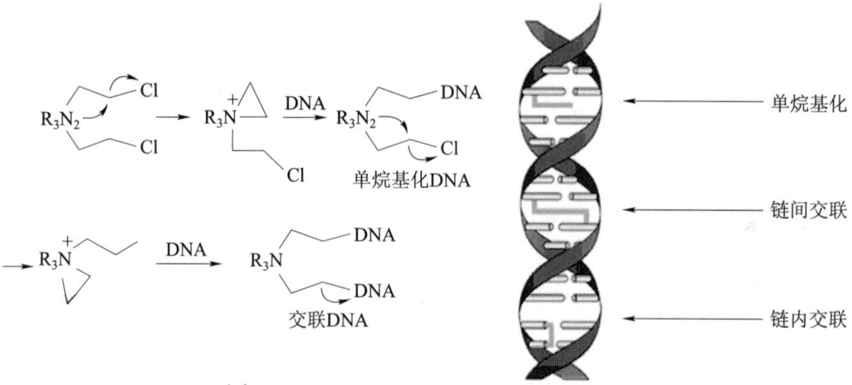

图 2.14　DNA-DNA 交联反应示意图

在烷基取代化学(a)，氯是一个很好的离去基团，使得氮的亲核进攻变得容易，形成含 R_3N 的不稳定环结构。这个结构很容易烷基取代 DNA 鸟嘌呤 N7 位形成一单烷基化加合物。这个过程重复进行形成交联的 DNA(b)。交联能发生在两条互补 DNA 链间(interstrand)，也能发生在一条 DNA 链内(intrastrand)

2) 链内交联(intrastrand cross links):DNA 分子同一条链上的两个碱基相互以共价键结合。紫外线照射能引起较多的 DNA 链内交联,而电离辐射的效应较小(图 2.14)。

2. DNA-蛋白质交联(DNA-protein cross-linking, DPC)

DNA 与蛋白质之间也会以共价键相连,组蛋白、染色质中的非组蛋白、调控蛋白、与复制和转录有关的酶都会与 DNA 共价键连接。染色质免疫沉淀法(chromatin immunoprepitation,ChIP)是研究体内 DNA 与蛋白质相互作用的重要工具。它可以灵敏地检测目标蛋白与特异 DNA 片段的结合情况,还可以用来研究组蛋白与基因表达的关系。ChIP 基本原理是在活细胞状态下固定蛋白质-DNA 复合物,并将其随机切断为一定长度范围内的染色质小片段,然后通过免疫学方法沉淀此复合体,特异性地富集目的蛋白结合的 DNA 片段,通过对目的片段的纯化与检测,从而获得蛋白质与 DNA 相互作用的信息(图 2.15)。

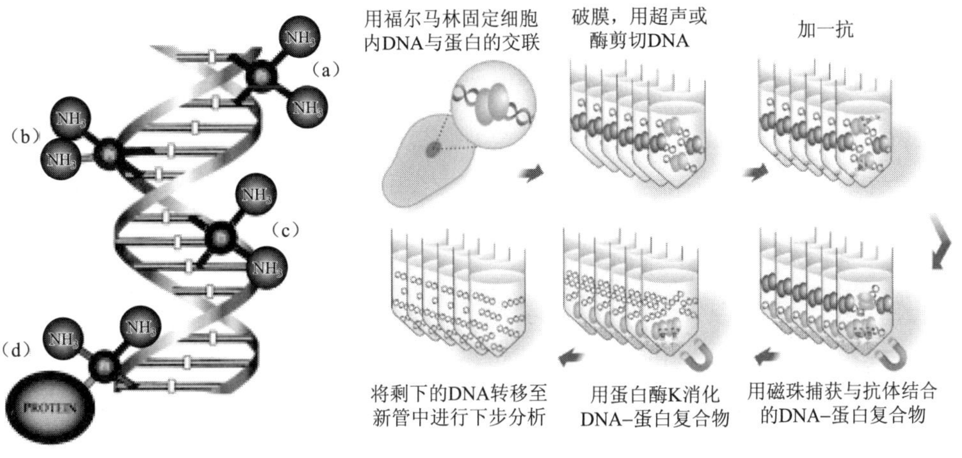

图 2.15　DNA 与蛋白交联及研究方法
左:DNA 与蛋白交联示意图;右:ChIP 流程图

四、DNA 损伤的修复类型及机制

针对不同类型的 DNA 损伤需要大量、多样、特定的 DNA 损伤修复机制。一些损伤是直接由蛋白质介导修复,而大多数修复过程则是由多种蛋白质介导的一系列催化反应。研究认为在人类细胞中有 6 种主要的 DNA 损伤修复途径,分别是同源重组修复(homologous recombination repair,HRR)、非同源末端连接(non-homologous end joining,NHEJ)、核苷酸切除修复(nucleotide excision repair,NER)、碱基切除修复(base excision repair,BER)、错配修复(mismatch repair,MMR)和范可尼贫血途径。

(一) 回复修复

甲基鸟嘌呤甲基转移酶(methylguanine methyltransferase,MGMT)具有甲基转移酶的活性,因此可以直接将鸟嘌呤 6 号位置的甲基(CH_3)(O_6-methylguanine)直接移除。而在细菌内也有一个修复蛋白,光分解酶(photolyase),可以修复紫外线所造成的双嘧啶二聚体(pyrimidine dimer)。由于这一类的蛋白可以直接将遭受破坏的 DNA 或核苷酸还原,因此不需要另一股当作修复的模板。

(二) 单链断裂 DNA 损伤的修复(single strand break repair, SSBR)

单链 DNA 损伤修复机制的特点是,当 DNA 两股的其中一股发生损伤,另一股就可以当做修正的模板。细胞为了对抗各种形式的 DNA 损伤,发展了数种 DNA 单链损伤的修复机制,包括以下几种修复。

1. 碱基切除修复(base excision repair, BER)

BER 用来清除并修复异常的、不该出现的碱基。这些非 A、T、G、C 碱基的出现若无适时修复,则 DNA 聚合酶在复制的过程就很容易在碰到这些碱基时置入错误的配对,即点突变发生。研究发现,所有细胞中都带有不同类型、能识别受损核酸位点的糖苷水解酶,它能够特异性切除受损核苷酸上的 N-β-糖苷键,在 DNA 链上形成去嘌呤或去嘧啶位点,统称为无嘌呤无嘧啶(AP)位点。一类 DNA 糖苷水解酶一般只对应于某一特定类型的损伤,如尿嘧啶糖苷水解酶就特异性识别 DNA 中胞嘧啶自发脱氨形成的尿嘧啶,而不会水解 RNA 分子中尿嘧啶上的 N-β-糖苷键。DNA 分子中一旦产生了 AP 位点,AP 核酸内切酶就会把受损核苷酸的糖苷-磷酸键切开,并移去包括 AP 位点核苷酸在内的小片段 DNA,由 DNA 聚合酶Ⅰ合成新的片段,最终由 DNA 连接酶把两者连成新的被修复的 DNA 链,这一过程即为碱基切除修复(图 2.16)。

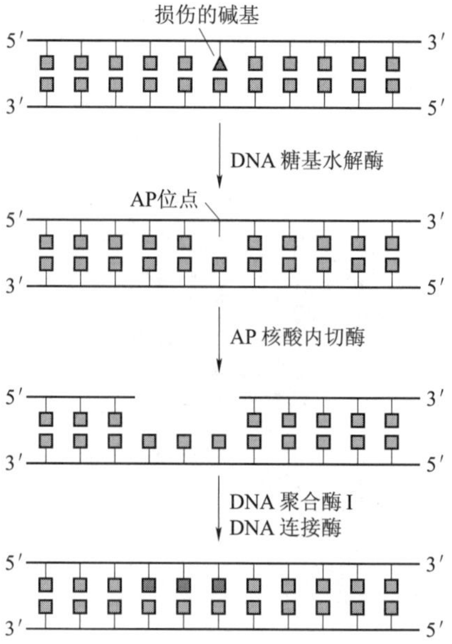

图 2.16　碱基切除修复流程示意图

2. 核苷酸切除修复(nucleotide excision repair, NER)

NER 主要修复那些影响区域性的染色体结构的 DNA 损害,包括由紫外线所导致的双嘧啶二聚体(pyrimidine dimer),化学分子或蛋白质与 DNA 间的键结—DNA 附加物(DNA adduct),或者 DNA 与 DNA 的键结—DNA 交互连接(cross-link)等。这些损害的形式若没有适时地排除,DNA 聚合酶将无法辨识而滞留在损害的位置,这时细胞就会活化细胞周期检查点(cell cycle checkpoint)以全面停止细胞周期的进行。NER 分为两种途径:全基因组修复(GCR),能将损伤从整个基因组除去;转录偶联修复(transcription-coupled repair),能优先从表达基因的转录链将损伤除去。

(1) 全基因组的核苷酸切除修复(global-genome nucleotide excision repair, GG-NER)

为典型的 NER 修复机制,通过对 DNA 损害具有特殊亲和辨识能力的 XPC(着色性干皮病,xeroderma pigmentosum group C)-HR23B(human homolog of yeast Rad23 protein)蛋白质双合体(dimer)来启动 NER 的修复路径。

(2) 转录偶联修复

为针对 RNA 转录过程所伴随启动的 NER 修复机制,所以又称转录偶联核苷酸切除修复(transcription-coupled NER, TC-NER)。TC-NER 是由 RNA 聚合酶在转录过程遇到核苷酸损害无法辨识而停滞时所活化的修复机制,由 RNA 聚合酶停滞的动作可以立即招来

NER相关的修复蛋白，这样就能加速DNA损害的复原，而无须漫长地等待GG-NER的反应。如此，TC-NER所负责修复的范围只局限于能够转录RNA的DNA序列。在分子机制上，经过了不同的损伤识别过程后，GG-NER和TCR随后进入了相同的NER复合体组装及缺口填补过程：转录因子（transcription factor）TFIIH对损伤进一步确证，其两个亚基XPB和XPD具有ATP依赖的螺旋酶活性，它们沿着DNA双链分别向3′→5′及5′→3′方向打开约20 bp含损伤在内的DNA双链。接着陆续加入RPA（replication protein A）、XPA（xeroderma pigmentosum group A）及XPG（xeroderma pigmentosum group G）。ERCCl（excision repair cross-complementing 1，切除修复交叉互补基因1）-XPF（xeroderma pigmentosum group F）复合物已被证明是顺序组装NER复合体过程中最后参与的因子。接着两个核酸内切酶XPG和ERCCl-XPF分别在损伤DNA单链的3′端及5′端切除一小段核苷酸链。切割留下的缺口由DNA聚合酶δ或ε、DNA连接酶I填补连接，该过程需要辅助因子PCNA（proliferating cell nuclear antigen）、RFC（cellular replication factor C）、RPA等参与（图2.17）。

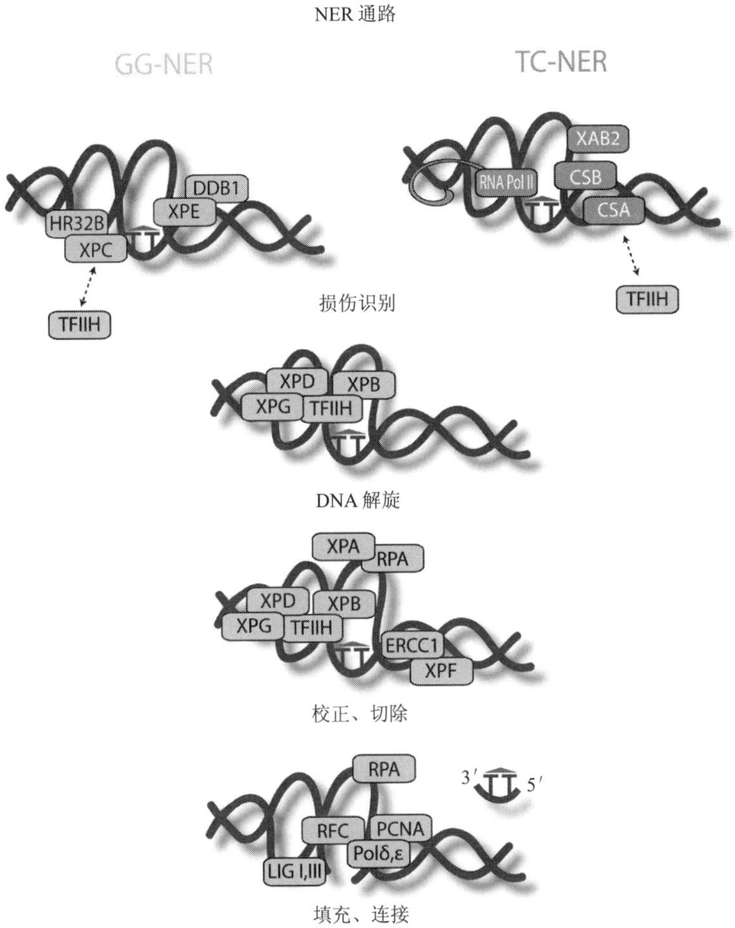

图2.17　核苷酸切除修复包括GG-NER和TC-NER示意图

3. 错配修复（mismatch repair，MMR）

Dam甲基化酶，能使位于5′GATC3′序列中腺苷酸的N6位甲基化。一旦复制叉通过复制起始位点，母链就会在开始 DNA 合成前的几秒内被甲基化。此后，只要两条 DNA 链上碱基配对出现错误，错配修复系统就会根据“保存母链，修正子链”的原则，找出错误碱基所在的 DNA 链，并在对应于母链甲基化腺苷酸上游鸟苷酸的 5′位置切开子链，然后重新合成新的子链(图 2.18)。

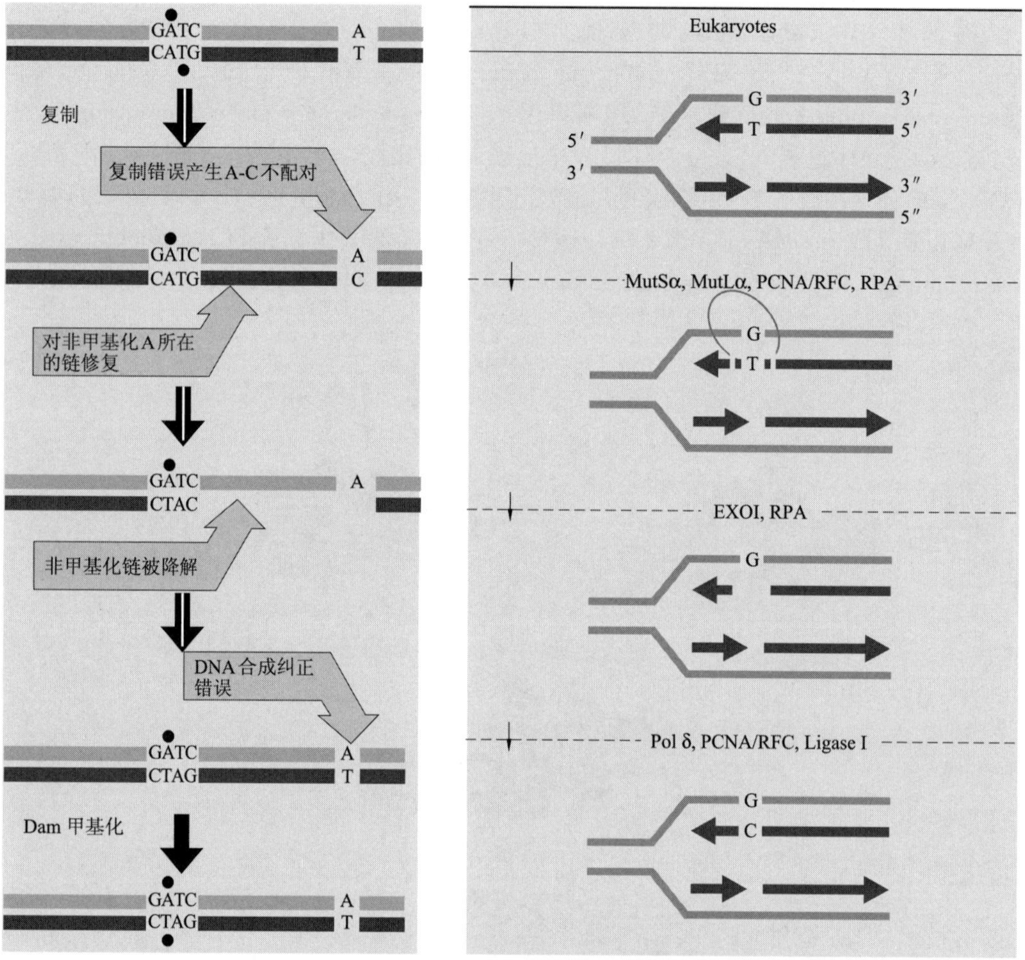

图 2.18　Dam 甲基化酶与 DNA 错配修复

人类 DNA 错配修复机制大致如下：hMSH2 与 hMSH6 结合形成异源二聚体 hMutSα。hMSH2 与 hMSH3 结合形成异源二聚体 hMutSβ，两个异源二聚体均可识别新合成的 DNA 核苷酸链上的碱基错配，并与错配位点结合。hMLHl 和 hPMSl 结合形成 hMutLα 异源二聚体，被募集至错配处，与 hMutSα 或 hMutSβ 结合形成一种暂时性的复合物，从而启动错配修复，并与错配修复有关的酶相互配合，切除含有错配碱基的一段 DNA 链，再合成正确的 DNA 链，从而完成含错配碱基 DNA 核酸链的修复。未甲基化的 GATC 序列不需要紧靠着错配碱基，因为错配碱基与 GATC 序列之间的间隔 DNA 序列可以被外切核酸酶切除，是从 3′方向还是从 5′方向切除取决于不正确碱基的相对位置。

（三）双链断裂 DNA 修复

DNA 双链断裂对细胞来说是最严重也是最致命的 DNA 损害类型。若 DNA 单股的损害在组蛋白的保护下，或许可以逃过更进一步的损害与化学物质的攻击，而 DNA 双股断裂的结果使得 DNA 的末端直接裸露，在这种情况的发生若没有及时处理，细胞内 DNA 损伤反应（DNA damage response，DDR）机制就会活化，其后果之一是停止细胞的生长与分裂，或者是启动细胞凋亡，无论如何都是驱使细胞走向毁灭一途。幸好从真核生物阶段细胞就已发展出数套机制用来防范 DNA 双股断裂的产生，分别是：

1. 同源性重组（homologous recombination，HR）

同源性重组修复是利用细胞内的染色体两两对应的特性，若其中一条染色体上的 DNA 发生双股断裂，则另一条染色体上对应的 DNA 序列即可当修复的模板来回复断裂前的序列，因此在某些条件下，同源性重组又称作基因转换（gene conversion）。HR 是典型的无错修复，偶尔也能在序列中通过交换引入错误，但是交换产物在哺乳动物细胞的有丝分裂中被迅速地抑制了。尽管存在着几条同源重组通路，但同源重组均是由包括 MRE11—RAD50—NBS1（MRN）在内的多种蛋白修饰的单链 DNA 引导的。在 Rad51 和乳腺癌敏感蛋白 BRCA1 和 BRCA2 催化下，单链 DNA 侵入未损伤的模板，聚合酶、核酸酶、解链酶以及其他组分修饰 DNA 连接以及底物分解。

同源性重组修复路径与细胞周期的进行有很高的依赖性。在 G_1 期，染色体套数为 $2n$ 的情况下，同源染色体是 HR 唯一可使用的模板。等到在 S 期/G_2 期有了姊妹染色单体（sister chromatid）的加入，染色体套数倍增为 $4n$，这时候 HR 机制就有更多的修复模板可供选择，因此一般认为 HR 修复的运作在 S 期/G_2 期比较活跃。

2. 非同源性末端连接（non-homologous end joining，NHEJ）

NHEJ 修复机制与前面的 HR 最大的差异，就在于完全不需要任何模板的帮助，此一机制的修复蛋白可以直接将双股断裂的末端彼此拉近，再借由 DNA 连接酶（DNA ligase）的帮助下，将断裂的两股重新接合（图 2.19）。相较于 HR、NHEJ 的机制既简单又不依靠模板的方式，在基因组越复杂、包含越多无用 DNA（junk DNA）的生物体，NHEJ 的活性相对于 HR 是非常活跃的，可是在基因组越简单，尤其是单细胞形态的生物，NHEJ 很有可能破坏原本序列完整性，反而不受青睐。

值得一提的是，NHEJ 除了负责 DNA 损害的修复，高等生物所特有的免疫系统在进行 V(D)J 重组以产生具多样性的抗体时，由 RAG 蛋白作用所造成的 DNA 断裂，也是需要 NHEJ 来进行善后工作的。

在非同源末端连接过程中，Ku 蛋白识别双链 DNA 断裂部位并激活蛋白激酶 DNA-PKcs，激活并募集终止程序酶、聚合酶以及 DNA 连接酶Ⅳ。同时，也存在着一条不依赖 Ku 蛋白的非同源末端连接通路，称为微同源介导的末端连接（MMEJ）或选择性末端连接，这一通路通常会导致序列的缺失。尽管 NHEJ 和 MMEJ 是针对不同的错误进行修复，但是两者在细胞周期中任何一个时相都能发挥作用。

（四）Fanconi 贫血途径

DNA 交联损伤的检测和修复主要由一组范可尼贫血症（Fanconi anemia，FA）蛋白来完成。FA 蛋白得名于一种罕有的常染色体遗传病：范可尼贫血症，在范可尼贫血症的病人

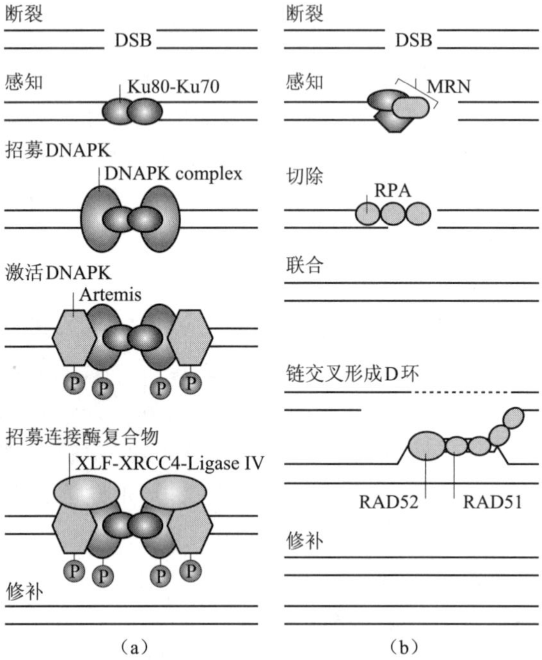

图 2.19　HR 与 NHEJ 的不同路径

(a) 非同源性末端接合;(b) 同源性重组

中,FA 蛋白以各种突变体形式存在,因而导致 DNA 交联损伤无法得到修复。患有范可尼贫血症的病人会在年幼时发病,出现严重的再生障碍性贫血症状、癌症,以及多发性先天畸形。FA 蛋白包括分别由 FANC-A、B、C、E、F、G、L 和 M 组成的 FA 核心复合体以及 FANCI 和 FANCD2 组成的 ID 复合体。在 DNA 交联损伤产生后,FA 核心复合体被上游的蛋白激酶 ATR 所激活,从而单泛素化底物 FANCI 和 FANCD2(图 2.20)。

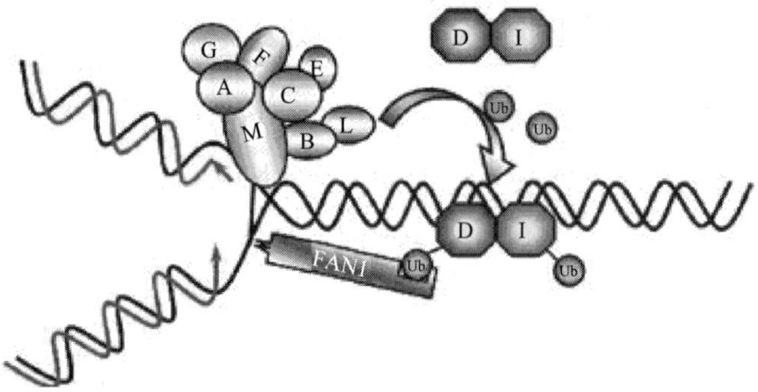

图 2.20　FAN1 和 FANCI-FANCD2 参与 DNA 链间交联修复

DNA 期外合成:细胞受紫外线、电离辐射和某些化学因子作用后,可以观察到一种 DNA 合成,它的合成量相当低,合成起始于损伤后即刻,随时间延长而增加,但与细胞周期没有关系,是一种修复合成。

五、线粒体 DNA 损伤的特点

(一) 细胞核 DNA 与线粒体 DNA 的异同

线粒体 DNA(mitochondrial DNA)基因组成如图 2.21 所示，细胞核 DNA 与线粒体 DNA 的差异如表 2.3 所示。

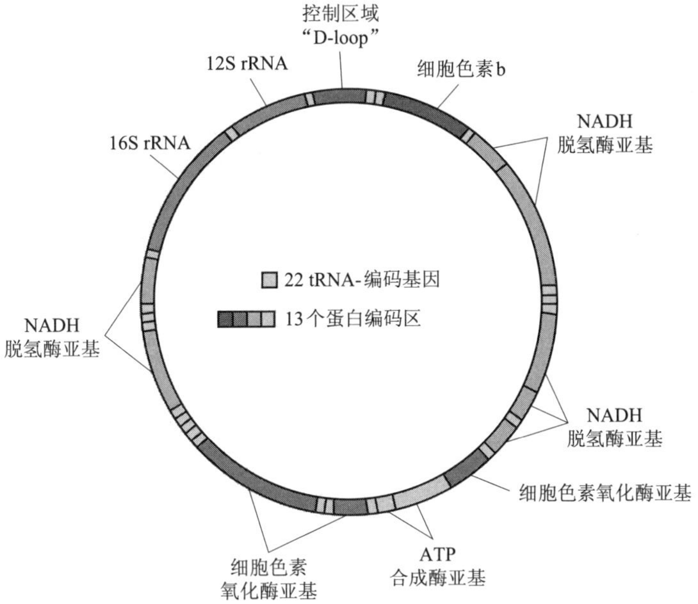

图 2.21 线粒体 DNA 基因组成
来自 Wikipedia(http://en.Wikipedia.org/wiki/Mitochondrial_DNA)

表 2.3 细胞核 DNA 与线粒体 DNA 的差异

	nDNA	mtDNA
存在处	细胞核	线粒体
数量	染色体数，固定	数个至千个，视细胞种类而异
基因数	约 3 万	37
核苷酸(碱基)对数	约 30 亿	约 16 500
DNA 形状	线状	环状
AUA 密码子	异亮氨酸	甲硫氨酸
AGG/AGA 密码子	精氨酸	终止密码子
UGA 密码子	终止密码子	色氨酸
突变概率	较少	较多
分裂	有丝分裂或减数分裂	随机复制
遗传方式	父母各半	母亲
遗传异常疾病	依孟德尔遗传规律，有显隐性	影响不同细胞，多样性

(二) 线粒体 DNA 损伤与修复

线粒体 DNA(mtDNA)与核基因组 DNA 相比，更易受到自由基的损伤，这是因为：① mtDNA 的位置靠近自由基产生部位——线粒体内膜，裸露于内膜上氧化呼吸链产生的大量自由基的环境中，易遭受氧化损伤。② mtDNA 缺乏组蛋白的保护，并且因为缺乏修复系统，mtDNA 损伤后不易被修复。③ mtDNA 不存在非编码区，氧化损伤造成的 mtDNA 的突变都被转录，所以损伤可以累积下来。因此 mtDNA 比核 DNA 突变率高 5～17 倍。当 mtDNA 发生突变时，细胞就成为包含有突变型和野生型 mtDNA 的混合体，称之为“异质性(heteroplasmic)”细胞。突变型与野生型 mtDNA 的比例是决定是否出现生化和临床异常的关键因素(图 2.22)。

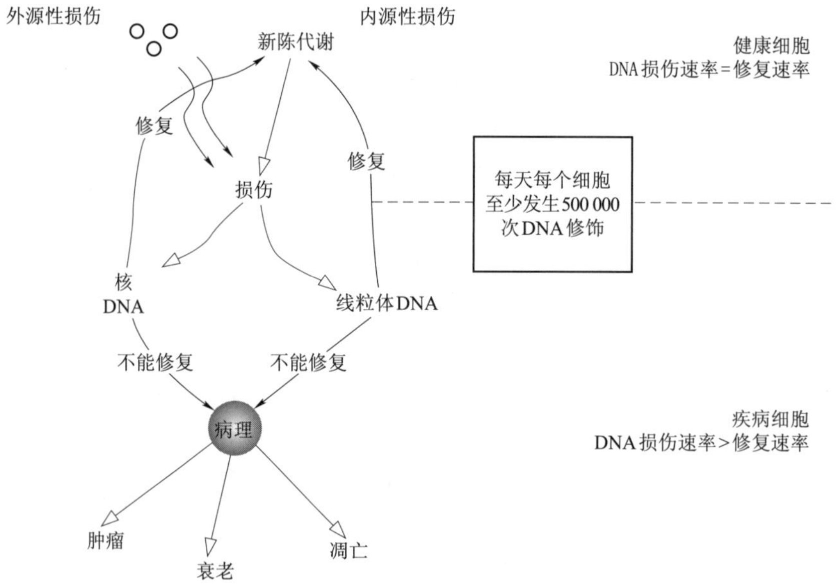

图 2.22　核 DNA 和线粒体 DNA 损伤共同启动下游病理生理过程

mtDNA 的氧化损伤表现为多种形式，包括 DNA 单链断裂、双链断裂、碱基修饰、DNA 链间交联等。辐射引起的线粒体 DNA 的断裂点或单链断裂增加和核 DNA 的情况一样，但在短时间内修复程度不同：2 h 内 nDNA 大部分被修复，而在 mtDNA 中只有 25％的损伤被修复。mtDNA 中碱基切除修复(base excision repair，BER)最为普遍，并辅以其他方式修复多种损伤。如通过尿嘧啶 DNA 糖苷酶、AP 核酸内切酶、DNA 聚合酶和连接酶等完成尿嘧啶和无碱基位点修复；利用甲酰嘧啶 DNA 糖苷酶、8-oxodG DNA 糖苷酶(mtODE)、腺嘌呤 DNA 糖苷酶(ADG)和 h Mut γ(变位酶 γ)等对 mtDNA 氧化损伤进行修复；还有转换修复、错配和烷化损伤的修复以及重组修复等。但线粒体缺乏核苷酸切除修复(NER)机制。

线粒体变化是电离辐射诱发凋亡的早期事件，包括线粒体膜转通道(permeability transition pore，PTP)开放、膜电位崩解和细胞色素 C 释放。mtDNA 的缺失和变异所产生的后果，可表现为辐射敏感性的变化。目前，线粒体 DNA 辐射敏感性的研究主要是借助于细胞凋亡、细胞集落形成和微核形成等来判断。

六、细胞周期检查点与 DNA 损伤修复信号系统的相关性

除了既有的 DNA 修复机制，细胞还有一项用来对抗 DNA 损害生成的武器，那就是细胞周期检查点。对于一个持续进行周期的细胞，若 DNA 遭受损害，除了既有的 DNA 修复机制可以监测损害的地点，检查点机制相关的蛋白也被认为具有类似的能力，只是检查点监

测到损害形成时所做的反应是停滞细胞周期的进行。不过有越来越多的科学研究发现DNA修复机制与检查点的活化有相辅相成的效果，例如，在哺乳动物细胞的DNA损伤应答机制中起关键作用的是蛋白激酶ATM和ATR，ATM和ATR可以被双链断裂或包有ssDNA的浮脂蛋白A(RPA)激活并募集。目前研究较为清楚的是ATM/ATR作用的靶蛋白是蛋白激酶CHK1和CHK2。CHK1和CHK2与ATM、ATR通过多种机制如由转录因子p53介导活性的通路来抑制细胞周期素依赖性蛋白激酶(cyclin-dependent kinases，CDK)的活性。抑制了CDK的活性可以减缓或停止细胞周期中G_1期到S期、S期内部以及G_2期到M期的细胞周期检查点的进程，以此为细胞在复制或有丝分裂前提供充足的时间进行DNA修复。同时，ATM/ATR信号系统通过抑制DNA修复蛋白的转录性或后转录性，在损伤部位募集修复因子，通过磷酸化、乙酰化、泛素化、类泛素蛋白SUMO介导泛素化激活DNA修复蛋白从而增强DNA修复。若通过以上途径DNA修复完成则DNA损伤应答机制失活，细胞恢复正常的生理功能。若损伤不能被修复，DNA损伤应答机制将引导细胞进入细胞凋亡或细胞衰老进程。而有些蛋白质被认为同时具有检查点活化以及DNA修复的功能，例如：p53与BRCA1，这更加说明两种机制相互依存以降低DNA损害对细胞本身所造成的伤害(图2.23)。

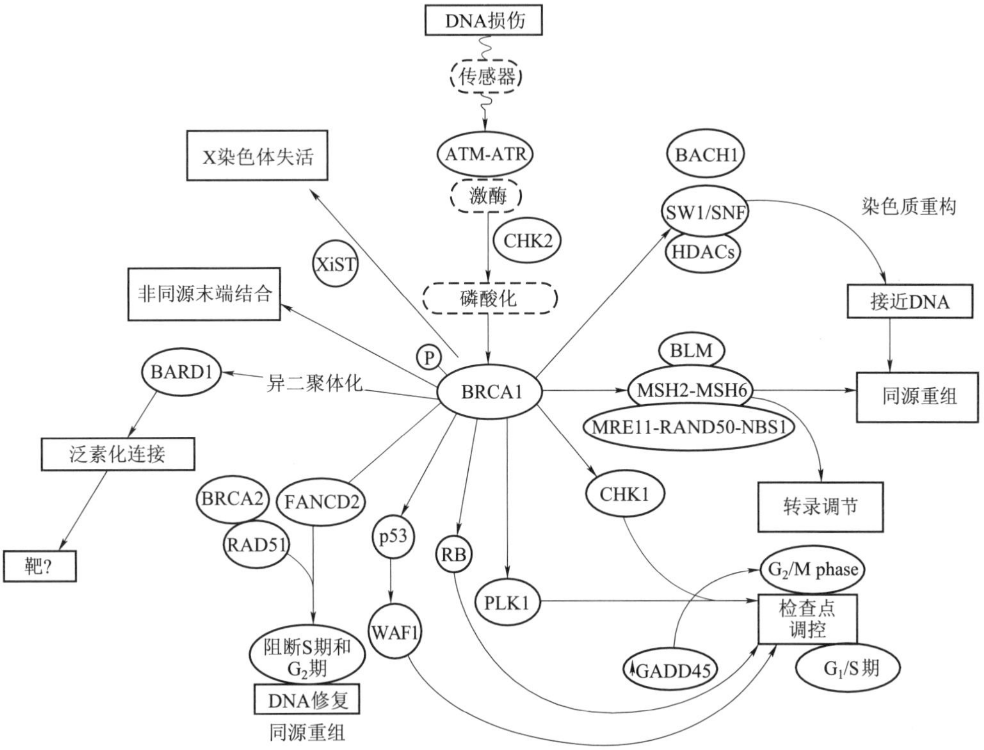

图2.23 DNA损伤修复与细胞周期调控是紧密相关的

七、DNA损伤与癌症

癌症的一个基本特征就是基因组不稳定性。在肿瘤发生过程中，许多乃至所有癌细胞都缺乏一种或多种 DNA 损伤应答机制(图 2.24)。损伤 DNA 是当前临床治疗肿瘤常用的电离辐射及绝大多数抗癌药物共同的基本分子机制。不同因素导致的 DNA 损伤可以通过六条既相互依存又相互独立的修复通路予以修复。因此抑制癌细胞的 DNA 修复通路在某种情况下对于癌症比正常组织会起到更好的效果。DNA 修复能力异常激活和增强是导致肿瘤对 DNA 损伤剂先天性或获得性耐药的重要分子基础;相反,修复缺陷则使肿瘤对其高敏感(表 2.4)。

表 2.4 DNA 损伤修复异常与人类疾病

遗传性疾病	受影响的修复机制(基因)	主要临床特征/对染色体的损害	与癌症的相关性
多发性结/直肠腺瘤	碱基切除修复(MYH)	点突变↑	大肠/直肠癌
着色性干皮病	核苷酸切除修复(XP 相关基因群)	阳光超敏感,神经病 过早老化	皮肤癌
柯克凯内(氏)综合征	转录偶联修复(CSA、CSB 等)	阳光敏感,智力迟钝(头小畸形),侏儒症	无
遗传性非息肉性结肠直肠癌(HNPCC)	错误配对修复(MLH1、MSH2、PMS1/2)	点突变↑	大肠/直肠癌
家族性乳腺癌/卵巢癌	同源性重组(BRCA1、BRCA2)	染色体异常	乳腺癌、卵巢癌
共济失调性毛细血管扩张症	同源性重组、非同源性末端接合(ATM)	小脑共济失调,智力迟钝,不完全免疫缺陷,易患恶性肿瘤	淋巴瘤
AT 样紊乱	同源性重组、非同源性末端接合(Mre11)	染色体异常	淋巴瘤
奈美根断裂综合征	同源性重组、非同源性末端接合(NBS1)	染色体异常	淋巴瘤
连接酶Ⅳ缺陷	非同源性末端接合(LIG4)	染色体异常	白血病
Bloom 综合征	同源性重组(BLM)	染色体异常	白血病、淋巴瘤
沃纳综合征	同源性重组(WRN)	过早老化,生长迟缓	各种癌症
范可尼贫血	同源性重组(FA 相关基因群)	骨髓缺陷	白血病

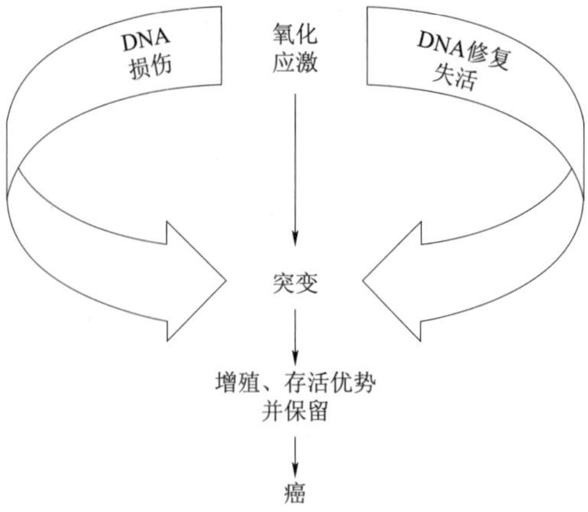

图 2.24 DNA 损伤和 DNA 损伤修复的异常导致癌症

第二节　RNA 损伤修复、microRNA

传统的观念认为 RNA 损伤修复远不如 DNA 损伤修复重要。然而，随着 RNA 甲基化损伤修复机制及 RNA 修复酶的发现，这一观点受到了巨大的挑战。

一、RNA 甲基化损伤的修复

最近 Aas 等在研究甲基化损伤修复中首次发现细胞存在 RNA 损伤修复机制，并发现了人类第一个 RNA 修复酶——hABH3 (human AlkB homologues 3)，这是 RNA 修复研究的一个里程碑。DNA 修复机制之一是对 1 位的甲基腺嘌呤和 3 位的甲基胞嘧啶进行脱甲基的氧化反应。在大肠杆菌中这个反应由 AlkB 酶催化进行。人类中有两种 AlkB 同源基因 ABH2 和 ABH3。ABH3，对单链甲基化的 DNA 进行氧化的脱甲基反应，同时也对甲基化的 RNA 有活性。研究者认为这并不奇怪，因为生物体内肯定有各种方式对烷基化损伤的 DNA 和 RNA 进行修复，而用类似的酶类体现了节约的原则。

二、RNA 损伤的调控

除了直接修复 RNA 损伤，细胞内还有其他机制调控 RNA 损伤。RNA 伴侣(RNA chaperone)能辅助识别断裂或交联的 RNA，促进其降解。YB-1 就是这样一种伴侣分子(图 2.25)。

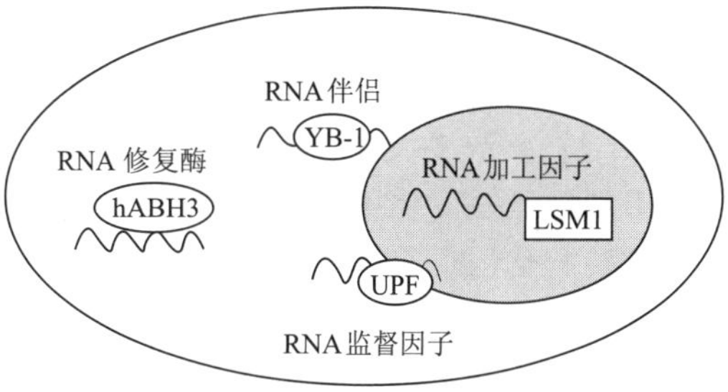

图 2.25　四类 RNA 损伤修复相关分子

三、RNA 损伤和肿瘤

细胞中 RNA 含量非常丰富，半寿期较长，信息密度比 DNA 高，因此，对于能同样损伤 DNA 与 RNA 的基因毒性药物来说，从化学角度讲它们可能对 RNA 的损伤更加严重。Iordanov 等已将细胞毒性 RNA 酶(如 onconase)应用到肿瘤治疗中，onconase 能特异性切割 tRNA，导致细胞周期阻滞和细胞凋亡，体外实验显示了良好的应用前景，现已进入临床试验。

四、电离辐射与 microRNA

非编码小分子 RNA(microRNA，miRNA)是近年来发现的一类普遍存在于动植物体内的非编码单链小分子 RNA，长 19～25 nt，其通过碱基互补配对的方式作用于靶 mRNA，导致靶 mRNA 降解或转录后翻译受抑。困惑的是，不同的研究组进行电离辐射对不同的细胞系包括原代细胞、实体瘤细胞和血细胞得出的有变化的 miRNA 是不同的。这些研究结果说明：① 电离辐射引起的 miRNA 表达谱是细胞特异性的；② 也可能是剂量依赖性的。

第三节　辐射对氧化磷酸化反应的抑制作用

生物氧化所产生的能量一部分以热能形式释放，其余部分则通过磷酸化作用以化学能的形式储存于 ATP 分子的高能磷酸键中。氧化磷酸化的效率以磷氧比值 r(P/O)表示，其含义是每消耗 1 个原子氧所形成的高能磷酸键的数目。已经证明从 NADH 到分子氧之间的呼吸链电子传递中，每消耗 1 个氧原子能产生 3 个分子 ATP，故 r(P/O)＝3。r(P/O)下降表示一定的氧耗量条件下生成的 ATP 减少，氧化磷酸化反应解偶联。电离辐射对氧化磷酸化反应具有解偶联作用。

一、辐射对线粒体氧化磷酸化反应的抑制作用

真核细胞的氧化磷酸化反应主要在线粒体内膜上进行，哺乳动物受射线照射后，一些细胞内的线粒体氧化磷酸化反应受到抑制，其变化具有以下特点：

1） r(P/O)变化发生较早；

2） r(P/O)发生变化所需要的剂量较小；

3） 细胞中线粒体的数量、氧化磷酸化的水平与辐射敏感性之间存在着明显相关。

二、辐射对核磷酸化作用的抑制

细胞核的磷酸化作用在某些类型的细胞中占重要的地位。例如，胸腺淋巴细胞只含有为数很少的中等活性的线粒体，细胞核通过磷酸化作用合成 ATP 的途径能供应胸腺细胞 10％的能量。

辐射可抑制核磷酸化作用。与线粒体氧化磷酸化作用相比，辐射对核磷酸化作用的抑制具有如下特点(表 2.5)：

1） 出现抑制性变化所需要的照射剂量更小，且出现时间更早；

2） 核磷酸化的辐射效应比线粒体更为明显。

表 2.5　X 射线 0.232 2 C/kg (900 R) 全身照射小鼠对不同类型细胞能量代谢的影响

	核磷酸化抑制 50％的时间/h	线粒体氧化磷酸化的抑制[1)]	细胞死亡类型
胸腺、脾脏	2	20％～40％	间期死亡
C_{57}BL 淋巴肉瘤	2	20％～40％	间期死亡和增殖死亡
髓性白血病	2～3	20％～40％	间期死亡
CBA 淋巴肉瘤	9	—	增殖死亡
F1 淋巴肉瘤	36	—	增殖死亡

注：1） 当核磷酸化抑制 50％时，线粒体氧化磷酸化抑制的程度。

第四节　生物膜的电离辐射效应

细胞膜是细胞的重要组成部分，具有独特的结构与功能。细胞膜主要是由磷脂双分子层和与之嵌合的蛋白质组成。另外，还有少量的糖类等物质。磷脂双分子层构成了细胞膜的基本骨架。磷脂有亲水基团和疏水基团。亲水基团排列在膜的表面(包括内表面和外表面)，疏水基团排列在膜的里面。这样就形成了亲水区和疏水区，构成一道屏障，使各种物质不能随意出入，保证了细胞内环境的稳定性。细胞膜上镶嵌着许多蛋白，各种不同的蛋白与膜结合，形成了不同的功能：

1） 镶嵌在双分子层中的转运蛋白或载体蛋白；

2）镶嵌在双分子层中的通道蛋白；

3）膜上的膜泵；

4）镶嵌的受体蛋白。

这种蛋白有特殊的位点，能与信息传递物质（激素或递质）进行特异性结合，经过一系列变化，引起细胞生理变化。我们以受体酪氨酸激酶（receptor tyrosine kinases，RTKs）之一——表皮生长因子受体（epidermal growth factor receptor，EGFR）为例说明受体蛋白与电离辐射之间的研究进展。EGFR有胞外配体结合区、跨膜区和胞内酪氨酸激酶区三部分组成，均定位于细胞膜上，在肿瘤中异常活化，激活细胞存活机制导致放疗抗性。

（一）表皮生长因子受体通过三种不同的机制调节DNA修复过程

EGFR直接相互作用影响细胞内DNA损伤修复蛋白DNA-PKcs、BRCA1、Rad51的分布，从胞浆进入胞核，影响DNA HR和NHEJ。辐射激活EGFR通过PI3K/AKt和MEK/ERK下游信号影响DNA修复基因如Rad51、ATM、XRCC1的转录。EGFR控制辐射引起的DNA修复蛋白的激活如DNA-PKcs和ATM的磷酸化（图2.26）。

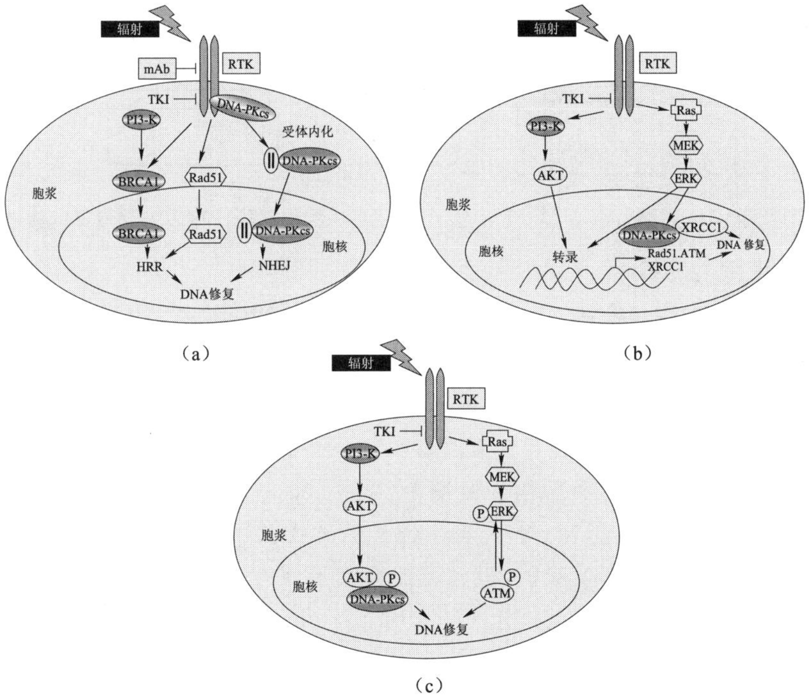

图2.26 表皮生长因子受体通过不同的机制调节DNA修复过程

（a）EGFR直接相互作用影响细胞内DNA损伤修复蛋白的分布；（b）辐射激活EGFR通过下游信号影响DNA修复基因的转录；（c）EGFR控制辐射引起的DNA修复蛋白的激活

（二）电离辐射激活EGFR直接或间接控制生长、繁殖、存活关键蛋白的活性

当EGFR被激活后，能激活众多下游信号通路。其中比较明确的主要有两条途径：一条是丝裂原激活蛋白激酶（mitogen-activated protein kinases，MAPK）通路，MAPK通路活化后能催化细胞核内许多反式作用因子的丝氨酸/苏氨酸残基磷酸化，促进基因的转录和细胞分裂，另一条是PI3K（phosphatidyl inositol-3-kinase，磷脂酰肌醇-3-激酶）/Akt通路，这

是重要的抗凋亡通路。EGFR 还能活化信号转导与转录激活因子(signal transducers and activators of transcription,STAT),胁迫活化蛋白激酶(stress activated protein kinase,SAPK),核因子 κB(nuclear factor-κB,NF-κB)等。EGFR 降低肿瘤细胞放射敏感性很大程度上依赖于其下游信号通路,辐射后,活化众多 EGFR 下游通路总的效应可以促进细胞增殖,抑制凋亡,降低放射敏感性(图 2.27)。

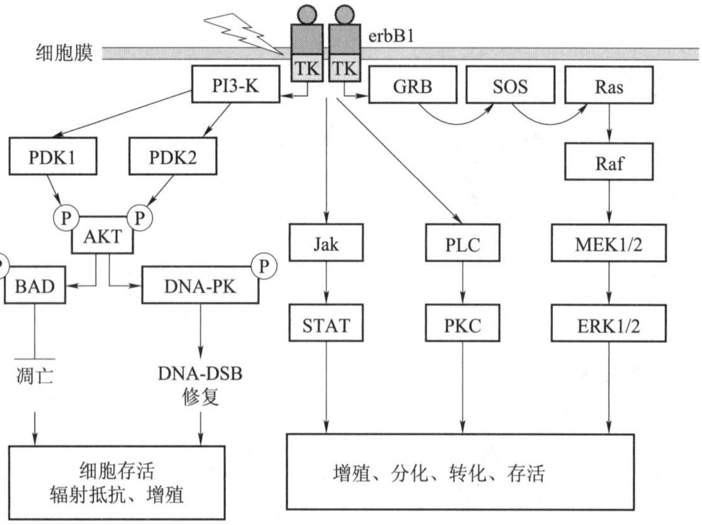

图 2.27　电离辐射激活 EGFR 直接或间接控制生长、繁殖、存活关键蛋白的活性

第五节　紫外线引起的不同的 DNA 链损伤修复分子机制

紫外线(ultraviolet ray, UV)属非电离辐射型,UV 可分为 UVA (320～400 nm,黑光区)、UVB (280～320 nm,皮肤红斑区) 和 UVC (100～280 nm,杀菌区)。由于大气层的阻挡作用,入射到地球表面的紫外辐射的波长为 286～400 nm,即 UVA 和 UVB。UV 因波长不同,其能量也有很大的差异,对 DNA 产生损伤的方式和结果也大不相同。其中 UVB 和 UVC 的能量能够直接被 DNA 吸收,最常见的损伤形式有环丁烷嘧啶二聚体(cyclobutane pyrimidine dimer,CPD)、6-4 嘧啶酮光产物 (6-4 pyrimidone photoproducts,6-4PP)、嘧啶的单加合物和非二聚碱基损伤、嘌呤光产物,其中以前两种最常见。UVA 一般不能被 DNA 直接吸收,而是通过细胞中的光增敏剂(photosensitizer),经由 Ⅰ 型、Ⅱ 型机制将能量传递给 DNA,引起 DNA 损伤。UV 对 DNA 损伤的主要类型有碱基的损伤、DNA 链的交联(包括链内、链间和 DNA-蛋白交联等),以及 DNA 链的断裂等。其修复机制有回复修复(包括酶学光复活、单链断裂重接和嘌呤的直接插入)、切除修复(包括碱基切除修复、核苷酸切除修复和紫外损伤切除修复)、重组修复、错配修复和 SOS 修复等。对于人类,参与 UV 所致 DNA 损伤的主要有修复基因包括切除修复基因(XRCC 基因)、其他链断裂修复相关基因和错配修复基因三大类。参与 UV 辐射致 DNA 损伤信号转导的分子包括共济失调性毛细血管扩张症突变基因(ataxia telangiectasia mutated gene,ATM)、p53 及其下游靶分子 p21 和 Gadd45,以及 Rb、Brca 等。虽然各波段 UV 的生物学作用各异,但其信号转导机制可以概

括为如下几个主要方面：

1) 激活细胞膜(包括线粒体膜) 上的某些活性物质，包括受体激酶途径和非激酶受体途径。前者如生长因子受体通路、死亡受体通路和神经酰胺通路等；后者如介素受体通路、G 蛋白受体通路及脂质过氧化通路等。

2) 对 DNA 的损伤作用，包括对 DNA 链的损伤和碱基的损伤、DNA 光产物等。

3) 通过激活细胞质中某些活性物质，如活性氧(ROS)的产生等。

4) 其他活性分子的作用。关于 UVB 辐射对 RNA 直接损伤的研究资料不多，已知 RNA 分子能够强烈吸收 UVB，最常见的损伤是 RNA-蛋白质的交联。在体内，UVB 能够导致 RNA 与核糖体蛋白的特异性交联且具有剂量依赖性，从而暂时抑制翻译过程。与此同时，某些核糖体蛋白的合成及其磷酸化反而增加，也就是说，UVB 辐射能够增加细胞翻译蛋白的选择性，这对维持细胞的蛋白合成功能、克服核糖体的损伤。现有研究表明，UVB 或 UVC 的照射，能够诱导细胞 miRNA 表达谱的显著改变。

图 2.28 为电离辐射与 UV 通过不尽相同的信号通路激活 p53 蛋白。

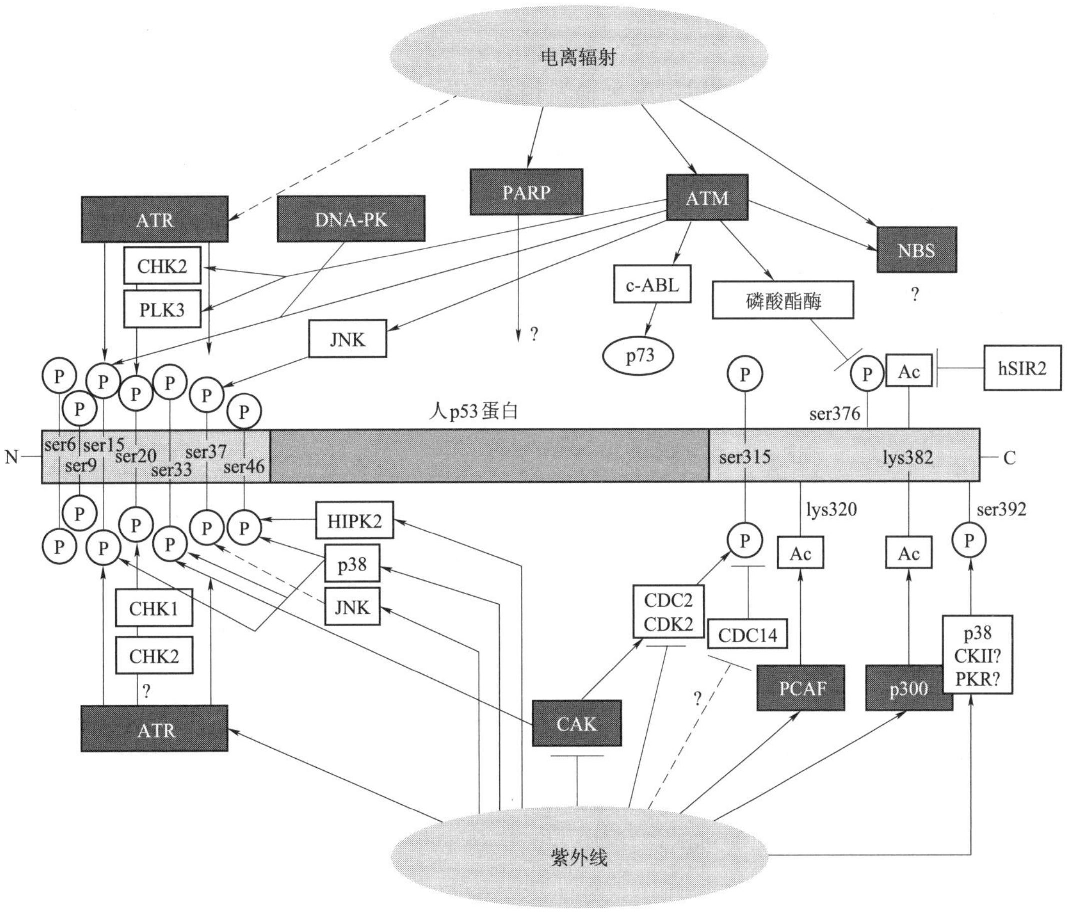

图 2.28　UV 和电离辐射通过不尽相同的分子激活 p53 蛋白

目前认为，miRNA 参与 UV 辐射的细胞生物学效应途径包括：

1) 作为重要的调控因子参与细胞周期进程。如 miR-106 家族通过调控 G_1/S 检查点影响细胞周期进程；miR-221/222 通过调控 p27 而影响 G_1/S 检查点；miR-16 家族通过靶向调节 CDK6 而影响 G_1/S 检查点，另外，miR-16 家族可同时调节多个靶基因参与 G_0/G_1 期阻滞等。

2）参与 DNA 损伤应答反应过程。miRNA 参与 UV 损伤 DNA 的反应可以分别通过 miRNA 的转录水平和转录后调控来实现。具体机制可能涉及 ATR/ATM、p53 和 MAPK 等信号通路。

3）参与某些皮肤病（如银屑病、鳞状细胞癌等）的病理生理过程。

第六节　电离辐射对蛋白质的效应

蛋白质一级结构决定空间构象，是高级结构形成的基础，高级结构是表现功能的形式。从理论上说蛋白质大分子结构受电离辐射的影响而出现变化时，其生物学功能也会发生相应的改变。

一、一级结构与功能的变化

蛋白质和酶分子在照射后可发生一级结构的破坏，包括肽键电离、肽键断裂、巯基氧化、二硫键还原、旁侧羟基被氧化等，从而导致蛋白质发生功能的改变。

下面以核糖核酸酶（RNase）为例加以说明。RNase 是一个由 124 个氨基酸组成的蛋白质，其单肽链通过 4 个二硫键（—S—S）维系在一起。在充氮条件下照射，半胱氨酸含量下降，酶活性也随之大幅度降低。但在充空气条件下照射，半胱氨酸含量变化很小，酶活性仍保留。由此可见，RNase 一级结构中的半胱氨酸含量的减少关系到酶活性的丧失。

二、高级结构与功能的变化

蛋白质的二级结构是指蛋白质中多肽的规则排布，由主链极性基团的氢键形成，常见的二级结构有 α 螺旋、β 折叠、β 转角等。这些结构或其他构象都有其特定的氢键结构，而这些氢键结构的差异可以通过红外光谱得到反映，傅里叶变换红外光谱（FTIR）分析技术可用于了解辐照后细胞中蛋白质构象变化，尤其是测定细胞膜蛋白二级结构的变化信息，主要表现为谱带峰位及半高宽的变化。一般蛋白质和多肽的傅里叶变换红外酰胺Ⅰ谱带卷积谱包含 9～11 个子峰，由二阶导数谱确定各子峰的精确峰位，并做曲线拟合处理求出各子峰面积，找出结构与谱带的对应关系。

蛋白质红外光谱的酰胺Ⅰ带（1 600～1 700 cm^{-1}）经卷积谱和曲线拟合，处理后的谱峰指认目前已相对比较成熟，其中 1 650～1 658 cm^{-1} 为 α 螺旋；1 640～1 610 cm^{-1} 为 β 折叠；1 700～1 660 cm^{-1} 为 β 转角；1 650～1 640 cm^{-1} 为无规卷曲结构。研究发现电离辐射会导致铜锌超氧化物歧化酶（SOD）蛋白结构中 α 螺旋和 β 折叠的减少，无规则卷曲的增多，同时伴随着酶活性的下降。

思考题

1. DNA 期外合成的定义？用什么方法可以检测到它？这个方法的原理是什么？

2. 试述紫外线与γ射线在DNA损伤中的不同效应。

3. 辐射对核磷酸化和线粒体磷酸化作用的异同。

（陈　秋）

参考文献

[1] Warters RL, Hofer KG, Harris CR, et al. Radionuclide toxicity in cultured mammalian cells: elucidation of the primary site of radiation damage. Curr Top Radiat Res Q., 1978,12(1-4): 389-407.

[2] Balajee AS, Bohr VA. Genomic heterogeneity of nucleotide excision repair. Gene, 2000, 250(1-2): 15-30.

[3] Dizdaroglu M, Jaruga P, Birincioglu M, et al. Free radical-induced damage to DNA: mechanisms and measurement. Free Radic Biol Med., 2002,32(11): 1102-1115.

[4] Frankenberg-Schwager M. Review of repair kinetics for DNA damage induced in eukaryotic cells in vitro by ionizing radiation. Radiother Oncol, 1989, 14(4): 307-320.

[5] Hurley LH. DNA and its associated processes as targets for cancer therapy. Nat Rev Cancer, 2002, 2(3): 188-200.

[6] Volker M, Mone MJ, Karmakar P, et al. Sequential assembly of the nucleotide excision repair factors in vivo. Mol Cell, 2001, 8(1): 213-224.

[7] Jiricny J. The multifaceted mismatch-repair system. Nat Rev Mol Cell Biol, 2006, 7(5): 335-346.

[8] Misteli T, Soutoglou E. The emerging role of nuclear architecture in DNA repair and genome maintenance. Nat Rev Mol Cell Biol., 2009, 10(4): 243-254.

[9] Liu T, Ghosal G, Yuan J, Chen J, Huang J. FAN1 acts with FANCI-FANCD2 to promote DNA interstrand cross-link repair. Science, 2010, 329(5992): 693-696.

[10] May A, Bohr VA. Gene-specific repair of gamma-ray-induced DNA strand breaks in colon cancer cells: no coupling to transcription and no removal from the mitochondrial genome. Biochem Biophys Res Commun, 2000, 269(2): 433-437.

[11] Kastan MB. DNA damage responses: mechanisms and roles in human disease: 2007 G. H. A. Clowes Memorial Award Lecture. Mol Cancer Res., 2008, 6(4): 517-524.

[12] Aas PA, Otterlei M, Falnes PO, et al. Human and bacterial oxidative demethylase repair alkylation damage in both RNA and DNA. Nature, 2003, 421(6925): 859-863.

[13] Bellacosa A, Moss EG. RNA repair: damage control. Curr Biol., 2003, 13(12): R482-484.

[14] Wurtmann EJ, Wolin SL. RNA under attack: cellular handling of RNA damage. Crit Rev Biochem Mol Biol., 2009, 44(1): 34-49.

[15] Sullenger BA. RNA repair as a novel approach to genetic therapy. Gene Ther., 1999, 6(4): 461-462.

[16] Hu H, Gatti RA. MicroRNAs: new players in the DNA damage response. J Mol Cell Biol., 2011, 3(3):151-158.

[17] Meyn RE, Munshi A, Haymach JV, et al. Receptor signaling as a regulatory mechanism of DNA repair. Radiother Oncol., 2009, 92(3): 316-322.

[18] Toulany M, Rodemann HP. Membrane receptor signaling and control of DNA repair after exposure to ionizing radiation. Nuklearmedizin, 2010, 49(61): S26-S30.

[19] Wells A. EGF receptor. Int J Biochem Cell Biol. 1999. 31(6): 637-643.

[20] Yarden Y, Sliwkowski MX. Untangling the ErbB signalling network. Nat Rev Mol Cell Biol., 2001,

2(2): 127-137.

[21] Guo G, Wang T, Gao Q, et al. Expression of ErbB2 enhances radiation-induced NF-kappaB activation. Oncogene, 2004, 23(2): 535-545.

[22] Ulm R, Nagy F. Signalling and gene regulation in response to ultraviolet light. Curr Opin Plant Biol., 2005, 8(5): 477-482.

[23] Valerie K, Yacoub A, Hagan MP, et al. Radiation-induced cell signaling: inside-out and outside-in. Mol Cancer Ther, 2007, 6(3): 789-801.

[24] Yajima H, Lee KJ, Zhang S, et al. DNA double-strand break formation upon UV-induced replication stress activates ATM and DNA-PKcs kinases. J Mol Biol, 2009, 385(3): 800-810.

[25] Jia X, Ren L, Chen QJ, Li R, Tang G. UV-B-responsive microRNA in Populus tremula. J Plant Physiol., 2009,166(18): 2046-2057.

[26] Pothof J, Verkaik NS, van IW, et al. MicroRNA-mediated gene silencing modulates the UV-induced DNA-damage response. EMBO J, 2009, 28(14): 2090-2099.

[27] Jiang HL, Song ZJ, Ling MS, et al. FTIR studies of recombinant human granulocyte-macrophage colony-stimulating factor in aqueous solutions: secondary structure, disulfide reduction and thermal behavior. Biochim. Biophys. Biochim. Biophys. Acta., 1996,1294:121-128.

第三章

电离辐射生物剂量计

核能的和平应用以及放射性核素在医学、工业和农业等各领域的广泛应用给人类带来了巨大的利益。但核技术在造福人类的同时，也对公共安全与公众健康构成了潜在的威胁。各种条件下的急、慢性辐射损伤伤员的分类、诊断和治疗等都需要了解和确定受照射剂量。现有的物理剂量计无论是准确性还是可靠性都大大提高，基本上可满足职业条件下对个人和环境辐射剂量监测的要求。但是在一些突发放射性事故出现时、在一些特殊的作业环境和条件下，个人或人群可能未能佩带适当的物理剂量计且现场物理剂量记录不能及时得到，生物剂量计(biological dosimeter)有其准确反映受照个体相关剂量的特殊地位。几十年来已形成的物理剂量、临床症状、体征的判断及生物剂量计相结合的评估体系为辐射所致的危害提供了可供参考的剂量基础。

第一节　电离辐射生物剂量计

在辐射防护工作中，如何准确及时地估算受照者的吸收剂量是至关重要的。在估算剂量时，一方面用物理仪器进行现场模拟，推算受照剂量；另一方面可通过生物学指标的检测估算受照剂量。

一、电离辐射生物剂量计

用生物学方法对受照个体的吸收剂量进行测定，称为生物剂量测定(biological dosimetry)。生物剂量计是利用人体生物材料如组织、细胞、DNA、蛋白质等，在电离辐射后发生的与辐射剂量存在一定量效关系的某个方面的改变、刻度辐射剂量的一类生物标记物与分析方法。

近年来，人们发展了许多生物学检测方法。迄今，已经得到应用或正在深入研究中的生物剂量计已有多种。真正实用成熟的辐射生物剂量计应具备以下条件中的大多数。① 对辐射有较高的特异性；② 辐射剂量效应关系稳定、灵敏，剂量响应范围较宽；③ 人群本底值稳定，个体差异较小；④ 离体条件与活体条件下剂量估算结果一致；⑤ 实验方法稳定可靠，适合在基层开展；⑥ 较低廉的实验成本，可进行较大人群监测。

二、电离辐射生物剂量测定研究现状

目前辐射生物剂量评估方法主要包括临床指标、传统的细胞遗传学方法、体细胞基因突

变检测方法和分子遗传学方法。

（一）临床指标

临床指标主要包括临床症状和体征、生化指标，可用于辐射事故受照人员早期分类、诊断和治疗方案的初步筛选，但辐射敏感性及特异性均不高。

（二）细胞遗传学方法

主要包括外周血染色体畸变分析、微核分析、早熟凝集染色体和稳定性染色体畸变分析等，外周血染色体畸变分析、微核分析、早熟凝集染色体分析主要用于急性受照的剂量估算；而稳定性染色体畸变分析（包括 G 显带和荧光原位杂交）主要用于慢性小剂量照射和先前受照的剂量重建。

其中染色体畸变分析作为辐射生物剂量计的检测手段，已有四十多年的历史，是迄今为止得到公认的一种比较成熟的技术，国内外大量研究证明，外周血淋巴细胞染色体畸变分析是目前估算受照剂量的最为可靠的方法，对多例辐射事故受照人员进行生物剂量估算，均取得满意结果。1973 年，WHO 在《人类染色体畸变分析方法》手册中，对外周血染色体畸变估算生物剂量方法进行了总结，推动了该方法的标准化进程。1986 年，IAEA 在技术报告丛书 260 号《生物剂量：用于剂量估算的染色体畸变分析》中对外周血染色体畸变分析的原理和方法进行了更为详尽的阐述。2001 年，IAEA 在技术报告丛书 405 号《辐射剂量估算的细胞遗传学方法》中，对 260 号技术报告对染色体畸变分析方法进行了修改与补充，并增加了胞质分裂阻滞微核法、荧光原位杂交、早熟凝集染色体等方法。

（三）体细胞基因突变检测方法

电离辐射诱导的 DNA 损伤可导致体细胞一些编码（encode）标志蛋白的基因位点突变，从而产生异常的编码蛋白或蛋白缺失，这些异常或缺失的蛋白可作为剂量监测的标志。主要包括次黄嘌呤鸟嘌呤磷酸核糖基转移酶（hypoxanthine guanine phosphoribosyl transferase，hprt）、血型糖蛋白 A（glycophorin A，GPA）、T 淋巴细胞受体（T cell receptor，TCR）等。这些方法各具优点，但也有缺点，一般作为生物剂量估算的辅助技术手段，而且尚未能得到推广。

（四）分子生物学和分子遗传学方法

现代分子生物学技术的飞速发展，使越来越多的新技术、新方法用于辐射生物剂量估算领域，包括 DNA 损伤位点的 γH2AX 免疫荧光测定、基因表达和突变分析、线粒体 DNA 片段缺失分析等。这些研究目前均处于起步阶段，需进一步深入研究。

第二节　非稳定性染色体畸变的辐射生物剂量测定

染色体（chromosome，CS）是细胞增殖周期有丝分裂中期核内易被碱性染料着色的小体，主要是由 DNA、RNA 和蛋白质（碱性蛋白质和酸性蛋白质）以及少量类脂质和无机物所构成的复合体。染色体上载有直线排列的、能自我复制的基因，因而有储存和传递遗传信息，以及调控细胞分化、发育的作用，它是核基因的载体。染色体在细胞周期中经历着凝缩和舒展的周期性变化。在细胞分裂中期达到凝缩的高峰，轮廓清楚，人类中期细胞染色体的结构有着丝粒、随体、端粒、长臂和短臂(图 3.1)。

将一个细胞内的染色体按照一定的顺序排列起来所构成的图像称为该细胞的核型(karyotype),它代表该细胞的染色体组成，人类分裂中期的染色体按长度递减和着丝粒位置特点将 23 对染色体分为 7 个组。其中,1～22 对是男、女所共有,称常染色体(euchromatin);另一对染色体男、女有所不同,称性染色体,女性的两条性染色体形态相同,为 XX;男性有一条 X 染色体和一条较小的 Y 染色体,只是按照其大小将 X 染色体和 Y 染色体分别归入 C 组和 G 组。常染色体则根据大小顺序由 1 号编到 22 号(图 3.2)。

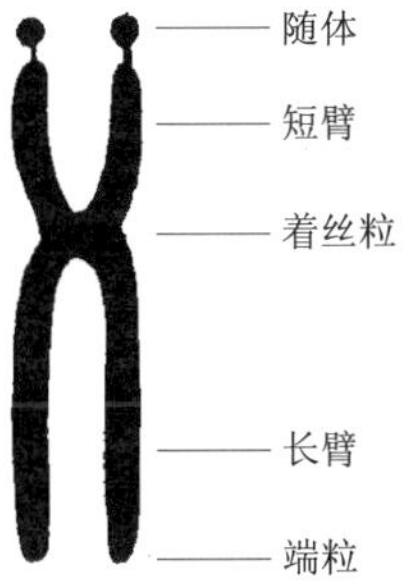

图 3.1 人类中期染色体模式图

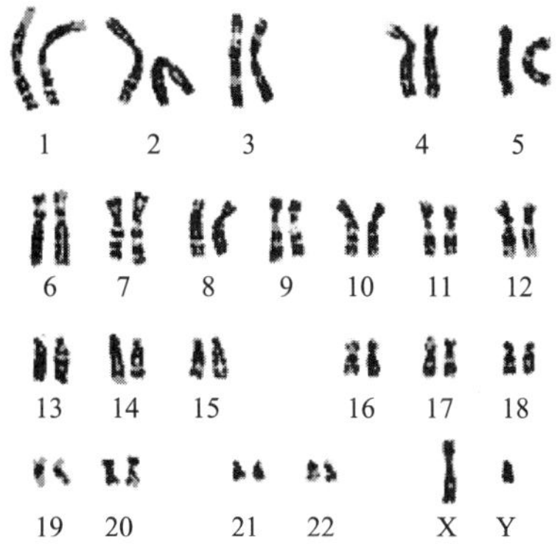

图 3.2 人类男性核型

1962 年 Bender 用离体照射人体外周血淋巴细胞的方法,首先肯定人体细胞染色体畸变量和受照剂量呈正比关系。随后,又有大量的研究工作表明,离体照射哺乳动物外周血诱发的淋巴细胞染色体畸变量与活体照射所得的剂量效应曲线两者统计学上无显著性差异。由此提出外周血淋巴细胞染色体畸变分析可作为生物剂量计,估算辐射事故情况下受照人员所受的辐射剂量。染色体畸变分析已在事故照射的生物剂量测定中得到广泛应用,并已被国际上公认是一种可靠的灵敏的生物剂量计。

电离辐射可诱导染色体发生多种类型的畸变。畸变的类型取决于射线剂量、LET(传能线密度)和细胞受照时所处的细胞周期等因素。在染色体畸变分析中,非稳定性染色体畸变(Cu)中的双着丝粒和着丝粒环是目前最常用的生物剂量评估指标,它的优势在于这种指标在非照射对照组的自然发生频率较低,而照射却能诱导较高的发生频率,具有稳定灵敏的剂量效应关系,并且形态结构容易辨认。

一、急性照射的剂量-效应关系

(一) 剂量-效应曲线的模式

采用适当的模式进行剂量-效应曲线关系分析,对于合理地描述生物效应的特点,揭示其发生机制有重要意义。关于急性照射条件下,辐射诱导染色体畸变剂量效应关系的研究,1973 年世界卫生组织(WHO)推荐了下列 4 种数学模式进行拟合:

1) 直线方程:$Y=a+bD$

2) 平方方程:$Y=a+cD^2$

3) 直线平方方程:$Y=a+bD+cD^2$

4）指数方程：$Y=a+kD^n$

方程中 Y 为畸变/细胞或畸变率（%）；D 为剂量（Gy）；a 为畸变（一次或二次击中畸变）的自发畸变率；b、c 分别为拟合的回归系数；k 为常数；n 为剂量指数。可通过解方程或用计算机软件拟合系数，同时应检验拟合系数的显著性和曲线的拟合度。

（二）拟合模式的选择

染色体畸变率和剂量之间的关系与射线的品质有关。

1. 低 LET 辐射

根据经典假说，用 X、γ 射线急性照射引起的染色体畸变是由一次击中和二次击中造成。国内外大量研究表明，人体淋巴细胞经低 LET 辐射处理后，大多数研究者所得到的资料表明，用二次多项式比用指数模式拟合为好，如图 3.3 及图 3.4 所示。低 LET 辐射诱导的双着丝粒体与受照剂量呈二次多项式关系，即 $Y=a+bD+cD^2$。该模式的含义，一个双着丝粒体畸变需二次断裂，二次断裂分别位于两个染色体上，bD 项表示这部分二次击中畸变由一个电离径迹通过，使两个染色体各产生一个断裂，随后重排形成一个双着丝粒体，它与剂量呈直线关系；而 cD^2 项表示两个电离径迹使两个染色体各产生一个断裂，然后重排形成双着丝粒体。由此可见，形成一个双着丝粒体的两个断裂可由单个电离粒子径迹所致损伤形成，它与剂量率无关（直线成分）；也可由两个独立的径迹所致损伤相互作用而成，其值取决于两个径迹作用之间相隔的时间，因此 cD^2 项取决于剂量率（平方成分）。

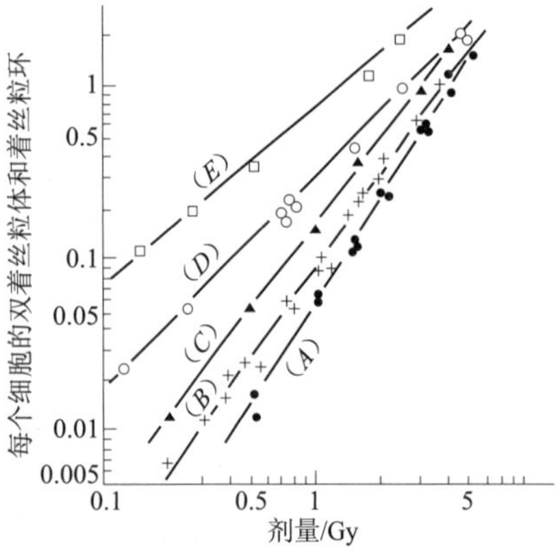

●——平均光子能量为1.9 MeV和1.5 MeV的直线加速器X射线；
▲——^{60}Co-γ射线；
+——200 kVpX射线；
○——14 MeV快中子[^{3}H(d, n)]；
□——2.03 MeV快中子[^{10}Be(d, n)^{9}B]

图 3.3 不同辐射剂量诱发双着丝粒体和着丝粒环的剂量效应曲线

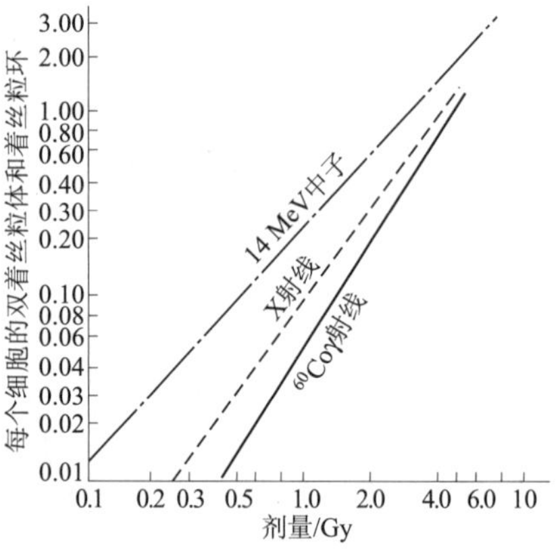

以X射线、^{60}Coγ射线和14 MeV中子照射全血，培养50～54 h，实验资料配幂函数$Y=kD$：
$Y_{γ射线}=1.64\times10^{-5}D^{1.79\pm0.11}$；
$Y_{X射线}=6.50\times10^{-5}D^{1.61\pm0.05}$；
$Y_{中子}=6.07\times10^{-4}D^{1.31\pm0.12}$

图 3.4 双着丝粒体和着丝粒环的剂量效应曲线

2. 高 LET 辐射

α 粒子、裂变中子或低能质子等的特征是在组织中很快地释放能量。它们单个电离径迹的能量可沉积在两个染色体上，引起两个断裂，重组形成双着丝粒体。这样，高 LET 辐射诱导的染色体畸变，不但一次击中畸变与剂量之间呈直线关系，二次击中畸变的剂量效应也可以拟合直线方程式，即 $Y=a+bD$。对具有线性剂量效应关系的高 LET 辐射，不存在剂量率效应（图 3.5）。Scott 等用 0.7 MeV 快中子分别作急性和慢性照射，剂量率分别为 0.034 Gy/h 和 0.5 Gy/min（两者相差约 1 000 倍），结果两者在畸变量之间没有明显差异。迄今国内外大量研究表明，高 LET 辐射诱导的二次击中畸变剂量效应关系采用二次多项式比直线方程的拟合优度为好，即 $Y=a+bD+cD^2$。一般情况下，高 LET 辐射的 b 值要比低 LET 辐射的 b 值高几十倍。线性项（bD）只在低吸收剂量下起主导作用，而平方项（cD^2）则在高吸收剂量下起主要作用。

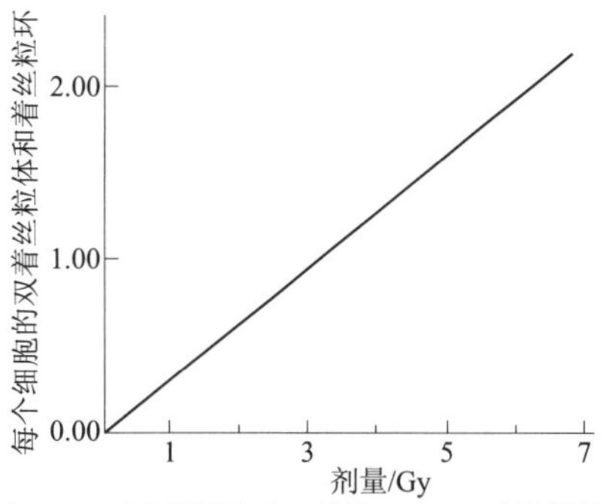

以14 MeV中子照射全血，培养50～54 h，实验资料配以直线模式：$Y=a+bD$，$Y_{中子}=(3.12\pm1.06)\times10^{-3}D$

图 3.5　辐射诱发双着丝粒体的建立效应关系

（三）建立剂量效应曲线的原则

当用染色体畸变作为生物剂量计时，首先在离体条件下，用不同剂量照射健康人血，根据畸变率和照射剂量的关系，建立剂量效应曲线，即刻度曲线。

1. 剂量效应曲线的类型

应建立不同辐射类型、不同剂量、不同剂量率（低 LET）的剂量效应曲线。

2. 照射条件

选用 2～3 名，不吸烟的正常健康个体，年龄在 18～45 岁，男女均可，非放射性工作者，半年内无射线和化学毒物接触史，近 1 个月内无病毒感染。根据 IAEA 技术报告 No.260 中的建议和多数实验室的工作情况，在 0.1～5 Gy 剂量范围内，选择 8～10 个照射剂量点。取上述人员血样，(37±0.5) ℃条件下进行均匀的离体照射。考虑到染色体断裂重接的时间为 90～120 min，故血液照射后在 37 ℃条件下放置 2 h 再进行培养。

3. 培养方法

为避免非稳定性畸变丢失所致的误差，采用荧光加姬姆萨（fluorescent plus Giemsa，FPG）技术或培养开始加秋水仙碱的方法，可确保分析细胞均为受照后的第一次分裂中期细胞。FPG 技术是一种姊妹染色单体色差（sister chromatid difference，SCD）染色技术，原理是：当在细胞培养液中加入溴脱氧尿苷（bromodeoxyuridine，BrdU）后，进行分裂的细胞在 DNA 半保留复制过程中，取代胸腺嘧啶核苷而掺入新复制的 DNA 核苷酸链中。在第一次分裂周期时，两条单体 DNA 双链中各有一条被取代，因而两条单链没有什么不同。但在处于第二次分裂周期的分裂中期细胞中，同一染色体的两条姊妹染色单体，一条是由双股都含有 BrdU 的 DNA 链组成，另一条的 DNA 双链中一股是原有的链，另一股是含 BrdU 的链组成。由于双股都含有 BrdU 的 DNA 链的螺旋化程度较低，因而这条姊妹染色单体对某些染色剂的亲和力降低，而另一条单体则不降低。故进行分化染色后，光学显微镜下可清楚看到双股都含有 BrdU 的链所组成单体着色浅，而只有单股含 BrdU 链组成的单体着色较深。含有着色深的染色单体所占比例符合 2^{1-n} 公式（n 为细胞周期）。因此，就可利用姊妹染色单体分化着色的技术，鉴别出第一、第二和第三次分裂细胞（图 3.6）。

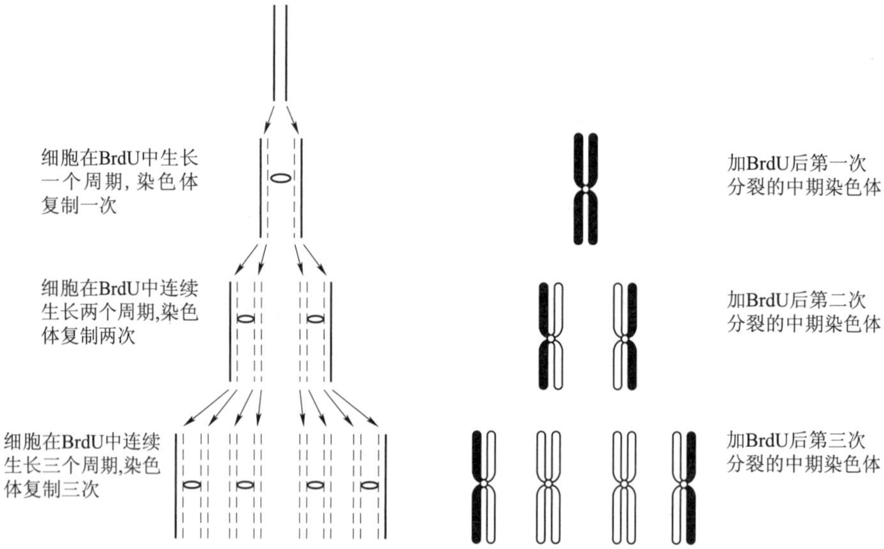

图 3.6　BrdU 掺入后的姊妹染色单体的分化着色图解

二、局部照射的剂量-效应关系

染色体畸变分布与畸变类型、射线品质以及照射的均匀程度等因素有关。当照射仅局限于身体某个部位时，由于受照部位的淋巴细胞在血液中迅速地与未受照射的淋巴细胞混合，畸变率就会改变。用一次急性均匀性照射建立的量效关系来描述局部照射染色体畸变的量效关系有较大的误差。为了解局部照射情况下染色体畸变与受照剂量的关系，Lloyd等在离体条件下，将照射的血和未受照射的血等量混合，培养制片，发现双着丝粒体在混合培养时要比非混合培养时低，前者不及后者的 1/2。Sasaki 研究活体照射情况下的局部照射对畸变率的影响，发现肿瘤病人局部照射后取血培养观察到的畸变比相同剂量离体照射同一病人的血时为低。因此，无论是活体照射还是离体照射，在一般照射条件下所建立的剂量效应关系不能完全适用于局部照射。低 LET 辐射急性均匀照射条件下，双着丝粒在细胞间呈泊松分布(Poisson distribution)，而在局部照射或不均匀照射条件下，畸变分布则偏离泊松统计，呈过度分散分布(over-dispersion)，因而研究畸变分布的性质可以指出是否为均匀照射，偏离的程度反映了不均匀照射的程度。用泊松分布 u 检验，可以判断是否均匀照射。

从畸变分布的性质出发，国际原子能机构(IAEA)介绍了不纯泊松法和品质值(Qdr)法两种用于局部照射剂量估算。近年来针对这两种方法用于不均匀性或局部照射的剂量效应关系研究的可行性，一些文献从离体模拟实验的角度作了肯定。但不均匀性或局部照射的剂量估算还未解决，活体验证的报道则更少，尚需更多的研究才能做出结论。

三、迁延性照射或分次照射

迁延性(指低 LET 的低剂量率)照射或分次照射比急性照射产生的畸变率可能要低。Scott 等以 3 Gy 的 $^{60}Co\gamma$ 射线在 24 h 内均匀照射人淋巴细胞，发现双着丝粒体只有相同剂量急性照射时的一半。对于高 LET 辐射，由于一次击中和二次击中畸变的剂量效应曲线近于线性关系，延时照射或分次照射不会影响畸变率。但是，对于低 LET 辐射，一次击中畸变量不变，二次击中畸变的线性平方关系中的平方项则要减少。该项代表了来源于双径迹次级损伤相互作用而得到的畸变。一些研究表明，次级损伤随照射时间的增加而呈指数性下降。因而在分次照射或低剂量率照射条件下，由于各径迹造成的次级损伤有一定的时间修复，一些次级损伤不再能形成畸变。Catchieside 和 Lea 建议用 G 函数来修正平方项的系数。二次多项式变为下式 $Y=a+bD+cG(x)D^2$。Y、D、a、b 和 c 的数值同急性照射，$G(x)$ 为时间修正因子。延时照射，情况较为复杂，有些实验验证，在 3 h 内观察值和预期相吻合，另一些实验，效果不理想，尚待深入研究。

四、非稳定性染色体畸变分析的辐射生物剂量估算

在事故照射情况下，采取受照人员的血样按建立剂量效应曲线的同样标准进行细胞培养、标本制备和畸变分析，检出受照人员血样的染色体畸变率。然后选择与事故条件相近的剂量效应曲线，估算相应的吸收剂量值。这个剂量称为“全身剂量当量”或“全身等效剂量”(equivalent whole body dose)。它不同于一般物理剂量的概念，它是由观察到的染色体畸变估算出的全身平均剂量。估算剂量时，除给出平均值外，同时应给出 95％可信限剂量范围。在计算 95％可信限时，可忽略标准曲线中由于不确定的畸变率的标准误，而只计算观察细胞畸变率的标准误。95％可信限剂量范围可由下列公式计算：

$$95\%\text{可信限范围}=\text{畸变}/\text{细胞}\pm\text{细胞畸变率的标准误}\times 1.96$$

估算剂量时，剂量的可信程度取决于观察到的畸变量和分析细胞数。通过对不同剂量受照者畸变分析结果表明，在大剂量急性照射时，由于畸变率高，需要计数的细胞数少，分析 100～200 个细胞可满足统计学要求。一般情况下，计数 200～500 个中期分裂细胞，可满足有医学意义照射水平的剂量估算。而在较小剂量照射时，往往需要计数大量的细胞数才能达到统计学上的要求。

生物剂量测定采用分析非稳定性染色体畸变，其中尤以“双＋环”的频率估算剂量较为准确。但 Cu 畸变会随照后时间的推移而逐渐减少。因此，只有在畸变未明显下降前取样，才能给出较准确的估算剂量。研究发现，照后 1～2 个月“双＋环”的变化不大，3 个月后明显下降，只有原初频率的 60％～80％，3 年后只有原初水平的 15％～20％。“双＋环”频率随时间的推移而下降速率也存在一定的个体差异。一般认为，取血时间最好在事故后 48 h 内，原则上应尽早取血培养，最迟不超过 2 个月。外周血中 Cu 畸变在体内存在时间与许多因素有关，如淋巴细胞寿命、剂量水平、剂量分布、照射持续时间和个体差异等，都有待于进一步研究。

非稳定性染色体畸变估算剂量范围，一般认为是 0.1～5 Gy。其最低值，对 X 射线约为 0.05 Gy，γ 射线为 0.1 Gy，而裂变中子可测到 0.01 Gy。但在此种情况下，必须分析大量的细胞才能得到较为可靠的结果。

非稳定性染色体畸变分析进行生物剂量测定主要用于分布比较均匀的急性全身外照射，目前还不能用于混合照射、分次照射、长期小剂量照射和内照射的生物剂量估算。

第三节　微核的生物剂量测定

1964 年，Rugh 发现在照射后小鼠的淋巴结和外周血淋巴细胞中存在核碎片（微核）

Evans 等将蚕豆(V/c/ao)根端细胞暴露于电离辐射,观察到辐射诱导微核形成效应,并据此间接推断微核来源于辐射诱导的染色体异常。这篇文献便是以微核发生率反映染色体异常来评价遗传毒性的第一篇报道。作者认为约 60%染色体断片与微核形成直接相关。1970 年 Boiler 和 Sehmid 用中国金黄地鼠观察了抗肿瘤药三亚胺醌(triaziquone)给予后骨髓与外周血细胞学的变化。并且提出用本来无核的外周血嗜多染红细胞中微核发生率来作为微核试验的基本指标,全面奠定了微核的理论及应用基础。1973 年,Heddle 推荐使用这种简便而快速的方法来衡量染色体损伤,在辐射领域内得到了广泛的研究和应用。大量研究表明,在一定剂量范围内,整体和离体条件下微核率均呈明显的剂量-效应关系,并经放疗病人和动物实验证明,离体和整体照射微核效应一致,表明淋巴细胞微核率可以作为估算受照剂量的生物学指标。随着研究的深入和技术手段的进步,1985 年 Fenech 和 Morley 改进了微核的实验方法,提出了胞质分裂阻滞微核法(cytokinesis-block method, CB 微核法),使淋巴细胞微核在辐射生物剂量估算领域的运用更为广泛。2001 年,国际原子能机构在技术报告丛书 405 号《辐射剂量估算的细胞遗传学方法》中增加了 CB 法微核内容。我国也在 1999 年发布了微核法的行业标准——《WS/T 187—1999 淋巴细胞微核估算剂量的方法》。外周血淋巴细胞微核率测定作为对职业性放射性工作者所受辐射损伤的评价是一项非常有意义的指标,已列为我国慢性放射病诊断的重要检测指标之一。

一、微核

微核(micronucleus, MN),也叫卫星核,是真核类生物细胞中的一种异常结构,是染色体畸变在间期细胞中的一种表现形式。断裂残留的无着丝粒断片(染色体碎片)或在分裂后期落后的整条染色体,在分裂末期都不可能纳入主核。当进入下一次细胞周期的间期时,它们在细胞质内浓缩成小的核,称为微核。

微核的形态学特征是:① 存在于完整的胞浆中,小于主核的 1/3;② 形态为圆形或椭圆形,边缘光滑;③ 与主核有同样结构;④ 嗜色性与主核一致或略浅,Feulgen 染色阳性;⑤ 与非核物质颗粒相反,微核不折光;⑥ 与主核完全分离,如与主核相切,应见到各自的核膜。

辐射诱发的外周血淋巴细胞染色体畸变主要是染色体型畸变,其中非稳定性染色体畸变包括无着丝粒断片、微小体、无着丝粒环、双着丝粒体和着丝粒环,在有丝分裂过程中大部分不能纳入新的细胞核中,在间期形成微核,因此辐射诱发的外周血淋巴细胞微核与染色体畸变存在直接联系。

二、外周血淋巴细胞微核方法

随着外周血淋巴细胞微核广泛应用,方法也得到不断改进,从最早得到广泛应用的甲基纤维素法(直接法),发展到常规培养法、胞质分裂阻滞微核法。

1) 甲基纤维素法:本法是在抗凝静脉血中加入 0.5%甲基纤维素,37 ℃温浴 30 min,经离心、涂片、染色,进行微核显微观察计数的方法,特点是方法简单,制片迅速,缺点是因淋巴细胞未经培养,不能观察到分裂中期的非稳定性染色体畸变在下一分裂间期形成的微核。目前,甲基纤维素法已基本被常规培养法、胞质分裂阻滞微核法所替代。

2) 常规培养法:将抗凝静脉血在 RPMI 1640 完全培养基中 37 ℃培养 72 h,经离心、低渗、预固定、固定、滴片、染色等过程,进行微核显微观察计数微核的方法,该法大大提高了淋巴细胞微核的检出率，方法较简便、经济，适合基层开展，是目前使用较广泛的淋巴细胞微核方法。

3）胞质分裂阻滞微核法：淋巴细胞微核仅出现在诱发后经过一次分裂的间期细胞中，早先采用的甲基纤维素法和常规培养法由于均不能分辨出未转化的、分裂一次的和分裂一次以上的淋巴细胞，影响了微核分析的正确性，使该技术的应用受到一定的限制。1985 年 Fenech 等提出胞浆分裂阻滞微核法，该法将抗凝静脉血在 RPMI 1640 完全培养基中 37 ℃培养 72 h 后，离心、低渗、预固定、固定、滴片、染色等过程同常规培养法，不同之处在于在培养进行至 44 h 加入松胞素 B(cytochalasin B，Cyt-B)，它在不干扰细胞核分裂的同时阻滞胞质的分裂。于是，分裂一次的所有淋巴细胞的胞浆中将出现两个细胞核，这种双核细胞称为 cytokinesis-block cell，简称 CB 细胞。CB 细胞很大，具有双核，极易鉴别(图 3.7)。如果第二次胞浆分裂被阻滞，则形成 3 核或 4 核细胞，故双核 CB 细胞是只经历一次分裂的细胞。计数 CB 细胞中的微核率，可显著提高微核检测的灵敏度和准确性。建立淋巴细胞微核的剂量效应曲线现在均需采用胞质分裂阻滞微核法。

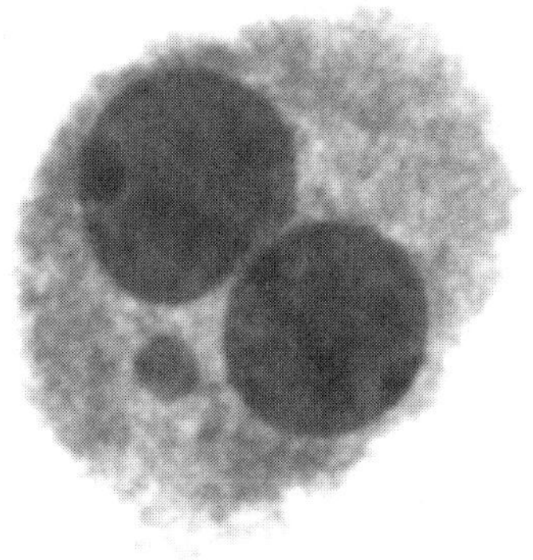

图 3.7　CB 微核法的双核细胞和微核

三、淋巴细胞微核观察

(一) 淋巴细胞微核的判断标准

1）微核直径为主核的 1/20～1/3；

2）微核染色性质与主核一致，染色可略淡；

3）微核与主核在同一细胞中(CB 微核法中微核应与两个主核在同一细胞中)；

4）微核与主核不连接；

5）微核不折光，与染料颗粒、杂质相区别。

(二) 淋巴细胞计数数目

样本计数细胞数直接影响微核率的准确性，计数细胞过少，虽观察速度快，但微核率结果误差太大，而计数细胞过多，则费时费力。

目前甲基纤维素法和常规培养法每个样本需计数 2 000 个淋巴细胞，胞质分裂阻滞微核法每个样本需计数 1 000 个双核 CB 细胞。

(三) 淋巴细胞微核率

微核率的记录常同时使用细胞微核率(‰)和微核细胞率(‰)，细胞微核率表示 1 000 个细胞中所观察到的微核数目，因为一个细胞中可能观察到多个微核，细胞微核率(‰)可超过 1 000‰；微核细胞率表示 1 000 细胞中观察到的含有微核的细胞数，微核细胞率(‰)不可能超过 1 000‰。

(四) 淋巴细胞微核的自发率

甲基纤维素法的微核自发率为 0.1‰～0.3‰，波动较大；常规培养法的微核自发率≤5‰；

胞质分裂阻滞法的微核自发率为10‰～20‰，自发率高于前两种方法的原因在于双核CB细胞是只经历一次分裂的细胞。计数CB细胞中的微核率，可显著提高微核检测的灵敏度和准确性，同时松胞素B本身也具有一定毒性，而诱发一定数量微核。

四、微核的剂量-效应关系

微核率的大小是和作用因子的剂量或辐射累积效应呈正相关，这一点与染色体畸变的情况一样。目前国内外不少部门已把微核测试用于辐射损伤、辐射防护、化学诱变剂、新药试验、食品添加剂的安全评价，以及染色体遗传疾病和癌症前期诊断等各个方面。

辐射诱发微核的剂量效应关系，辐射诱导的微核率和微核细胞率随剂量增高而增加，对于低LET辐射，其剂量效应关系与照射剂量范围有关，如果剂量在0.5 Gy以内，主要为直线关系$Y=a+bD$，剂量大于0.5 Gy，则出现平方项，适于拟合二次多项式，即$Y=a+bD+cD^2$；对于高LET辐射微核的剂量效应关系研究较少，从理论上讲，主要适于直线方程。关于剂量-效应曲线的类型、照射条件。细胞计数等与建立染色体畸变剂量效应曲线原则类似。近年来，在事故受照人员的生物剂量测定中，已有多例实际应用的报道。例如忻州事故中，采用CB微核法对34例受照者进行生物剂量测定，并与染色体畸变分析估算的剂量进行比较，结果两种方法估算的剂量基本一致。还有略低于染色体畸变估算值的报道。目前认为CB法微核估算剂量范围在0.25～5.0 Gy之间较为准确。估算剂量时，除给出平均值外，同时应给出95%可信限剂量范围，方法同染色体畸变。微核分析进行生物剂量测定主要用于急性均匀或比较均匀的全身照射，对不均匀和局部照射，只能给出等效全身均匀照射剂量。而对于分次照射、内照射和长期小剂量照射等，由于影响因素复杂，目前尚不能用微核来估算剂量。关于照后淋巴细胞的消长规律，研究表明照后微核立即升高，然后保持较恒定的水平，但持续多久尚待研究。蒋本荣通过狗全身照射实验后证明微核即刻升高，以后稳定于此水平，1个半月后急剧下降，半年后还未恢复至照前水平，故一般认为照后应尽早采样，最迟不超过1个月。

微核检测方法简单，分析快速，容易掌握，又有利于分析自动化，尤其在事故涉及的人员较多时更显示其优越性，如果已知人体受照前的微核水平，可检测到0.05 Gy剂量。但是微核不像双着丝粒体对电离辐射那样敏感、特异，自发率较高，为10‰～20‰；个体差异较大，自发率与性别无关，但与年龄呈正相关关系，所以估算剂量的下限值的不确定度较高；微核的衰减速度比双着丝粒体快。

第四节　其他辐射生物剂量计

除了上述非稳定性染色体畸变分析和淋巴细胞微核用于估算受照剂量外，还可用以下几种方法做生物剂量测定。

一、早熟凝集染色体分析

（一）早熟凝集染色体研究概况

1970年Rao和Johson在做细胞融合实验时，用^{3}H-TdR标记的S期细胞和非标记的

G_2 期细胞融合，意外地发现所融合的双核细胞中有一套未标记的染色体和一套呈粉碎状的标记染色体。这个现象导致他们完成了另一组实验，用秋水酰胺阻断的有丝分裂细胞分别与同步的 G_1、S 和 G_2 期细胞用灭活的仙台病毒进行融合，30 min 后核膜发生融合，同时 M 期细胞中的促有丝分裂因子迅速导致间期细胞中染色质的凝集。这种现象被称为为早熟凝集染色体(premature condensation chromosome，PCC)。PCC 的形态与细胞融合时，间期细胞在细胞周期中所处的阶段有关。进一步发现不同种类的动物之间，植物之间的细胞融合，均发现有丝分裂细胞可以诱导间期细胞产生早熟凝集染色体。1983 年 Pantelias 等用化学融合剂聚乙二醇(polyethylene glycol，PEG)代替了灭活的仙台病毒，简化了细胞融合的操作步骤，使 PCC 技术得到广泛应用。

PCC 现象的发现开辟了细胞生物学的一个新领域，使人们有可能在细胞生长周期的任何阶段中看到分离的染色体结构。各种物理因子或化学诱变剂对处于 G_1、S 和 G_2 期细胞导致损伤时，不需达到分裂中期就可在相应的各期细胞中直接见到染色体损伤，使过去用一般方法不能进行的一些研究工作得到了开展，从而为研究染色体损伤及修复提供一个有用的方法。

采用 PCC 技术可直接观察细胞间期染色体损伤，不需要刺激细胞增殖和细胞培养，减少了由于间期死亡及染色体修复等引起的误差，在获得标本 2～3 h 之后即可分析染色体损伤情况，得出结果。它与常规染色体方法相比有快速、灵敏等优点。

Cornforth(1983 年)用 Brdu 加入到诱导细胞的培养中，FPG 染色，使诱导细胞染色淡化而被检查的细胞呈深色，加大了分辨率。1991 年 Vyas 用 C 带方法，在 G_1-PCC 中也能检出双着丝粒体和着丝粒环，使得 PCC 技术用于放射生物剂量计的可靠性又提高了一步。

但该方法也有其不足之处，一是细胞融合技术要求较高，不适合基层推广；二是细胞融合后得到的 PCC 指数一般比有丝分裂指数更低。

1995 年，Gotoh E 等建立了药物诱导 PCC 的新方法，他们用花萼海绵诱癌素(calyculin A)，诱导染色体发生凝聚，calyculin A 是从花萼盘皮海绵中提取的一种蛋白磷酸酯合成酶抑制剂，它可诱导外周血淋巴细胞在 G_1、S、G_2 及 M 期发生染色体凝聚，而无须进行细胞融合。1996 年，Gotoh 和 Asakawa 又报道了用冈田酸(okadaic acid)诱导 PCC 的方法，冈田酸又名软海绵酸，取自冈田软海绵，是另一种蛋白磷酸酯合成酶抑制剂。

(二) PCC 在辐射生物剂量测定中的应用

1983 年，Pantelias 和 Maillie 将早熟凝集染色体分析应用于辐射生物剂量计领域。离体实验结果表明，在受照的间期(G_0 或 G_1)淋巴细胞和分裂中期细胞融合后的融合细胞中，辐射对染色体的损伤表现为 G_1-PCC 断片(每个受损伤细胞中所含的多余的 PCC 数)，随着照射剂量的增高，每个细胞的 G_1-PCC 断片也相应增多，其剂量效应曲线可拟合直线方程，即 $Y=a+bD$。Pautolias 等用不同剂量(0～3 Gy)X 射线照射小鼠及其外周血淋巴细胞建立的离体和活体剂量效应曲线，统计学分析表明两者之间没有显著性差异。

细胞受电离辐射后，在 PCC 中可以检查到许多可见染色体损伤，并可和细胞第一次分裂后所见的中期染色体畸变相比较。Hittelman 和 Rao 用 X 和 γ 射线照射 G_2 期的 CHO 细胞，在 PCC 中见到的染色体损伤多于中期细胞中所发现的，断裂高 2 倍左右，而互换和裂隙高 1.25 倍。国内北京医科大学、上海放射医学研究所、苏州医学院等单位也先后开展了

PCC 用于放射生物剂量计领域的研究，冯嘉林等用$^{60}Co\gamma$射线照射人外周血，观察淋巴细胞G_1-PCC 的断片率，并与常规染色体方法的总断裂率进行了比较，建立了剂量效应曲线，结果表明G_1-PCC 的断片率与剂量呈线性回归关系，同时G_1-PCC 的断片检出率是常规染色体方法检出率的 20 倍。

杨新海等用 PCC 技术研究了$^{60}Co\gamma$射线照射对 CHL 细胞染色体的损伤及修复，PCC 法观察的染色体损伤主要以断片为主，对G_1-PCC、G_2-PCC 的断片数分别拟合其量效关系均符合二次多项式。PCC 的损伤检出率较常规染色体法提高 10 倍左右，表明其更加敏感，更能反映初始损伤情况。

药物诱导 PCC 技术使 PCC 技术更为简单，可靠，很快被运用于医学研究中，特别是辐射生物剂量计领域。Durante 等建立了 calyculin A 诱导 PCC＋预加秋水仙碱阻滞分裂相的方法，用于辐射生物剂量估算。与常规秋水仙素阻滞法（只观察 M 期分裂相），及细胞融合法 PCC 相比，该法简便可靠，可观察到更多细胞周期不同阶段的染色体分裂相，得到更高的分裂指数。对部分个体如年老者、免疫力低下者及受到大剂量辐照者，此法尤为适用。Kanda 等将 okadaic acid 诱导 PCC 技术用于受到高剂量电离辐射样本的生物剂量估算，结果表明：在 0～20 Gy 剂量范围内，PCC 环（PCC ring）有着良好的剂量效应关系，而常规染色体法在受照剂量高于 10 Gy 时，难以观察到足够的中期分裂相。朱巍等（2001）用 calyculin A 诱导的 PCC 断片的辐射剂量效应关系的研究，表明也符合直线方程。

PCC 研究的现有资料特别市实际应用还不多，许多问题尚待进一步深入研究探讨。

二、稳定性染色体畸变分析

由于双着丝粒体和着丝粒环属非稳定性畸变，随受照后时间的延长而丢失，不适用于回顾性剂量或累积剂量的评估。稳定性染色体畸变，如易位，受照后可保持相当恒定，可弥补双着丝粒体和环的不足。目前，通常用 G 显带和荧光原位杂交方法（fluorescence in situ hybridization，FISH）进行稳定性染色体畸变分析。

（一）G 显带技术分析稳定性染色体畸变

以往对易位的检测，主要用 G 显带方法，染色体标本经显带处理后，每号染色体都显示特定的带纹，当有变化时，染色体上即出现异常带纹，可以据此判定染色体细微的结构变化，但该技术要求高，且显带法分析易位复杂而费时。显带染色体自动分析软件的运用可大大提高易位染色体畸变分析的工作效率和结果的正确性，但对操作人员的技术要求还是较高，难以推广。

（二）荧光原位杂交技术分析稳定性染色体畸变

随分子生物学技术的迅猛发展，FISH 技术被运用到染色体畸变分析及剂量的估算，它是一种快速分析人类染色体结构畸变，特别是相互易位的新方法。基本原理是利用生物素（biotin）标记的已知碱基序列的核酸作为探针，按照碱基互补的原则，与标本上细胞染色体的同源序列核酸进行特异性结合，然后用荧光标记的生物素亲和蛋白（avidin）和抗亲和蛋白的抗体进行免疫检测和放大，使探针杂交区发出荧光，形成可检测的杂交双链核酸，最后在荧光显微镜下检查探针存在与否。结合了探针的染色体呈现出特定的颜色，未结合探针的染色体就不着色，因而着色与未着色的染色体间发生了互换，这种异常的染色体在荧光显微镜下非常容易鉴别。目前,在辐射生物剂量学领域的 FISH 研究中,选用的探针主要是全染色体探针、泛着丝粒探针、特异性的端粒和着丝粒探针等。不同探针的组合,加上 FISH 技术正由单色、双色 FISH 向多色 FISH(M-FISH)发展,这样就可获得更加生动的彩色染色体图像,不但能快速正确检测双着丝粒体,而且能很容易地辨认出易位、缺失和插入等稳定性染色体畸变。

(三) FISH 在生物剂量测定中的应用

辐射诱发的双着丝粒体和易位与照射剂量间呈良好的量效关系。急性照射的剂量估算主要分析双着丝粒体。双着丝粒体的检测,在 FISH 技术可以用泛着丝粒探针进行杂交,杂交后使细胞中的染色体着丝粒区着色,在荧光显微镜下能快速计数双着丝粒体。易位在受照者体内不影响或不严重影响细胞的生存和繁殖,在体内能长期保持相当恒定,至少变化很少。虽然外周血 T 淋巴细胞具有不同的寿命,但由于骨髓造血干细胞不断补充,使得外周血淋巴细胞的易位率保持稳定。有研究表明,易位畸变至少在 10 年内保持稳定,尤其是单纯的完全相互易位细胞在分裂时不会被淘汰,基本上不受时间长短的影响,特别适用于慢性照射和早先受照者的剂量估算。FISH 技术通过特异性 DNA 探针,使特定的染色体着色,从而能迅速有效地检测与这些染色体相联系的染色体结构畸变,使易位染色体的分析大大简化。目前有两类探针成功地应用于易位的检测中。一类是采用染色体区域的重复序列,如染色体的着丝粒区和端粒区重复序列作探针。杂交后,染色体在上述两个区域内显示出两个杂交信号。如果该染色体发生相互易位,根据互换情况,这两个信号可分开,分别位于两个不同的染色体上。另一类探针是一条或数条全染色体探针,目前在辐射研究领域中用得较多的有 1、2 和 4 号全染色体探针。这类探针杂交后可以使同源的整条染色体着色,如果着色和未着色的染色体之间发生易位,则表现为染色体的一部分着色与另一部分着色不同,很易鉴别。

目前,FISH 技术已在生物剂量测定中进行了广泛的研究。剂量效应曲线的研究结果一致表明,随着照射剂量的增加,涉及探针的双着丝粒体和易位明显增加。按 Lucas(1992)推荐的经验公式:$F_P=2.05f_P(1-f_P)F_G$,式中 F_P 为全基因组易位率或双着丝粒率;f_P 为探针覆盖的基因组部分 DNA 含量;F_G 为 FISH 检测的易位率或双着丝粒率。由 FISH 方法观察到的双着丝粒率和易位率换算成全基因组的双着丝粒率和易位率均符合线性平方模式,即 $Y=a+bD+cD^2$。

早先受照者的研究包括原子弹爆炸幸存者、早先事故受照者和职业受照者 3 方面。Lucas(1992)报道,用 1 号、2 号和 4 号全染色体探针、着丝粒探针和 G 显带同时检测 20 例原子弹爆炸幸存者的易位率。结果表明,随着剂量增加,两种方法间的线性回归斜率为 0.75,相关系数为 0.98,同时作者还将离体的易位率剂量-效应曲线和原子弹爆炸幸存者照后 4.5 年时检查的易位率剂量-效应资料作了比较。总的来说,两者在形状和大小很类似。在早先事故受照者的研究中,Straume 等(1987)报道,巴西 Goiamia ^{137}Cs 源事故后,作者立即用双着丝粒体对受照者进行了检测;在照后 1～1.4 年对其中 3 人分别用 1、2、4 号和 1、3、4 号全染色体两组组合探针对其易位率进行检测,并估算剂量,结果与事故后立即用双着丝粒体所估算的剂量比较接近。刘青杰等(2000)报道两例早先事故受照者,均为放射从业人员。例 1,X 射线探伤工人,从事该工作 8 年,前 7 年无任何防护措施,曾受照一次,误照后 3 年，取外周血样本。例 2，^{60}Co 管理人员，曾在 30 年前因换源和处理事故受到 3 次意外照射。作者用 8 对端粒和着丝粒特异性探针 M-FISH 方法，检测其完全相互易位率，参照标准剂量-效应曲线，估算他们的累积受照剂量。结果显示，早先事故受照者的双着丝粒体很少。易位估算的剂量，例 1 为 81.3 cGy，例 2 为 155.7 cGy。作者认为该法有望用于早先事故受照者的剂量重建。

关于职业受照者，李进等(2003)报道用 FISH(4、7 号全染色体探针)和 G 显带法对医用诊断 X 射线工作者的剂量进行重建。对照组 37 人，其中 24 人用 G 显带法，13 人用 FISH 法。职业受照组 124 人，其中 96 人进行 G 显带分析，28 人进行 FISH 分析。结果表明，G 显带和 FISH 法检测的易位率随工作年限的增加而增多，用易位率估算的生物剂量也随年限增加而增大，且两种方法估算的生物剂量基本一致，与物理方法测定的剂量也很接近。表明这两种方法均可推测原先受照者的累积剂量，也可用于职业性受照人员的剂量重建工作。

用 FISH 方法可以大大提高易位的检出率，与 G 显带技术相比，节省了人力物力。由于不需要分散良好的中期分裂相作分析用，增加可供分析的细胞数，提高了检测的精确度。可见它是一种快速、准确的很有前途的生物剂量测定方法，是当前辐射细胞遗传学发展中的一门前沿技术。其不足之处是对某些稳定性染色体畸变，如倒位和缺失不甚敏感；由于探针的特异性，只有某些与探针相对应的染色体畸变才能被察觉；该技术要求高，且需要高纯度试剂，价格昂贵。用于生物剂量测定还有不少问题需要进一步的深入研究，如用 FISH 方法观察到的染色体易位率换算成全基因组染色体易位率是否符合 Lucas 推荐的经验公式；以及用易位率进行回顾性剂量重建时，易位不随时间延长而降低的假设是否成立等都有待深入探讨。

三、体细胞基因突变分析

电离辐射诱导的造血细胞 DNA 损伤可导致体细胞一些编码标志蛋白的基因位点突变，从而产生异常的编码蛋白或蛋白缺失，这些异常或缺失的蛋白可作为剂量监测的标识。常见的有 hprt(次黄嘌呤鸟嘌呤磷酸核糖基转移酶)、GPA(血型糖蛋白 A)、TCR(T 淋巴细胞抗原受体)、HLA(人白细胞抗原)等。

(一) 次黄嘌呤鸟嘌呤磷酸核糖转移酶基因突变分析

次黄嘌呤鸟嘌呤磷酸核糖转移酶(hypoxanthine guanine phosphoribosyl transferase，hprt)基因是体细胞突变研究中常用的基因。人和啮齿类细胞的 hprt 基因位于 X 染色体上。在雄性，hprt 基因呈半合子状态，而在雌性，由于一条 X 染色体上失活而呈效应性半合子状态。X 染色体上的失活发生在雌性发育的早期。随后，两性细胞中只有一活性的 hprt 基因，它的失活使细胞的表型为 $hprt^{-}$。人类 hprt 基因位于 X 染色体(Xq27)上，基因序列长 44 kb(小鼠是 34 kb)，带有 9 个外显子。该基因产物为次黄嘌呤鸟嘌呤磷酸核糖转移酶，它是一种嘌呤合成酶，该酶由 2～4 个蛋白亚单位(subunit)组成，该酶促进次黄嘌呤鸟嘌呤与磷酸核糖焦磷酸间的转磷酸核糖基作用而生成相应的核苷-5-单磷酸，这是细胞体内嘌呤核苷酸生物合成中的一条补救途径。该酶对于维持细胞内嘌呤核苷酸的含量，特别是合成新核苷酸能力低下的细胞具有重要意义。

hprt 酶特异性不强，在细胞 DNA 合成时可将嘌呤类似物 6-巯基鸟嘌呤(6-TG)和 8-氮杂鸟嘌呤(8-AG)掺入到DNA中，阻断半保留复制，形成一种致死性的核苷-5-磷酸盐，造成细胞死亡。细胞hprt基因突变后，不能编码生成hprt酶，使突变细胞对6-TG或8-AG产生抗性作用，嘌呤类似物就不能掺入到DNA中，不影响其复制。因此，在选择性培养基中，突变的细胞能存活，正常细胞却因6-TG或8-AG的毒性作用不能分裂甚至引起死亡，因此通过检测分裂细胞的数目便能确定hprt基因突变频率(mutation frequency, MF)。近年来发展了多种基因突变检测方法，可在细胞水平上测定基因突变，如放射自显影法、荧光显微镜法和多核细胞法等。也有在分子水平上以测定突变类型和比例的基因突变谱为主的细胞克隆法。

hprt基因位点是一个对电离辐射和化学诱变剂都非常敏感的位点，在单基因突变研究中，该基因是一个经典的基因位点，其突变基因可在体内长期存在。有关电离辐射引起的hprt基因位点突变与照射剂量间关系的基础性研究，文献报道较多。离体照射的研究表明，hprt基因位点突变频率与照射剂量呈线性关系。关于原子弹爆炸幸存者的研究，Hakoda等用T淋巴细胞克隆法，分析了30名原子弹爆炸40年后幸存者和17名对照者的hprt基因突变频率，同时进行了染色体畸变分析。结果表明，两组间差异显著，$P<0.05$。作者认为，在照后40年，hprt基因突变频率仍能反映受照剂量。基因突变频率与染色体畸变率的对比分析表明，两者间存在着线性关系，随染色体畸变率增加，hprt基因突变频率也增加，其关系式为$Y=(3.7\pm0.08)X$(Y为hprt基因突变频率，X为染色体畸变率，相关系数$r=0.34$)。在事故受照人员的生物剂量测定中，夏寿萱等对5例受^{60}Co γ线意外照射的人员进行了hprt基因突变谱的分析，在受照4年半后外周血淋巴细胞hprt基因缺失总数与受照剂量有依赖关系。在职业性放射工作者的生物剂量测定中，史纪兰等用多核细胞法检测30例X射线工作者淋巴细胞hprt基因突变频率，根据剂量效应曲线估算了受照的累积剂量和年剂量当量，对工龄与突变频率的关系进行了分析。由此可见，hprt基因位点突变分析可用于急性和慢性小剂量照射。其不足之处是：hprt基因突变的特异性不强，自发率较高，并随年龄增长，自发突变率也有所增高。

(二) 血型糖蛋白A(GPA)基因位点突变分析

(1) GPA

GPA是分布于人类红细胞(RBC)表面的一种重要的血型糖蛋白，由一条含131个氨基酸残基的肽链和一条含16个糖基的糖键构成。在每个RBC表面约有5×10^5个GPA分子，GPA分子有M、N两种形式，并以此决定了人类的MN血型系统，人群中共有3种血型表现MM、MN和NN。编码GPA-M、N分子的等位基因位于4q28-31，为共显性表达，在人群中的频率基本相当，所以人群中约一半人为MN杂合子个体。

血型糖蛋白A突变分析技术仅适于测定人群中MN杂合个体的基因突变频率。理论上讲，MN个体外周血RBC中存在4种GPA变异体细胞(variant cell, VC)：单倍型MΦ、NΦ和纯合型MM、NN。当用不同颜色荧光标记的GPA-M或GPA-N的单克隆抗体(monoclonal antibody, McAb)与RBC结合时，由于正常RBC(MN)与VC表面GPA分子抗原分布的种类或数量不同，而结合不同的McAb，使其荧光颜色或强度不同，经流式细胞仪测定时，根据荧光信号的差异将VC记录下来。外周血RBC无核，缺乏自我增殖能力，GPA分析系统所检测到的突变实际上是来自骨髓干细胞或RBC成熟过程中GPA表达前的RBC前体细胞。如RBC前体细胞的GPA基因发生突变，经分裂发育成熟后，在外周血

RBC 中表现出来，但这些 VC 会在一个 RBC 生活周期(120 d)后消失；如突变发生在干细胞，骨髓干细胞就会累积这些突变，并在受照者的终身造血过程中，通过不断产生相应的 VC 而将 GPA MF 持久稳定地表现出来。

(2) GPA 基因位点突变分析在生物剂量测定中的应用

体细胞 GPA 基因对电离辐射和化学诱变剂都有非常敏感的位点，GPA 基因突变分析反映的是骨髓干细胞的基因 MF，该基因突变为中性突变，故其 VC 在体内长期存在。许多学者认为 GPA 突变分析有望作为个体终生生物剂量计，在原子弹爆炸幸存者及核事故受害者生物剂量测定中已得到成功应用。如 Akiyama 等对 703 例原子弹爆炸幸存者的 GPA 进行了研究，其中 246 例远距离受照者为对照组(估算剂量<0.005 Gy)，457 例为实验组(估算剂量>0.01 Gy)。结果表明，即使在原子弹爆炸 40 多年后，幸存者的 GPA MF 仍明显高于对照组，并与估算的受照剂量间有显著的剂量-效应关系。Jensen 等对 13 名切尔诺贝利核电站事故受害者进行 GPA 突变分析。结果表明，事故后 3～4 年，其 GPA MF 仍显著高于对照组，并与用双着丝粒体估算的受照剂量之间有明显的量效关系。由此可见，GPA 基因位点突变分析了个体生存过程中所记录的累积生物效应，因此可作为终生的生物剂量计。GPA 基因突变分析用流式细胞仪检测 1×10^6 个细胞只需几分钟，分析速度快，且稳定性好，重复性高，但 FCM、荧光 McAb 价格昂贵，且 GPA MF 的个体差异较大，仅能用于 MN 型个体。

(三) T 淋巴细胞抗原受体(TCR)

TCR 是外周血 CD4、CD8 T 淋巴细胞表面的一种蛋白受体，在对抗原的识别和由 T 淋巴细胞介导的免疫应答过程中起重要作用，在成熟 T 淋巴细胞的细胞膜表面，TCR 和 CD3 抗原形成复合体。若 TCR α 链或 β 链基因位点发生突变，这种复合体的形成就发生障碍，利用这一性质可用各种特异的荧光色素标记抗 CD3 抗体和抗 CD4 抗体，然后用流式细胞仪计数 CD3-CD4 的突变体，TCR 基因突变分析技术是新近建立起来的很有发展前途的生物剂量计。其剂量估算范围在 0.2～4 Gy。该技术与其他几种体细胞基因突变分析系统相比，有其独到的特点：

1) 由于 TCR 分析技术测得的 TCR 突变频率较高(正常人平均为 2.5×10^{-4})，要得到统计学上允许的最低频率所需要的样本血量仅需 1 ml；

2) TCR 分析技术检测的淋巴细胞无须固定，因此分析时间大为缩短，仅约需 5 h；

3) 对于急性照射，TCR 基因突变频率与受照剂量有明显的剂量效应关系；

4) TCR 不适于作为终生生物剂量计以估算早先受照个体受照剂量。

总之，对于急性照射的近期研究，TCR 是一非常好的生物剂量计。

(四) 白细胞抗原 A(HLA-A)基因

HLA-A 是人类主要组织相容性抗原，位于常染色体 6p21.3。其基因复合体具有 83 个共显性等位基因存在，其产物 HLA-A 有免疫应答和自体组织识别功能。HLA-A 突变分析法的基础是利用抗体加上补体选择性杀死在此位点的正常表达淋巴细胞，即为克隆法。Janatipour 等用克隆法检测外照射 X 射线达 1、2、4 Gy 的淋巴细胞，发现 HLA-A 基因突变频率与剂量存在线性剂量效应关系。Kushiro 等用流式细胞法研究了 168 例原子弹爆炸幸存者，他们的物理学估算受照射剂量(DS86)为 0 Gy 和大于 1 Gy，结果显示受照组和对照组在 HLA-A 基因突变频率上未见明显升高，考虑到年龄因素也没有统计学差异。和其他基因一样，HLA-A 基因突变细胞随时间推移，受体内环境的选择而被减少或清除。因此它适用于近期受照情况，还需要更多的研究工作以验证其应用价值。

四、DNA 损伤和突变分析

电离辐射可诱导 DNA 多种形式的损伤和突变。这种损伤和突变可以是来自细胞核，也可以是来自线粒体 DNA。随着分析技术的发展，正利用各种手段寻找具有良好剂量响应的 DNA 损伤指标作为生物剂量标志物。然而，这些新方法和指标在获得认可之前，尚有许多工作要做，需接受更多实际应用的检验。

（一）细胞凝胶电泳或彗星电泳分析

这种技术可在单细胞水平定性定量测定 DNA 损伤，尤其是 DNA 链的断裂。方法：先将一定数量的照射细胞与 0.75%的低熔点胶在 37 ℃均匀混合备用，取一载玻片均匀铺上 0.1%的凝胶，将制备好的细胞-低熔点胶悬液铺在凝胶上，置载玻片于冰上约 5 min，然后浸在新鲜配制的冷的细胞裂解液中去除核膜和蛋白，接着将载玻片浸于中性（pH 7～8，主要测双链断裂和交联）或碱性（pH 12～13，主要测单链断裂、切除修复位点、碱性易变位点和交联）缓冲液中使 DNA 解旋；置载玻片于电泳槽电泳。在电场的作用下，断裂的 DNA 链、碱性易变位点、不完全的 DNA 切除位点以较快速度迁移，而 DNA-DNA 交联或 DNA-蛋白交联的迁移速度较慢，形成一个头尾分明的彗星样电泳图案（图 3.8）：电泳分离后载玻片经染色可在荧光显微镜下观察或图像扫描，由特别设计的计算机软件对图像进行分析和计算。可通过计算损伤细胞的百分率、分类 DNA 损伤的形式、电泳图像彗星尾的长度和彗星图像长度/彗星头的宽度比来评价 DNA 的损伤，建立量效关系。通常，尾巴长度代表最小可测 DNA，迁移 DNA 的百分数代表迁移 DNA 的量，迁移 DNA 量×尾巴长度代表尾巴的力矩。此方法的优点是细胞用量少，灵敏度高（可测 5 cGy 的 γ 射线），可分析任何真核细胞，经济、快速、简单：缺点是方法的敏感性太高，区分 DNA 损伤类型的特异性较差。需要设置专门的分析计算软件对结果进行分析。此外，在进行 DNA 链断裂分析时，由于在 DNA 损伤的同时伴随着重接修复（rejoining repair），故此分析要求照射后立即采样进行分析，否则分析离照后时间越长，结果的误差越大。

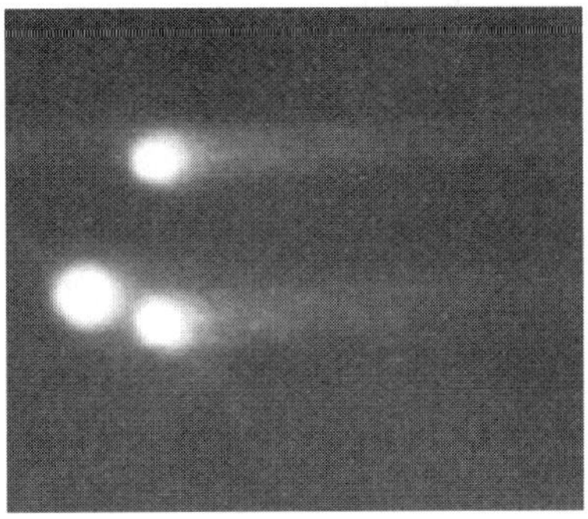

图 3.8　单细胞凝胶电泳

（二）DNA 损伤的免疫荧光测定

这种技术利用荧光标记的抗单链 DNA 断裂和碱基损伤的抗体与 DNA 断裂部位或受损碱基的特异结合，通过测定荧光强度确定 DNA 链断裂或碱基损伤的量与照射剂量间的关系。Van der Schans GP 等用夹心酶联免疫吸附方法测定 DNA 单链断裂和碱基损伤的量来确定照射剂量。此方法对 DNA 单链断裂可测出的照射剂量范围为 0.2～10.0 Gy，考虑到个体间的本底差异，最低可测限约为 0.5 Gy，由于 DNA 单链断裂会迅速恢复，这种分析只适合在照后 1 h 内进行；碱基损伤可测出的剂量范围在 1～10 Gy，适宜分析的时间在照后 1～4 h。Xing JZ 等用抗胸腺嘧啶乙二醇(thymine glycol)抗体的间接免疫荧光标记法,利用激光诱导的荧光分析毛细管电泳测定 DNA 碱基损伤来确定照射剂量和监测损伤碱基的消除过程,通过定量分析照射后细胞内 thymine glycol 的产生,可监测 2 Gy 以内的照射剂量。

(三) 基因表达和突变分析

为建立准确、快速、高通量战场易展开的生物剂量监测系统,美军放射生物学研究所近年来将基因表达和突变分析作为重点研究内容之一。

Blakely WF 等在发现 c-haras 基因表达随照射剂量增加而增加的基础上,利用实时逆转录 5′-荧光核苷酸 PCR 方法再进行 c-haras 基因分析,发现 1 Gy 照射后 c-haras 基因表达量是未照射对照的 9 倍之多,表明该基因有作为生物剂量标志的潜能。

Grace MB 等运用实时定量 RT-PCR(逆转录聚合酶链反应)测量照射后生长抑制与 DNA 损伤基因 45(growth arrest and DNA damage gene 45,gadd45)的表达,发现在 0～3 Gy 剂量范围内 gadd45 基因表达呈 2～4 倍线性上调,认为 RT-PCR 结合 gadd45 基因监测是一快速、灵敏、重复性好的潜在生物剂量检测指标。此外,目前多家实验室已发现报道了多个具有良好剂量响应关系的辐射诱导表达基因如 PIG3、XPC、ASTN2, CDKN1A、PCNA 等,这些基因也具有发展成为辐射分子生物剂量计的潜力。

Kubota N 等用 X 射线照射两个辐射敏感性不同的人类鳞状细胞瘤细胞系和一个辐射敏感的共济失调性毛细血管扩张症(ataxia telangiectasia,AT)细胞系,用定量 PCR 方法测定线粒体 DNA4977bp(mtDNA4977)片段缺失,结果发现电离辐射(0～10 Gy)可特异诱导细胞株 mtDNA4977 的发生,并有时间累积性,因此认为分析线粒体缺失有可能成为用于急性照射、回顾性和慢性受照的剂量重建的剂量计,10 Gy 照射才可在辐射抗性的鳞状癌细胞系诱导出可测的 mtDNA4977 缺失片段,而在辐射敏感的鳞状癌细胞系只需 2 Gy,在 AT 细胞系则只需 1 Gy。

(四) 基因微阵列分析

各类高集成的功能基因芯片的发展和应用,为辐射诱导基因改变的生物学研究及辐射生物剂量标志物研究提供了平台。鉴于基因微阵列分析在临床肿瘤分类、诊断、治疗和预后中的应用,放射生物学家们也想搭上此技术的快车。Amundson 等利用 cDNA 微阵列杂交技术分析淋巴细胞辐射反应基因发现,照射后 24 h 一些表达量增加的基因随时间延长而下降,而另有部分基因在照后 72 h 才开始显著升高:所观察到的表达量最高的基因是 ddb2。ddb2、CDKN1A 和 XPC 的表达在 0.2～2 Gy 照射剂量范围,照后 24～48 h 内与受照剂量有良好的线性关系,而在 24 h 前和 48 h 后这种线性关系均不存在。Jen KY 等利用寡核苷酸微阵列分析射线照射后 24 h 淋巴母细胞 mRNA 在不同时间点的表达水平,3 Gy 和 10 Gy 照射后,分别确认到 319 个和 816 个辐射反应基因,另有 126 条基因对两个剂量都有反应。这些基因大多数涉及细胞周期调控、细胞死亡、DNA 修复、DNA 代谢和 RNA 加工过程。然而,基因芯片虽有高信息集成、高通量分析的优点,但事物的复杂性使这项技术在放射生物学,尤其在电离辐射生物剂量的研究中仍裹足不前,难有进展。这可能是因为存在以下一些原因:首先,基因表达的个体差异、组织细胞类型差异、受多种环境因素和机体的代谢状态等干扰,这些因素不可忽视。电离辐射虽被公认是强基因诱变剂,但这种诱变与射线的种类(不同 LET)、照射剂量、剂量率、照射方式(离体、整体,局部、全身,急性、慢性,一次、分次等)、照射后的时间等因素有关,不同因素及不同因素的组合会产生大量不同的反应基因谱(profiles),而这些基因有些是上调的,有些是下调的,有些是照后立即改变的,有些是照后不同时间逐渐或间断性改变的,有些是在不同的剂量和剂量率诱导下才出现改变,有些改变则与照射剂量的大小和剂量率无关;此外,一些生理、病理、精神状态和其他一些内外环境因素也可诱导基因发生改变,这些改变有可能与电离辐射诱导的基因改变相互叠加,从而使得归类和建立一组特异的、用作标识辐射剂量的电离辐射反应基因谱十分复杂和困难。其次,在处理庞大复杂的微阵列分析数据方面也面临困难的选择。目前虽有许多处理微阵列分析数据的方法和模型,如集束分析法、主要成分分析法、多维分级分析法、自组地图分析法、K-均值集束分析法等,但这些分析方法是根据不同实验要求和目的而设计的,都不是一种普遍适合的数据分析程序,而适合或符合电离辐射诱导的、复杂的基因微阵列分析数据分析程序目前尚未完全建立,现有结果所用分析程序都是随机使用。最后,微阵列分析不能像实时 PCR 分析那样精确定量,在每个分析系统中的敏感性和重复性也不一样,有效标记所需的洁净、未降解和足量的 RNA 样本的制备也不是轻易能做好的,虽然目前有许多扩增或放大 RNA 量的技术,但这些技术的运用也带来了放大或扩增的 RNA 是否具有忠实代表性的问题。此外,昂贵的价格、分析所需时间长短及设备等问题都制约研究的进一步深入。

思考题

1. 非稳定性染色体畸变进行生物剂量估算的主要优点是什么?
2. 为什么 CB 法微核比常规培养法微核更准确?
3. 高 LET、低 LET 辐射分别最适合拟合那种剂量效应方程?
4. 早熟凝集染色体进行生物剂量估算的主要优点是什么?
5. 为什么 FISH 技术最适合分析稳定性染色体畸变,特别是易位?

(朱 巍)

参考文献

[1] Chen Y, Jin CZ, Zhang XQ, et al. Seventeen-year follow-up study on chromosomal aberrations in five victims accidentally exposed to several Gy of ^{60}Co γ-rays. Radiat Environ Biophys, 2009, 48(1):57-65.

[2] IAEA. Biological dosimetry: Chromosome aberration analysis for`dose assessment. IAEA technical reports. Series No. 260. Vienna: IAEA,1986.

[3] Flegal FN, Devantier Y, McNamee JP, et al. Quickscan dicentric chromosome analysis for radiation biodosimetry. Health Phys., 2010,98(2):276-281.

[4] Kunugita N,Mei N,Goncharova T,et al. Measurement of Mutant Frequency in T-cell Receptor(TCR) Gene by Flow Cytometry after X-irradiation on EL4 Mice Lymphoma Cells. J. Toxicol. Sci. ,2007,32 (4):377.

[5] 刘树铮. 医学放射生物学. 第 3 版. 北京:原子能出版社,2006.

[6] 白玉书,陈德清. 人类辐射细胞遗传学. 北京:人民卫生出版社,2006.

第四章

电离辐射的细胞效应

细胞是生命体的最小独立功能单元，细胞更是单细胞生命体如细菌的生命活动的全部。更多的生物是多细胞生物体，人体有多达万亿(10^{14})个细胞。一个典型哺乳动物细胞是由细胞膜、细胞质和细胞核构成，其大小约为10 μm、质量为1 ng。细胞核DNA是电离辐射的关键靶分子，细胞质中的一些细胞器如线粒体、溶酶体等的结构和功能变化等在辐射细胞效应调节中也发挥了至关重要的作用，DNA损伤反应是电离辐射的细胞效应的基础。电离辐射诱发的无论是随机效应还是确定效应或组织反应，或是源自单个受损细胞或组织器官中损伤致死细胞数目超过一定比例后所产生一定生物学后果。细胞辐射效应决定了机体的个体放射敏感性和受照者放射损伤类型和损伤的严重程度。

第一节　细胞的放射敏感性

一、不同类型细胞的放射敏感性差异

表达体外培养细胞放射敏感性最为直接和准确的方式是通过细胞克隆形成率法实验得出的细胞活存率或活存曲线及相应参数，最为简单的活存率指标是SF_2，即2 Gy照射后的活存率，不同肿瘤细胞的SF_2可在0.01～0.9区间变动。细胞凋亡率也是判断细胞辐射敏感性特别是肿瘤组织放射敏感性的简便指标，但值得注意的是，细胞自噬死亡(autophygic cell death)和有丝分裂灾变(mitotic catastrophe)也是放射损伤细胞死亡的一个重要类型，甚至是某些抗拒凋亡的细胞的放射敏感性的机制途径。

在研究辐射效应初期，就已发现，生物体受电离辐射作用后，各类细胞的反应程度有所不同。早在1906年，法国科学家Bergonié J和Tribondeau L就总结发现增殖活跃细胞，以及形态和功能上尚未“成型”(未分化)细胞容易受到X射线损伤，随即提出了一个“组织细胞的辐射敏感性与它们的增殖能力成正比，而与它们的分化程度成反比”的定律，即Bergonié和Tribondeau定律。这是人类揭示的放射线作用于生物体产生效应的第一个定律(规律)，尽管有一定的局限性，但其科学意义是毋庸置疑的，多数细胞类型符合此规律，如小肠上皮细胞、骨髓细胞、生殖细胞都是增殖活跃、更新很快的细胞，它们对放射线的敏感性高；肝脏、肌细胞、神经节细胞、骨细胞等分裂能力很低而分化程度很高或不再分裂增殖的细胞，它们对放射线敏感度较低。但也不尽然，如小淋巴细胞是已分化细胞，也不分裂，但有很高的辐射敏感性。

二、细胞周期不同时相的放射敏感性差异

不仅不同组织来源细胞的放射敏感性存在差异，同一细胞所处细胞周期的不同阶段，其放射敏感性也有明显不同。对大多数细胞而言，G_1 期有一定辐射抗性，但对 G_1 期时程较长的细胞，随着向 S 期的推进，辐射敏感性有所上升，到 G_1/S 期边界点时敏感性上升到一个最高点；进入 S 期后开始变得不敏感即辐射抗性上升，到晚 S 期抗性最高；进入 G_2 和 M 期，细胞又再度向敏感性表型转变，M 期为细胞辐射最敏感期。关于细胞周期不同时相辐射敏感性差异的机制提出了多种学说，如内源性辐射防护物质水平的波动，S 期遗传物质的倍增，细胞在 DNA 合成或凝集状态下染色质 DNA 结构的变化等，主要是和细胞修复 DNA 损伤的能力和机会有关。

三、辐射敏感体细胞与突变细胞株

在 20 世纪 80 年代，研究人员为了探讨细胞放射敏感性的决定基因和相关机制，通过诱变技术在实验室人工培养建立了一系列辐射敏感细胞。通常采用啮齿动物细胞株如 CHO 细胞，用化学诱变剂诱变，然后从突变体中筛选出敏感株。由于存在突变缺陷，因此敏感性增高的程度大大高于天然细胞。用细胞互补实验，将细胞分成不同的遗传互补组，每一个互补组意味着存在一种特有的遗传学机制和缺陷基因，可供实验研究应用。最为直接的用途是分析 DNA 损伤修复机制，将人的基因组或 cDNA 转染这些敏感突变株修补辐射敏感表型，进而克隆人类 DNA 修复基因等。研究最为广泛的有 X 射线交叉互补组（X-ray cross complementing group，XRCC）系列，其中 XRCC5、XRCC6、XRCC7 分别为 DNA 双链断裂修复蛋白 DNA 依赖蛋白激酶（DNA-PK）复合物中的 3 个亚基 Ku80、Ku70 和催化亚基 DNA-PKcs。

另一类高度辐射敏感的细胞系来自一些特殊的遗传疾病病人。这些病人对电离辐射高度敏感，在接受放射治疗时出现过度敏感的辐射损伤反应。已经鉴别出属于这类的遗传疾患有 23 种之多，但由于病例稀少，或者纯合子缺失时胚胎死亡，许多病症不能得到充分鉴定。目前了解较多的为对电离辐射致死效应敏感性增高的疾患，如共济失调性毛细血管扩张症（AT）和 Nijmegen 染色体断裂综合征（Nijmegen breakage syndrome，NBS）等。

共济失调性毛细血管扩张症（AT）是一种人类常染色体隐性遗传疾患，发生率很低，仅为十万分至数十万分之一。但作为一种典型的辐射敏感疾病受到放射生物学家的重视。其临床主要特征为小脑共济失调，步履蹒跚；眼及颜面部位有经常性的小血管和毛细血管扩张；常有免疫缺陷；癌发生率很高，主要是淋巴瘤和白血病。AT 病人的细胞（成纤维细胞）在 X 射线照射后活存率明显低于正常细胞，其敏感性平均为正常细胞的 2.7 倍。血液系统细胞中染色体畸变的频率很高，有的在染色体 7 与 14 间有自发的染色体易位。ATM 蛋白是一个非常重要的细胞 DNA 损伤反应蛋白，具有丝氨酸/苏氨酸激酶活性，属于磷脂酰肌醇-3-激酶（PI3K）家族，其作用底物包括有 H2AX、Chk2、KAP-1、p53 等 DNA 损伤反应蛋白。AT 细胞在细胞周期控制方面有异常，照射后缺乏 G_1 阻滞，抑制 DNA 合成的能力弱，被称为辐射抗性的 DNA 合成。在 DNA 修复方面，初期的研究没有发现其 DNA 双链断裂修复缺陷，只发现其修复忠实性较低。但是近来用精细的方法测到 AT 细胞也具有 DNA 修复缺陷，只是不那么明显，但仍然是导致细胞放射敏感性增加的因素之一。

Nijmegen 染色体断裂综合征是一种稀有的常染色体隐性遗传疾病，它的辐射敏感、免疫缺陷、基因不稳定性及癌症倾向都与 AT 相似，但没有运动失调和毛细血管扩张。临床表现为小头畸形、发育迟缓。病人细胞对电离辐射敏感，T 淋巴细胞培养中染色体畸变也多发生在 7 号和 14 号染色体上。NBS1 与 RAD50 和 MRE11 组成 MRN 复合物，在 DNA 损伤早期被募集到 DNA 损伤位点，参与 DNA 双链断裂损伤修复的早期信号调节反应。MRN 复合物还具有维持端粒稳定性的功能。

此外，Bloom 综合征、Fanconi 贫血症、Werner 综合征等也属此类遗传疾患。病人有明显的癌症倾向，其细胞对电离辐射及多种 DNA 损伤剂敏感，并有很高的自发染色体畸变率。

四、细胞放射敏感性机制

（一）DNA 损伤修复与敏感性的关系

由于 DNA 双链断裂是与细胞死亡关系最密切的一种损伤，在 20 世纪 80～90 年代，双链断裂损伤修复与细胞放射敏感性之间的关系是放射生物学中最受人注意的一个领域。至于与细胞放射敏感性关系最为密切的是初始 DNA 双链断裂损伤量还是细胞 DNA 修复效率，不同研究者采用不同的细胞模型，提出了不同的观点。所谓初始 DNA 双链断裂损伤量是指在照射后即刻、尚未发生修复前细胞内的 DNA 双链断裂损伤量的总和，它与照射剂量间存在线性依赖关系。哺乳动物细胞 γ 射线照射诱发的 DNA 双链断裂损伤的修复是一个双相的动力学曲线（图 4.1），即早期的快速修复相，在照射后 30～40 min 内能修复 50%～70% 的双链断裂量，和随后的慢速修复相，能持续到照射 24 h 甚至更长时间。同时还可以看到不同细胞的放射敏感性差异，有的修复缺陷是出现在快速修复相如 SX-10 细胞，有的是出现在慢速修复相如 A2780 细胞。

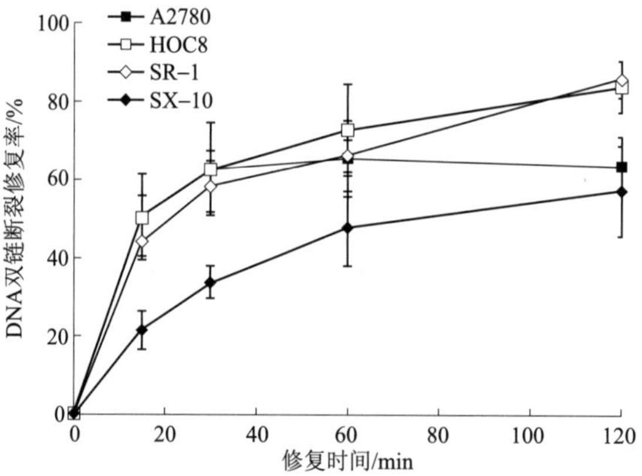

图 4.1　20 Gy γ 射线照射诱发人卵巢癌 HOC8 和 A2780 细胞、小鼠乳腺癌 SR-1 和 SX-10 细胞的 DNA 双链断裂修复的动力学曲线

20 世纪 80 年代开始有人注意到一些辐射敏感性较高的细胞，其 DNA 双链断裂修复速率较低。以后在多种辐射敏感突变细胞株中更加肯定了这一点，一些缺陷株如 SX-9、XR-1 及 xrs 等表现为修复速率低，半修复时间长或残留损伤量高。还有更多针对人类不同肿瘤细胞的研究显示，细胞的 DNA 双链断裂修复效率而非初始损伤量是细胞放射敏感性的一

个决定因素。目前关于重接修复水平与细胞辐射敏感性关系已得到公认，即重接修复有缺陷的细胞，敏感性都是高的，并考虑将双链断裂修复测定用于肿瘤细胞放疗敏感性预测。细胞受照射后经过一定时间的修复，其残留的 DNA 双链断裂水平，是上述初始损伤和修复效率两个因素的综合，被普遍认为是一个更加理想的能反映或预测细胞放射敏感性的生物学指标。如比较不同组织来源、甚至不同种系来源的不同放射敏感性细胞系，发现 20 Gy 照射后修复 2 h 的双链断裂残留损伤量，与细胞活存率参数 SF_2（图 4.2）和 D_0 值（图 4.3）有良好的相关性。关系到修复率的还有一个修复忠实性问题。错误的重接不能恢复 DNA 的正确结构，也会影响细胞存活或引起突变。敏感细胞中已发现细胞的修复忠实性较差，AT 细胞就是一个例子。此外，在有些敏感细胞株中检测不到明显的 DNA 重接缺陷，这意味着还存在影响敏感性的其他机制，其中就包括细胞凋亡机制的缺陷。

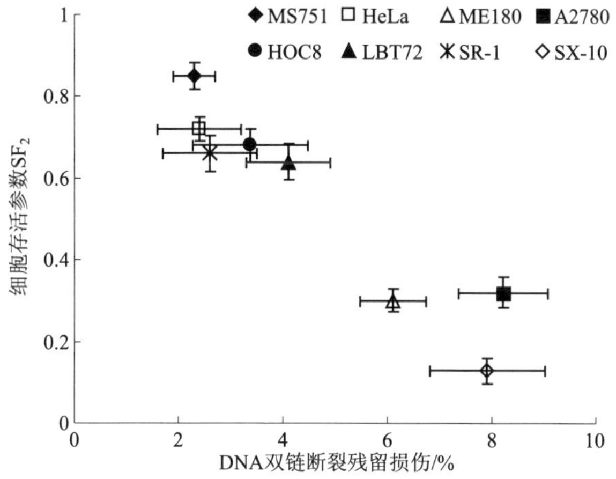

图 4.2　细胞存活率参数 SF_2 值与 DNA 双链断裂残留损伤的相关性

$r=-0.9411, P=0.0005$

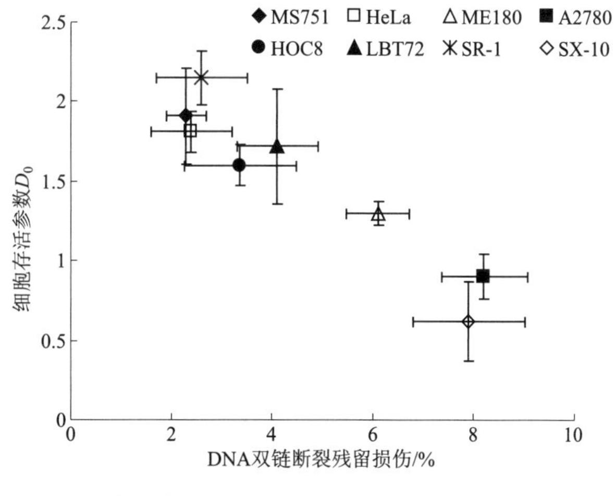

图 4.3　细胞存活参数 D_0 值与 DNA 双链断裂残留损伤的相关性

$r=-0.9498, P=0.0003$

（二）细胞凋亡与细胞放射敏感性

抑癌基因 p53 蛋白被誉为基因组的“护卫者”，具有调节细胞凋亡和周期检查点等多重生物学功能，p53 对细胞的放射敏感性有着重要的影响。辐射引起的 DNA 断裂损伤信号激活 p53 的上游分子如 ATM，后者磷酸化激活 p53 蛋白，使其半衰期得到短暂的延长（从几分钟到几小时），并在核内蓄积。活化的 p53 能激活 Gadd45 及 WAF1/CIPI 基因，后者编码的 p21 蛋白是细胞周期激酶的抑制剂，导致细胞周期阻断在 G_1/S 检查点。理论上，阻滞在 G_1 期的细胞可赢得更多的时间修复 DNA 损伤，有利于改善细胞存活。近年来的研究进一步认识到 p53 还参与细胞的 G_2/M 检查点调控。单从细胞周期检查点功能来看，p53 野生型细胞在受到照射后，其细胞活存理应比 p53 突变细胞高。但多种 p53 突变的肿瘤细胞的辐射抗性比野生型细胞更高，这主要归咎于 p53 的细胞凋亡功能。p53 突变肿瘤放疗诱发的凋亡细胞数明显低于 p53 正常组。因此 p53 在调节细胞的放射敏感性的作用和机制是比较复杂的。很显然，凋亡抑制基因如 survivin 的缺失会导致细胞的放射敏感性增加。

（三）染色质结构对细胞放射敏感性的影响

与 DNA 损伤修复有密切关系的另一因素是真核细胞的染色质结构。DNA 与蛋白质的结合状况对损伤形成及修复都有影响。在细胞核内，DNA 超螺旋形成环状区（loop），以 30～60 kbp 的间隔，通过一段特殊序列与核基质相结合。这种结构使染色质分隔成独立的区域，对 DNA 复制、转录、修复的立体控制有很重要的作用。而且，在不同区域中重接动力学可能不同。有学者提出假设：与核基质结合的区域有两种类型，一种结合较松（对蛋白酶敏感），发生断裂时不仅影响断裂所在的环状区，而且还影响邻近环区的重缠绕；另一种结合牢固，不易脱开，断裂只影响本环状区。辐射抗性细胞可能有更多的，或均匀分布的牢固结合点。

（四）决定电离辐射敏感性的基因

通过对各种辐射敏感细胞株的遗传学互补组分析和生化研究，定位和克隆出了多个受累及的基因，大大增加了我们对细胞放射敏感分子机制的认识。当一个新的基因被克隆后，通过序列比较、同源性分析，便能获得其编码产物性质和功能的线索，再通过基因剔除、基因转染和基因沉默等技术又能对其在细胞内的功能有更加细致的了解。从已知情况分析，参与决定细胞敏感性的基因为数极多，因为参与 DNA 修复、周期调控、细胞凋亡等基因都应该包括在内。以下仅列举几类已证实，且与肿瘤易感性密切相关的敏感性决定基因。

1. XRCC 基因

通过将人的 cDNA 转染到化学诱变的对电离辐射敏感的 CHO 突变细胞株中，恢复这些细胞的放射抗性，从中克隆到人类 DNA 的修复基因。这一系列基因可分成数个交叉互补组，被称为 XRCC，分别称为 XRCCn 基因。已克隆 9 个互补组基因，最重要且功能比较明确的是 XRCC4、5、6、7，直接参与 DNA 双链断裂的非同源末端连接修复途径及 V(D)J 重组。如前已初步介绍了其中的 XRCC5、6、7 分别是 DNA 依赖蛋白激酶（DNA-PK）的 3 个亚单位 Ku80、Ku70 和催化亚单位 DNA-PKcs。XRCC4 与连接酶 IV 形成复合物，在 DNA 双链断裂修复中发挥作用。XRCC1、2 与单链断裂修复有关，XRCC8 (irs2)突变细胞的表型类似于 AT 和 NBS 病人体细胞的表型，其功能与细胞周期调控有关。XRCC9 最近发现就是 Fanconi 贫血症 G 组发生突变的基因 FANCG，其作用是参加 DNA 复制后修复。无疑这些基因在维持细胞正常辐射敏感性中是不可缺少的。

2. ATM 基因

ATM 基因即 AT 细胞的缺陷基因，是 DNA 损伤反应研究领域最受关注的基因之一。1988 年 Gatti 等通过遗传连锁分析，确定其定位于染色体 11q22-23，后来 Savitsky 等克隆成功，定名为 ATM。并发现不同互补组的 AT 并不存在不同的基因缺陷，突变的都只是这一个 ATM 基因，突变类型多属复合杂合子型。ATM 是一个很大的基因，在基因组中大小约为 150 kb，由 66 个外显子组成，编码 13 kb mRNA。生成一个相对分子质量为 350.6 kDa 的蛋白(3 056 个氨基酸)。这个蛋白的部分结构与磷脂酰肌醇-3-激酶(PI3K)蛋白的结构域相似。PI3K 家族包含多个大分子蛋白，如 DNA-PKcs、ATR，它们在细胞周期调控，DNA 损伤反应及信号转导过程中发挥作用。AT 病人除对电离辐射敏感、易患肿瘤外，还有复杂症状、免疫基因重排障碍。

3. NBS 基因

Nijmegen 染色体综合征(NBS)的表型与 AT 症相似，但现已证明它们的基因定位不同。此疾患也涉及一个基因，定位于 8q21。在 DNA 损伤反应中通常是与 Mre11 和 RAD50 相互结合形成 MRN 复合物，细胞一旦发生 DNA DSB 损伤，MRN 就迅速募集到 DSB 位点。

4. ATR 基因

ATR 基因是 PI3K 家族的另一个成员，它编码的蛋白与酵母 rad3 产物相似，也与酵母 ESR1/MEC1 及果蝇 mei-41 基因产物在结构和功能上有密切关系。这些基因突变能引起酵母或果蝇对电离辐射和紫外线敏感。在人的成纤维细胞中表达失活型 ATR，细胞的辐射敏感性增高约 2 倍，并失去 G_2 阻滞。ATR 蛋白还在胚胎组织中高度表达，分布在非联会的减数分裂染色体上。它与 ATM 一起可能在减数分裂染色体联会的协调中发挥作用。

5. DNA 连接酶基因

DNA 连接酶Ⅰ的基因已被克隆。发现了一名该基因缺陷的病人，表现为生长迟缓，免疫功能异常，细胞对电离辐射及其他 DNA 损伤因子都敏感。经同源搜索还克隆了人的其他几种连接酶基因。连接酶Ⅳ参与 DNA DSB 的非同源末端连接修复，连接酶Ⅲ参与碱基切除修复。

6. BLM 基因

Bloom 综合征病人缺陷基因 BLM，其蛋白与细菌 RecQ 解螺旋酶相似，能打开 DNA 双链，参与基因重组。BLM 基因缺陷会使 DNA 复制出现异常，增加姊妹染色单体交换和染色体分裂障碍。

7. FANC 基因

Fanconi 贫血病人的突变基因可分成 8 个遗传互补组，已鉴定了 3 个基因。FANC A 位于染色体 16q24，FANC C 在 9q22，FANC D 在 3p22-26。这些蛋白质都分布在核内，其作用可能和 DNA 修复有关。FANC C 具有 p53 的结合位点，p53 能调节其表达。FANC G 即为上述的 XRCC9 基因。

8. BRCA 基因

已知 BRCA1 与 BRCA2 基因在家族性乳腺癌和卵巢癌病人中常发生突变。这两种蛋白都能与 Rad 51 基因互相作用，并在迅速增殖的细胞中高表达。BRCA 缺陷小鼠敏感性增高,转录偶联修复的能力降低。敲除 BRCA1 或 BRCA2 基因的小鼠易在胚胎发育期死亡。不完全失活的 BRCA2 突变小鼠的细胞增殖能力差,周期阻滞的水平高。对射线及其他 DNA 损伤剂敏感。BRCA 基因的作用可能与维持基因组稳定性有密切关系。

9. p53 基因

p53 蛋白被誉为基因组的卫士,在哺乳动物细胞 DNA 损伤反应和细胞周期调控中起中心作用,同时对细胞的辐射敏感性有着复杂的影响。

目前较普遍接受的 p53 在 DNA 损伤反应中的作用模式是:辐射引起的 DNA 断裂作为一种信号,激活 p53 的上游分子如 ATM,磷酸化激活 p53,使其短暂的半衰期得到延长(从几分钟到几小时),而且使蛋白在核内蓄积。p53 活化 Gadd45 及 WAF1/CIPI 基因表达,后者编码生成 p21 蛋白,是细胞周期激酶的抑制分子。这样使细胞周期阻断在 G_1/S 检查点。阻留在 G_1 期的细胞赢得时间修复损伤,通过检查点,继续进入周期循环;一部分长期不可逆地停留在 G_1 期,不再进行分裂,发生类似衰老的改变;另有一部严重损伤的细胞在 p53 的调控下发生凋亡。按此模式,具有野生型 p53 基因的细胞,在周期阻滞阶段 DNA 修复得到改善,染色体畸变减轻,细胞活存也应当比 p53 突变细胞提高。实际上,确实存在这样的例子。如具有正常 p53 的功能的 HT1080 细胞的 D_q 为 5.6 Gy,而 p53 突变 HT1080-6TG 的细胞表现对电离辐射敏感,D_q 值降为 3.2 Gy。辐射敏感的 AT 和 NBS 细胞在照射后 p53 的诱导也明显降低或迟延。

然而还有一些情况却不符合上述模式,多种 p53 突变的肿瘤细胞具有辐射抗性,放疗后有些 p53 突变的肿瘤中凋亡细胞数明显低于 p53 正常组,这主要是归结于细胞凋亡机制的缺陷。因此 p53 引发的生物学后果和作用机制恐怕还要更复杂些。此外,原来认为 p53 及 p21 主要作用于 G_1/S 期检查点,现在证实也作用于 G_2 检查点。有些 p53 及 p21 缺陷的细胞在照射后能完成 S 期的 DNA 的合成,但不能进入有丝分裂,最终死亡。

第二节 电离辐射对细胞周期进程的效应

一、细胞周期

细胞自一次增殖分裂结束开始生长到下一次细胞分裂终了形成新的子代细胞为止,所经历的过程称为细胞周期(cell cycle)。在这一过程中,细胞的遗传物质复制并均等地分配到两个子代细胞中。细胞周期的全过程分为间期与分裂期两个阶段。

(一) 间期 (interphase)

间期阶段占据一个细胞周期循环中的大部分时间,为下一次细胞分裂做结构、功能和物质上的准备,如合成复制 DNA、细胞体积增大等。间期又分为 DNA 合成前期(G_1 期)、DNA 合成期(S 期)与 DNA 合成后期(G_2 期)三期。

1. G_1 期

即从有丝分裂形成新的子代细胞开始,到 DNA 复制前的一段时期,又称 DNA 合成前期。该期特点是物质代谢活跃,迅速合成 RNA 和蛋白质,细胞体积显著增大。

2. S 期

即 DNA 合成期,在此期的主要代谢活动是复制合成 DNA,同时还要合成组蛋白等。

3. G_2 期

为 DNA 合成后期，是有丝分裂的准备期。在这一时期，DNA 合成已经终止，大量合成 RNA 及蛋白质，包括微管蛋白和促成熟因子等。

(二) 分裂期(mitotic phase)

细胞分裂期又分为前期、前中期与中期、后期、末期，一般历时 1～2 h。在此过程中，发生了染色体形成和姊妹染色单体分离、中心体(centrosome)、纺锤体、中体等亚细胞结构的连续动态变化，以及调节有丝分裂过程的一系列蛋白在特定亚细胞结构上形成功能或结构复合体及共定位变化(图 4.4 和图 4.5)。

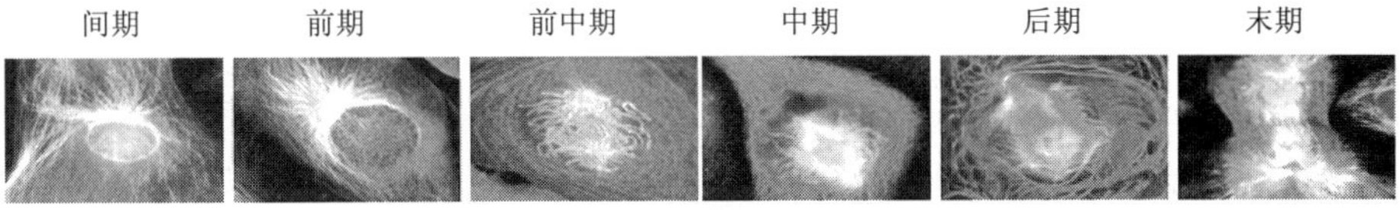

图 4.4 细胞有丝分裂过程中纺锤体的形成、染色体向赤道板移行排列、染色单体均匀分裂和分配到两个子细胞

[引自 Castedo M, Perfettini JL, Roumier T, et al. Cell death by mitotic catastrophe: a molecular definition. Oncogene, 2004, 23(16):2825-2837]

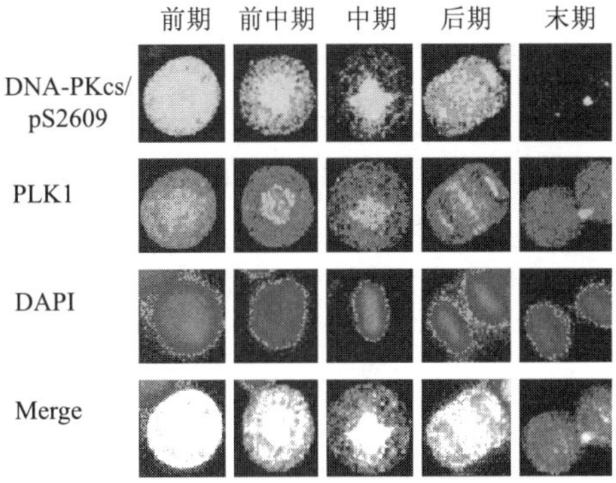

图 4.5 免疫荧光激光共聚焦显微镜观察在 HeLa 细胞有丝分裂过程中，磷酸化 DNA-PKcs/pS2609 与 PLK1 蛋白在中心体、着丝点、赤道板和中体等亚细胞结构上共定位

(军事医学科学院放射与辐射医学研究所周平坤提供的实验结果图)

1. 前期(prophase)

自分裂期开始到核膜解体为止的时期，细胞染色质丝高度螺旋化，逐渐形成染色体，在前期末核膜破裂，于是染色体散于细胞质中。两个中心体向相反方向移动，在细胞中形成两极。而后，以中心粒随体为起始点开始合成微管，开始形成纺锤体。随着核仁相随染色质的螺旋化，核仁逐渐消失。在此期，核膜开始瓦解离散成囊泡状内质网。

2. 前中期(prometaphase)

自核膜破裂起到染色体排列在赤道板上为止。

3. 中期(metaphase)

细胞变为球形，主要过程是纺锤体的最终形成，从纺锤体两极发出的微管附着于每一个染色体的着丝点(kinetochore)上，46 条染色体均移动并排列到细胞的赤道板上。从中期细胞可分离得到完整的染色体群，包括 22 对为常染色体和 2 条为性染色体（XY 或 XX）。

4．后期（anaphase）

通过纺锤体微管的运动，着丝点纵裂，每一条染色体的两个姊妹染色单体分开，染色单体遂分为两组，并以相反方向朝各自的中心体移动。与此同时，细胞被拉长，并由于赤道板部细胞膜下方环行微丝束的活动，该部缩窄，细胞逐渐呈哑铃形。

5．末期（telophase）

染色单体逐渐解螺旋，重新出现染色质丝与核仁，内质网囊泡组合为核被膜。细胞赤道部缩窄加深开始胞质分裂（cytokinesis），最后完全分裂成为两个二倍体的子细胞。

（三）G_0 期或静息期细胞

G_0 期细胞是一群暂时离开细胞周期、停止增殖分裂亦不做分裂准备的处于静息状态（quiescence）的细胞。处于 G_0 期细胞，其细胞周期蛋白和周期素依赖性激酶消失，维系细胞周期运转的机器停止工作。G_0 期细胞通常是终末分化的并执行特定生理功能的细胞，如肝细胞、肾小管上皮细胞、心肌细胞、神经细胞、甲状腺滤泡上皮细胞。但是，在某种刺激或应急状态下，这些细胞可能会重新进入细胞周期。体外培养的细胞当生长因子或营养缺乏而处于饥饿状态时，便停止分裂而处于 G_0 期状态。对于具有接触抑制生长特性的正常二倍体细胞，在体外培养过程中随细胞的接触密度超过一定限度值，增殖速度下降，随即细胞增殖便停止下来，此时细胞就进入静息期。

值得注意的是静息期细胞与细胞衰老（senescence）都是停止增殖分裂的细胞状态，但两者存在实质上的差别。虽然许多 G_0 期细胞是随同组织器官而走向死亡，但并非所有的细胞进入 G_0 期是必定死亡的，只是由于缺乏任何的刺激而未能进入细胞周期中。细胞衰老就不同，它是细胞针对 DNA 损伤或降解的一种反应状态，使一个细胞的后代丧失生存能力。另一点，细胞衰老不像静息期细胞，它是一种不可逆的细胞周期阻滞状态，直至细胞死亡。

二、细胞周期同步化

在普通培养条件下，增殖细胞群体是由处于不同的周期时相的细胞组合而成。为了研究某一时相细胞的代谢、增殖或对环境因素如电离辐射的反应性及调节机制，常需采取一些方法使细胞处于细胞周期的同一时相，这就是细胞同步化技术。

选用 DNA 合成抑制剂可逆地抑制 S 期细胞 DNA 合成而不影响其他细胞周期运转，如胸腺嘧啶双阻滞法可将细胞群体阻断在 G_1/S 期交界处。将阻滞在 G_1/S 期交界处细胞释放出来，一般 2～3 h 进入 S 期的高峰期，5～6 h 进入 G_2 期，8～9 h 进入 M 期。5-氟脱氧尿嘧啶可将细胞同步化于 S 期。

噻氨酯哒唑（nocodazole）是一微管聚合抑制剂，在其作用下，微管聚合受到抑制，细胞即便进入 M 期，但没有微管附着染色体着丝粒、不能形成纺锤体装置，通过激活纺锤体检查点机制将细胞阻断和同步于有丝分裂中期。噻氨酯哒唑作为 M 期同步化的工具药物，其作用浓度为 40～100 ng/ml，作用时间 12～18 h。微管稳定剂或微管解聚抑制剂如紫杉醇药物，同样破坏纺锤体的形成，也可将细胞阻滞在有丝分裂中期。

三、细胞周期检查点

细胞周期检查点是细胞固有的一套暂停细胞周期进程、确保DNA结构完整性、DNA复制忠实性或姊妹染色单体分配准确性的内在检查机制。当细胞周期进程中出现异常事件,如DNA损伤或DNA复制受阻或纺锤体结构缺陷时,这类调节机制就被激活,及时地中断细胞周期的运行,待细胞修复损伤或排除异常结构故障后,细胞周期才能恢复运转。因此,细胞周期检查点与DNA修复机制一样,在维持细胞的基因组和染色体数目稳定性中发挥重要作用。但持续延长的细胞周期阻滞,将导致细胞死亡的发生。

按照细胞周期进程的运行时间顺序,可将检查点分为G_1/S期(边界)检查点、S期DNA复制检查点、G_2/M(边界)期检查点和M期(纺锤体)检查点(图4.6)。很显然,发生在两个时相之间的交界点(G_1/S, G_2/M)检查点分别是阻止细胞由G_1期进入S期,或由G_2期进入M期,避免受损DNA被复制或被转移给子代细胞。而S期检查点是因复制叉处DNA合成复合体受阻而引发的,M期检查点是纺锤体装配异常或结构受损如微管蛋白被破坏而引发的。根据激活检查点的诱因和调控内容,可分为DNA损伤检查点(G_1/S、G_2/M、DNA复制检查点)和纺锤体结构检查点即M期检查点。

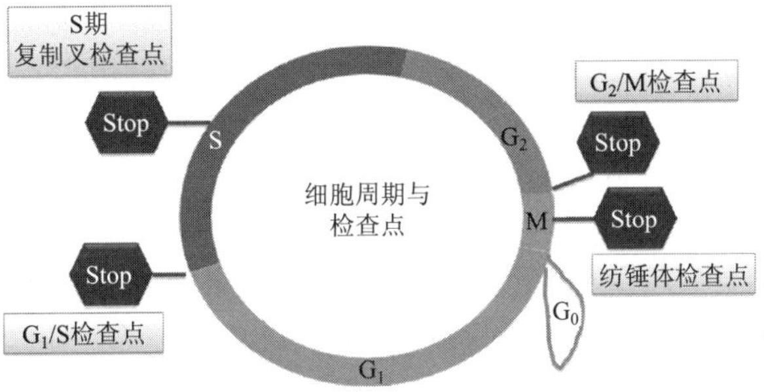

图4.6　细胞周期及DNA损伤检查点和纺锤体结构检查点

有关细胞周期检查点机制的认识,最初很多是来自啤酒酵母细胞或裂质酵母细胞模型系统,酵母细胞DNA受到损伤时,可通过几个检查点机制启动细胞周期延迟或阻滞。哺乳类细胞磷脂酰肌醇-3-激酶(PI3K)家族成员,如ATM、ATR(AT和Rad3相关蛋白)和DNA-PKcs能介导DNA损伤依赖的磷酸化事件,所不同的是ATM和DNA-PKcs主要是对DNA双链断裂损伤作出反应,即属于电离辐射损伤激活的PI3K激酶;与此相反,ATR是被DNA大的损伤或复制叉受阻的信号如紫外线所致DNA损伤激活。高等生物与酵母细胞的另一个重要的区别是,p53蛋白在哺乳类细胞周期检查点的信号转导反应中发挥重要作用,而且无论是在DNA损伤诱导的暂时周期阻滞作用还是永久性阻抑反应直至凋亡发生,p53蛋白通过磷酸化激活多种信号转导蛋白或效应分子,扮演着不可替代的作用。而至今还没有发现酵母细胞存在类似p53蛋白的同源物。近期发现多个直接参与DNA修复的蛋白如BRCA1、DNA-PKcs等在细胞G_2/M监测点和有丝分裂进程调节中发挥重要作用。如DNA-PKcs缺陷会导致受照细胞G_2/M检查点缺陷、纺锤体结构不稳定阻滞在M期。DNA-PKcs缺陷细胞在DNA损伤情况下,发生持续延长的M阻滞将导致细胞有丝分裂灾变死亡。

四、电离辐射对细胞周期进程的影响及作用机制

细胞增殖分裂过程中，不断有序地由细胞周期的一个时相进入下一个时相循环往返，周期素(cyclin)和周期素依赖性蛋白激酶(CDK)在此过程的调控中发挥了主导作用。周期素是一类小分子蛋白，在细胞周期过程中以振动方式循环交替的表达和降解。周期素通过结合激活周期素依赖蛋白激酶，形成 Cyclin/CDK 复合物，推动细胞周期进程。CDK 的激酶活性是通过其磷酸化和去磷酸化来调节，也就是说细胞周期进程变化主要是通过调控 CDK 激酶活性来实现的。DNA 双链断裂是电离辐射诱发细胞周期时相进程改变的关键因素或分子信号。

(一) G_1/S 期阻滞

在细胞由 G_1 期向 S 期行进的调控中，Cyclin D 与 CDK4 或 CDK6 结合形成具有活性的复合物 Cyclin D/CDK4/6，由其磷酸化 pRB，促使转录因子 E2F 从 pRB 释放出来，激活 Cyclin E 转录。Cyclin E 与 CDK2 形成活性复合物，继而产生正反馈作用，进一步充分磷酸化 pRB，增强 E2F 的释放，促使 S 期所需基因产物的大量转录生成，推动细胞由 G_1 期向 S 期行进。

细胞受照后推动 G_1/S 进程的功能机制受到干扰，出现 G_1 抑制。理论上，G_1 抑制能使受照细胞获得时间来进行 DNA 修复。实验表明 G_1 抑制与细胞内 p53 基因的存在状态有关。例如，p53 基因为野生型的正常小鼠成纤维细胞受 2 Gy 或 4 Gy 照射后，细胞呈明显的 G_1 抑制。如用同源重组技术造成染色体上的野生型 p53 双缺失，则照射后不发生 G_1 抑制。在 p53 基因单缺失的小鼠细胞中，照射后呈现中间程度的 G_1 抑制。又如在 PKO 细胞中原来表达的是野生型 p53，照射后呈现 G_1 抑制，如果细胞转染了突变型 p53 基因，则 G_1 抑制减弱。目前已发现多个下游基因受 p53 的转录调控，如 mdm2、$p21^{CIP}$、Gadd45、Bax、Fas 等。mdm2 蛋白通过与 p53 蛋白的氨其端结合来介导后者通过泛素化-蛋白酶体途径降解。

$p21^{CIP}$ 是实现 p53 介导的 G_1/S 阻滞调节功能的关键分子。p21 是 CDK 抑制因子，其转录受 p53 调控。在正常细胞中 p21 与增殖细胞核抗原 PCNA、周期蛋白和 CDK 以四聚体形式存在，参与 G_1/S 转换的调节。通过基因剔除技术得到的 p21 缺失的小鼠，辐射诱发的 G_1 抑制明显减弱。剔除 $p21^{CIP}$ 等位基因的 HCT116 结肠癌细胞系受 γ 射线照射后不发生 G_1 抑制。

现已基本明确，G_1 细胞发生 DNA 损伤时，至少可通过两条机制途径激活 G_1/S 期检查点，实现 G_1 期阻滞：

1. ATM/p53/$p21^{CIP}$ 途径

此途径是通过调节 p53 蛋白和其负调节分子 mdm2 磷酸化来实现的。DNA 损伤信号激活 ATM，ATM 一方面磷酸化 p53 和 mdm2，使两者解离，从而阻止了 p53 蛋白出核和泛素化降解。另一方面，ATM 磷酸化激活 Chk2，后者也可磷酸化 p53，增加稳定性。p53 蛋白水平上升，激活包括 $p21^{CIP}$ 在内的靶基因的转录。而 $p21^{CIP}$ 是 CDK 抑制剂，能与 Cyclin E/CDK2 和 Cyclin D/CDK4/6 复合物结合，从而阻滞细胞的 G_1/S 期进程。此调节过程涉及基因转录的激活，通常需要 2～3 h 才能实现，因此，是一个慢的细胞周期调节机制。

2. ATM/Chk2/Cdc25a 途径

这一途径是通过磷酸化和泛素化等翻译后修饰机制实现的，是一个快速调节反应。

ATM 磷酸化激活 Chk2,后者磷酸化并摧毁磷酸酶 Cdc25a。在细胞正常生长状态下,Cdc25a 能去除 CDK2 分子中 Thr14 和 Tyr15 位点上具有抑制作用的磷酸化,从而维持 CDK2 的激酶活性。DNA 损伤后,通过 ATM/Chk2 途径磷酸化的 Cdc25a 被降解,CDK2 分子因保持有 Thr14 和 Tyr15 的磷酸化而失活,导致细胞 G_1/S 阻滞。

(二) S 期阻滞

细胞在 DNA 复制过程中受到照射,DNA 损伤导致 DNA 合成机器受到抑制或 DNA 复制过程受阻引起细胞通过 S 期的时间延长或 S 期阻滞。引发 S 期阻滞的 DNA 受损可以是 DNA 链断裂、DNA 交联或加合物等多种形式,为了使 DNA 受损伤细胞能以 DNA 完整分子结构形式继续 DNA 的复制,由 S 期检查点构成的监视网络通过信号转导使细胞延迟 S 期的进程,直至受损 DNA 得到修复。

电离辐射对 DNA 合成的抑制作用呈双相剂量反应,在较低剂量时 DNA 合成速率下降较快,反映了辐射敏感成分。随后的速率曲线下降较为平坦,反映了辐射抗性成分。进一步的研究证明敏感部分是由于复制的抑制子引发的抑制,而抗性部分是体现了 DNA 链的延长活性的辐射响应。

ATM、NBS1 和 Mre11 都是细胞 DNA 损伤信号识别和信号转导反应的重要调节分子,其中 NBS1、Mre11 与 RAD50 是以复合物 MRN 的形式存在和发挥生物学功能,包括参与 DNA 双链断裂修复反应。ATM 基因缺陷的共济失调性毛细血管扩张综合征(AT),以及 Nbs1 或 Mre11 基因缺陷的 Nijmegen 断裂综合征(NBS)或 AT 样综合征(ATLD),除都对电离辐射敏感外,还有一个共同的表型特点,即辐射抗性 DNA 合成(radioresistant DNA synthesis, RDS)。如前面所述,通常情况下细胞受照后,DNA 合成很快受到抑制,而 ATM 或 Nbs1、Mre11 缺陷的细胞具有显著的抵抗辐射对 DNA 合成的抑制作用,说明这些基因产物在电离辐射损伤细胞的 S 期检测点中发挥重要作用。ATM 与 MRN 复合物在 DNA 损伤反应中存在比较复杂的相互调节关系:一方面,MRN 在 DNA 损伤后就会很快地以不依赖于 ATM 的方式聚集到 DNA 双链断裂位点,形成聚焦点。而且,MRN 募集到 DNA 损伤位点是 ATM 的激活所必需的,特别是在低剂量照射的情况下;另一方面,MRN 又是 ATM 的直接磷酸化靶分子,其中 NBS1 分子中有多个 ATM 磷酸化位点,这些位点的磷酸化,对介导 S 期和 G_2/M 期检测点功能都非常重要。

ATM 可通过三条平行途径介导细胞 S 检查点:

1) 前文提到的 ATM-Chk2-Cdc25a-CDK2 信号途径:Cdc25a 磷酸酶能催化周期素依赖激酶 CDK2 去磷酸化而被激活,在活性 CDK2 的介导下,Cdc25 被装载到复制起始点(replication origins),这个步骤是募集 DNA 聚合酶、促进 MCM 介导的复制起始点解螺旋、启动 DNA 合成代谢所必需的。细胞受照损伤,ATM 被激活,进一步磷酸化激活 Chk2,后者磷酸化 Cdc25a 的 Ser123 位点,导致其降解,CDK2 因不能被去磷酸化而失活,最终 DNA 合成被抑制。

2) ATM-MRN-SMC1 途径:SMC (the structural maintenance of chromosomes)蛋白家族几乎参与染色体生物学的全部过程,对维持基因组稳定性非常重要。其中的 SMC1/SMC3 在 S 期检查点机制中发挥作用。辐射 DNA 损伤能通过 ATM-NBS1 信号途径诱导 SMC1 的 Ser957 和 Ser966 位点及 SMC3 的 Ser1083 位点磷酸化。SMC3 的 Ser1067 位点是一个组成型磷酸化位点,是 CK2 的底物。虽然 Ser1067 的磷酸化水平不会受到电离辐射作用而进一步的上升，但对于辐射诱导的 Ser1083 位点的磷酸化是不可或缺的。Ser1067 位点突变同样会导致细胞 S 期检查点功能的缺陷。SMC1/SMC3 是如何抑制 DNA 合成的具体机制尚不清楚。

3) ATM-MRN-RPA 途径：有研究报道，细胞受照后，MRN 通过与复制蛋白 A（RPA）的相互作用被募集到复制中心位点，抑制 DNA 复制起始。RPA 是与 MRN 复合物中的 MRE11 发生直接的相互作用。RPA 是募集 DNA 聚合酶 α/引物酶以及复制因子 C 转载 PCNA 到达引物复制起始点所必需的。电离辐射作用下，通过 ATM 磷酸化 MRN，可能会导致 MRN/RPA 的结构改变，进而抑制 RPA 的复制起始功能。另一个可能性是，磷酸化 MRN 干扰了 RPA/MRN 在复制起始点与其他复制因子的结合，导致 DNA 复制抑制。

（三）G_2/M 期阻滞

Cyclin B1/CDK1 是牵引细胞由 G_2 期进入 M 期的关键复合物。在活性 Cyclin A/CDK2 的引导性，调控 Cyclin B1 的转录因子被周期素依赖激酶激活，促使 Cyclin B1 的转录生成。Cyclin B 是在 S 期开始生成，G_2 后期达到高峰。

Cyclin B1/CDK1 的活性受到激酶与磷酸酶的反向反馈环的严密调节。① 在 G_2 期，受 Wee1 和 Myt1 激酶的作用，CDK1 的 Tyr15 和 Thr14 位点被磷酸化，此时的 Cyclin B1/CDK1 是处于非活性状态；② 为促使细胞由 G_2 期向 M 期行进，在磷酸酶 Cdc25 的催化下，CDK1 去磷酸化而被激活。

电离辐射诱发哺乳动物细胞 G_2/M 期阻滞在照射 2～4 h 出现，8～12 h 到达高峰，24 h 基本恢复正常。照射剂量越大阻滞越明显，恢复时间越晚，甚至不能恢复直至细胞死亡。不同来源细胞系的细胞周期阻滞程度和恢复的时间也不一致。此外，一些参与调节 G_2/M 期进程的基因功能的缺失如 PLK1、ATM、Chk1 缺失会改变细胞周期对电离辐射损伤的反应性。4 Gy 照射是 HeLa 细胞后 4 h 左右出现 G_2/M 期阻滞，12 h 左右到达高峰，24 h 基本恢复正常。但当 DNA DSB 修复关键分子 DNA-PKcs 的表达被其特异的 shRNA 分子沉默后，或激酶活性被其特异化学抑制及 Nu7026 抑制后，G_2/M 阻滞显著延长，照射后 48 h 也未恢复（图 4.7），而且其结局是发生有丝分裂灾变死亡。由此揭示了 DNA-PKcs 具有偶联 DNA 修复与细胞周期阻滞的生物学功能。

由于 G_2 期细胞和 M 期细胞的 DNA 含量是相等的，普通的流式细胞技术是无法区分开，需要借助 M 期细胞的分子标志物来标记 M 期细胞，如 Ser10 位点磷酸化的组蛋白 H3（H3-pS10）是有丝分裂中期（metaphase）分子标记物，以 pH3 抗体作免疫荧光标记，结合流式细胞术就可实时检查到细胞周期过程中 M 细胞含量的变化，分析细胞 G_2/M 检查点功能。HeLa 细胞在 4 Gy 照射后 2 h 就可观察到 M 细胞比例显著降低，表明细胞启动了 G_2/M 期检查点，使细胞阻滞在 G_2 期，4～6 h M 期细胞比例下降到最低点，8 h 左右阻滞被逐渐解除，大量的 G_2 细胞进入 M 期，并阻滞在 M 期（图 4.8）。

在 DNA 损伤信号刺激性，ATM 及 DNA-PKcs 被激活，继而磷酸化激活 Chk2，后者磷酸化 Cdc25，促使其由细胞核向胞浆转位而失活，导致 Cyclin B1/CDK1 处于非活性状态、G_2/M 期阻滞。

（四）纺锤体检查点与 M 期阻滞

上述 G_1/S 期、S 期和 G_2/M 期检查点是由 DNA 损伤直接诱发的，被称为 DNA 损伤检

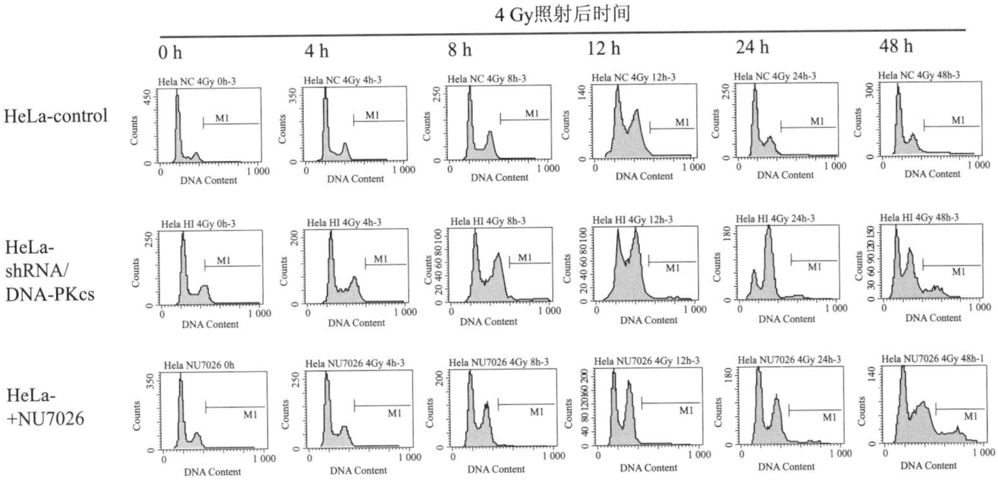

图 4.7 4 Gy γ 射线照射诱发 HeLa 细胞 G_2/M 期阻滞，及 shRNA 沉默 DNA-PKcs 表达或 Nu7026 抑制 DNA-PKcs 激酶活性的影响

（此图由军事医学科学院科学放射与辐射医学研究所周平坤提供）

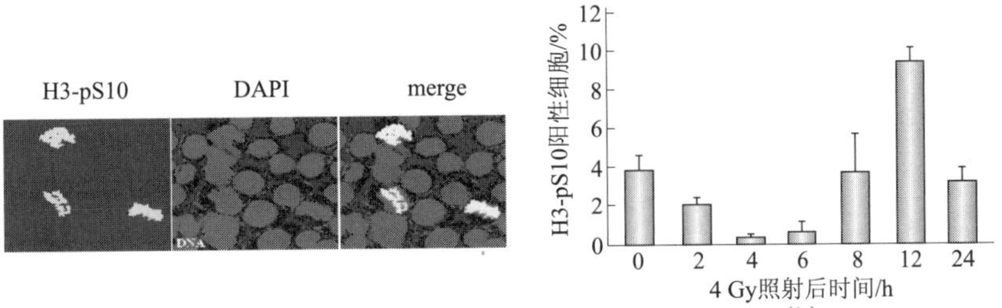

(a) (b)

图 4.8 磷酸化组蛋白 H3-pS10 免疫荧光标记流式细胞术分析细胞 G_2/M 检查点

(a) H3-pS10 免疫荧光激光共聚焦显微观察 H3-p10 蛋白特异表达于有丝分裂中期细胞(染色体排列于纺锤体赤道板)；(b) 流式细胞术检查 4 Gy 照射 HeLa 细胞后不同时间点 H3-pS10 阳性细胞(有丝分裂中期细胞)百分率(军事医学科学院放射与辐射医学研究所周平坤提供的实验结果图)

查点。纺锤体检查点又称为结构检查点，是细胞感应到纺锤体结构异常如染色体在赤道板处的排列异常、纺锤体丝纤维在着丝点处的异常附着或缺如、游离染色体等而引发的检查点机制。纺锤体或 M 期检查点能确保姊妹染色单体均等、准确的分裂和分配到两个子细胞，维持细胞的染色体结构和数目稳定性。M 期检查点机制异常或非正常的 M 期阻滞延长，与癌症发生有密切的联系。

有丝分裂激酶 Aurora 是 M 期检查点的关键性调节分子之一，参与了包括中心体分裂、二极体纺锤体的形成、染色单体分裂和胞质分裂等有丝分裂的全过程。人类有 Aurora A、B、C，Aurora A 蛋白水平和激酶活性在 G_2 期就达到高峰，直到 M 期过程的结束。在 M 期中，TPX2 与 Aurora A 结合，阻止后者分子 T 环位点的 pT288 被磷酸酶 PP1 的去磷酸化，保持 Aurora A 的激酶活性。PLK1 也是一个参与 M 期全过程调节的激酶，能介导 TPX2 磷酸化，由此维持 Aurora A 的活性状态。细胞受到照射后，TPX2 蛋白被快速降解。而且电离辐射还能选择性地抑制 TPX2 的蛋白翻译活性。其结果导致 Aurora A 失去与 TPX2

结合的机会而发生 T 环 pT288 位点去磷酸化，由此失去活性，导致细胞 M 期阻滞。除此以外，DNA-PKcs、PLK1、ATM、Chk2 等失活，也会导致电离辐射诱发的 M 期阻滞延长，甚至细胞发生有丝分裂灾变死亡或凋亡。

第三节 电离辐射导致细胞死亡及其机制

致细胞死亡是电离辐射确定效应发生的根本，前面已经提到不同来源组织细胞对电离辐射致死效应的敏感性存在一定的差异。不仅如此，不同组织细胞、不同剂量照射，细胞死亡的方式和发生机制也会有所不同。电离辐射诱发哺乳动物细胞死亡的方式有多种，包括坏死(necrosis)、凋亡(apoptosis)、细胞自噬死亡(autophagic cell death)和有丝分裂灾变(mitotic catastrophe)等，其中研究最为透彻的是程序性细胞死亡(programmed cell death, PCD)，即凋亡。虽然各种死亡方式的发生机制不尽相同，但也会有共同的调节分子或效应分子，或信号通路的交叉点。

一、细胞间期死亡与增殖死亡

(一) 间期死亡与增殖死亡的概念

有很长一段时间，在放射生物学领域中将电离辐射诱发的细胞死亡分为间期死亡(interphase death)和增殖死亡(reproductive death)两种类型，这两种类型的细胞死亡是从细胞生活周期中死亡出现的时期来划分的。间期死亡是指受照射细胞未经细胞分裂即在细胞间期发生死亡。而增殖死亡是指受照射的细胞丧失了继续增殖生长的能力，通常是细胞并不是在受照射的当代死亡，而是在经过一个或数个有丝分裂周期后丧失代谢活动和细胞功能而死亡。经典的证据是，在进行受照细胞的克隆形成分析实验中，可以看到有部分细胞可继续经历 1～4 次分裂后长成细小克隆，随后其后代细胞全部死亡。因此，细胞克隆实验通常在细胞接种后需要培养 10 d 左右时间，一般是将多余 50 个细胞的克隆才计数为存活细胞克隆。

放射诱发细胞间期死亡可以归类三种：① 相对放射敏感的组织细胞，如外周血淋巴细胞、胸腺细胞等非分裂增殖细胞或分裂能力有限的细胞，几个 Gy 剂量照射就可诱发细胞间期死亡；② 相对放射不敏感的组织细胞，如不分裂的分化成熟的神经细胞或肌肉细胞，分裂缓慢细胞(如肝细胞)，需要几十甚至上百个 Gy 照射；③ 体外培养的哺乳动物细胞，一般也需要大剂量照射才发生间期死亡。

(二) 间期死亡的生化机制

1. 能量耗竭与代谢障碍

细胞在间期死亡过程中生化代谢发生了多方面的变化，而最显著的是能量代谢的变化。电离辐射可以引起细胞线粒体的氧化磷酸化的抑制，表现为高能磷酸键形成减少，而细胞耗氧并无明显变化。细胞核的磷酸化比线粒体更加敏感，受照射细胞的 ATP 合成显著减少。有学者研究观察 X 射线全身照射大鼠胸腺或植入不同淋巴肉瘤细胞的小鼠的脾脏线粒体氧化磷酸化和核磷酸化，发现凡是在照射后 2 h 核磷酸化抑制 50%的细胞基本上是发生间期死亡的细胞，其线粒体氧化磷酸化只受到轻微的抑制。由于淋巴细胞的线粒体数量少，维持代谢稳定的能力差，容易发生死亡。

也有学者研究了受照细胞的糖酵解的改变。在 0.18～0.7 Gy 这样相对低的剂量照射下，小鼠胸腺细胞发生了有氧糖酵解（Warburg 效应）的增加，乳酸含量明显增加，说明细胞试图通过糖酵解作用来补充能量的损失。一旦细胞糖酵解作用机制也丧失，细胞就趋向死亡。另外，乳酸的堆积会造成细胞微环境和内环境的酸化，一方面会抑制某些酶的活性，影响了细胞的其他生化代谢机制。另一方面，也可能会激活某些平时活性不高的酶如酸性 DNA 酶，导致生物大分子的降解，其中就包括细胞间期死亡时检测到可溶性染色质 DNA 降解的现象。

2. 膜结构的损伤

细胞的膜系统包括细胞质膜、核膜、线粒体等细胞器膜，保持生物膜结构的完整性和稳定性，对细胞功能调节、防御外来因素损伤发挥着重要的作用。有学者提出膜是除核 DNA 外的电离辐射生物效应的另一个靶分子。膜损伤是细胞间期死亡的主要机制之一。

细胞质膜的结构完整性被破坏或重要功能蛋白的结构损伤、活性改变，可能会增加膜的流动性和通透性，使离子的主动运输功能丧失，导致细胞肿胀死亡。

核膜损伤还会影响到 DNA 与膜的复合物的形成以及结合在复合物上的酶的活性，导致 DNA 合成起始过程受阻。核膜上细胞色素的丢失，会造成核磷酸化水平降低，是核内 ATP 缺乏的原因之一。

线粒体膜的损伤则会影响到线粒体的氧化磷酸化功能。溶酶体膜的脂质过氧化损伤，增加膜的通透性，会导致 DNA 酶和蛋白水解酶的溢出，损伤生物大分子。

3. 染色质结构损伤

核固缩是细胞间期死亡过程中的一个典型的形态学上的变化。早在 20 世纪 50 年代末期，就有学者首次发现受照射的小鼠脾脏中出现与正常染色质不同的、可被生理盐水提取的染色质降解的成分。此后，在受照射小鼠的多种组织中都检测到这种降解的染色质，与此同时，这些组织在照射后最初几个小时中都发生了明显的细胞间期死亡。在当时根据其化学性质，将这种降解成分称为“可溶性染色质”。很显然，这种降解成分不是游离的寡核苷酸，而是与组蛋白结合的 DNA。已明确，这就是细胞凋亡中的一个特征性生化改变指标即 DNA 梯状带谱（DNA ladder），通过琼脂糖凝胶电泳，可显示出规律性分子量间隔的条带，其最小单位正好是一个核小体的分子长度，梯状带谱也就是核小体的整倍累加体产物。细胞内源性 DNA 酶的激活，是导致 DNA 降解的根本，其中包括镁离子依赖的核酸内切酶 CAD（caspase-activated DNase），受其抑制分子 ICAD 的负调节，而 caspases 能降解 ICAD，从而释放出 CAD 的活性。另有核酸内切酶 GADD。还有一类酸性核酸酶，如 DNase II α、DNase II β 和 L-DNase II。

（三）增殖死亡的分子机制

上述细胞间期死亡的机制在增殖死亡中也都发挥了相应的作用。而核 DNA 损伤以及由此引发的 DNA 损伤反应（DNA damage response, DDR）的信号调节机制变化是细胞增殖死亡的主要的分子机制。

核 DNA 是电离辐射的敏感靶分子的最有力证据是来自放射性同位素掺入实验。Warters RL 和 Hofer KG 用 ^{125}I-UdR 和 ^{125}I-ConA 分别掺入到细胞核 DNA 或结合到细胞膜上，比较两者的辐射效应。发现^{125}I 掺入到核 DNA 中造成细胞死亡的 D_0 值 = 100 衰变/细胞，D_q = 0；而结合在膜上的^{125}I 致细胞死亡的 D_0 值 = 12 000 衰变/细胞，D_q = 10 000 衰变/细胞。说明直接照射 DNA 分子，只需要较小的剂量就能致细胞死亡，而辐照细胞膜，需要很多的剂量才能产生相应的辐射效应。还有 DNA 损伤修复缺陷细胞株普遍对放射致死效应敏感，也支持核 DNA 损伤是细胞死亡效应的关键分子事件，这在前文已做了介绍。增殖死亡的详细分子机制涉及 DNA 损伤、修复、凋亡等方面的调控机制，将在本书的有关章节分别介绍。

二、细胞坏死与细胞凋亡

（一）细胞坏死与凋亡的概念和特征

从细胞的形态病理特征和发生机制上，可将电离辐射诱发的细胞死亡划分为细胞坏死和细胞凋亡。

细胞坏死被认为是细胞的病理性被动死亡，电离辐射或某些化学损害剂及缺氧与营养不良等均导致细胞坏死。坏死细胞的膜通透性增高，致使细胞肿胀，细胞器特别是线粒体变形或肿大，坏死早期细胞核无明显形态学变化，最后细胞破裂。坏死的细胞裂解后释放出的内含物，会警醒先天免疫系统，引起局部炎症反应。组织细胞坏死后的愈合过程中常伴随组织器官的纤维化，形成瘢痕。细胞坏死早期会出现线粒体失能的早期信号，如线粒体产生大量的活性氧（ROS）系列、线粒体肿胀、ATP 耗竭、Ca^{2+} 稳态失衡，还有细胞器的核周聚集、多个蛋白酶特别是组织蛋白酶（cathepsin）和钙蛋白酶（calpain）激活、溶酶体破裂，最终细胞膜崩解。很显然，在某些极端的情况下，如去污剂作用、细胞冻融，细胞坏死是一个非调控的、不可逆转的过程。但是近年来的系列研究表明，某些情况下的细胞坏死可能是细胞“程序性死亡”的另一种形式，包含“程序性发生”和“程序性死亡过程”的双重意思。当细胞其他形式死亡如凋亡不能正常发生而细胞必须死亡时，坏死作为“替补”死亡方式被采用。细胞坏死可以出现在包括引发炎症反应在内的重要生理功能反应中，甚至是在机体正常的生理过程中发生，显示出程序性死亡的特点：① 发育，如：控制骨纵向生长的软骨细胞死亡方式；② 细胞膜上受体被其他生理性配体占位；③ 细胞坏死敏感性受遗传和表观遗传因素调节；④ 抑制某些酶或反应过程，可阻止坏死的发生；⑤ 抑制 caspases 可能将凋亡的死亡方式转变为坏死方式。

凋亡是在基因控制下自主地、按程序进行的细胞死亡过程，是一系列生化级联反应的后果，有其典型的细胞形态学特征，如核固缩、染色质浓集、凋亡小体形成等。早在 1842 年，德国科学家 Carl Vogt 在研究蟾蜍蝌蚪的发育中，就观察到和首次描述了细胞凋亡的概念，即程序性细胞死亡（programmed cell death, PCD）。1885 年，德国的解剖学和生物学家 Walther Flemming 对程序性细胞死亡过程做了更精确的描述。直到 1965 年，昆士兰大学的 John Kerr 使用电子显微镜研究组织细胞，首次辨识出凋亡细胞的形态。1972 年，约翰·克尔与 Andrew Wyllie 和 Alastair R Currie，三人共同在英国癌症杂志发表了一篇凋亡的开创性论文，非常详细地描述了凋亡的概念、细胞形态特征、生理和病理意义等。凋亡（apoptosis）一词源于希腊文，意指像树叶一样地凋谢脱落，反映了细胞死亡后的形态学变化。

有学者将细胞凋亡与程序性细胞死亡两个名词并用表示同一含义，但也有学者认为两者还是应该有所区分，这是基于并不是所有的程序性死亡细胞都具有人们描述凋亡的特征事实，其中细胞自噬死亡，也是一种细胞程序性死亡过程，无论是形态特征还是发生机制，都有别于凋亡。程序性死亡是一个功能性概念，起源于对动物或生物体的发育过程中细胞死亡现象的观察，描述在一个多细胞生物体中，某些细胞的死亡是个体发育中一个预定的、并受到严格的程序性控制的正常生理过程的一个部分。而凋亡是一个基于形态学变化的概念，所描述的是一种有着特征性形态学变化的与坏死完全不同的细胞死亡方式。细胞凋亡是细胞对包括电离辐射在内的环境刺激因子和其他生理或病理刺激信号的反应过程，是为了保持细胞内环境稳定和平衡所进行的细胞自杀，是一个主动过程。细胞坏死与凋亡的形态学特征如图 4.9 所示。

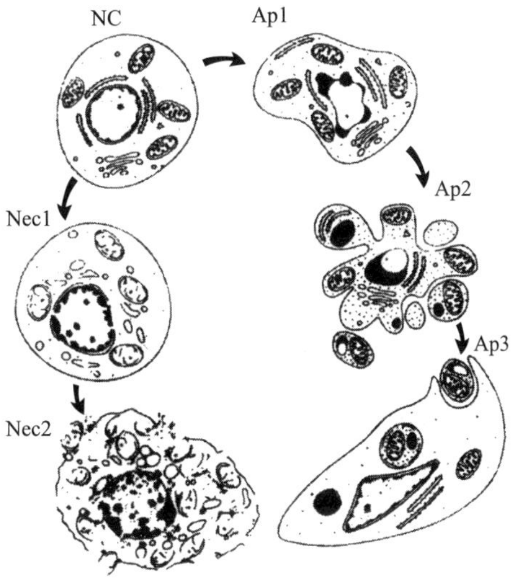

图 4.9　细胞坏死和凋亡的形态学变化图解
（左侧：细胞坏死；右侧：细胞凋亡）

NC—正常细胞；Ap1—凋亡开始，染色质开始变得异常致密和分段，成为紧靠核膜、轮廓清楚的物质，细胞核浓集、固缩；Ap2—细胞核降解为碎片，细胞表面显著卷曲，发展为梗茎状隆起物并形成细胞膜包裹着的凋亡小体；Ap3—凋亡小体被邻近细胞吞噬；Nec1—细胞坏死早期，染色质形成边际不规则的团块、细胞器明显膨胀，线粒体基质出现絮状物；Nec2—坏死后期，细胞膜碎裂，细胞崩解。（参考 Ker JF. Neglected opportunities in apoptosis research. Trends Cell Biol, 1995; 5: 55-57）

照射细胞的死亡方式与细胞的种类及受照剂量有关。如人胃成纤维细胞受照射后很少有凋亡细胞生成，而是发生细胞坏死。人急性 T 淋巴细胞白血病细胞 Molt-4 在受照射剂量大于 100 Gy 时表现为典型的细胞坏死。而当照射剂量减至 9～30 Gy 时，则既有细胞坏死又有细胞凋亡。无论是小鼠和人类外周血或免疫组织淋巴细胞，照射诱发死亡的方式与照射剂量有着密切的关系，大剂量 γ 射线照射后免疫组织淋巴细胞凋亡率迅速升高，在 6～12 Gy 范围内与照射剂量成正比；但照射剂量≥15 Gy 照射后凋亡率逐渐减少，随之而来的死亡坏死率显著增加。细胞凋亡和细胞死亡的区别扼要概括如表 4.1 所示。

表 4.1　细胞凋亡与坏死的区别

特　征	细胞凋亡	细胞坏死
诱发因素	生理反应死亡以及损伤刺激的病理死亡	强烈外界因素刺激的病理损伤
膜完整性	晚期丧失	早期丧失
细胞核	早期固缩、断裂，细胞膜泡状突起	晚期破裂
染色质	染色质浓缩，边缘化或半月状，凋亡小体形成	晚期碎裂
细胞器	无明显变化	肿胀破坏，内容物大量释放
生化变化	DNA 降解，电泳呈梯状带谱，胞内钙浓度失衡，特异蛋白酶激活，谷氨酰胺转移酶活性升高，有大分子合成代谢与修饰	DNA 弥散降解，电泳呈拖尾状分布，胞内钙浓度无变化，蛋白质水解酶作用，谷氨酰胺转移酶活性无变化，合成代谢终止

续表

特　征	细胞凋亡	细胞坏死
细胞结局	凋亡小体被吞噬	细胞崩解
炎症反应	无炎症反应	有炎症反应，波及周围细胞
死亡细胞分布	凋亡细胞分散于正常细胞间，可呈现单个细胞死亡	同一区域各种细胞成群死亡

(二) 细胞凋亡的分子机制

照射后细胞凋亡的发展大致分为 3 个阶段：① 引发阶段：亦称信号刺激阶段。在放射生物学方面，手机辐射、紫外线、活性氧、某些自由基、造成细胞 DNA 和膜损伤的因素都是诱发凋亡的刺激信号。造血因子和免疫因子等在体内失衡也是诱因；② 早期调控阶段：不同细胞照射后发生凋亡的潜伏期长短不一，胸腺细胞仅有数分钟，精原细胞数小时，腮腺细胞在低剂量照射后可能会延迟到几个月后才发生凋亡。在此期间，发生 DNA 损伤信号反应、辐射诱导的凋亡相关基因表达和转录因子生成，对影响凋亡的原癌基因、细胞因子、各种酶类或效应蛋白进行表达水平、蛋白翻译后修饰和活性调节；③ 执行阶段：染色质 DNA 和重要蛋白质降解，细胞膜结构改变，凋亡小体形成，凋亡小体被吞噬。

1. 调控细胞凋亡的基因及表达产物的功能调节

(1) 线虫的死亡基因和生存基因

生物体的进化过程中有很多的功能基因存在着高度保守性，因此各种模式生物被广泛应用于生理和病理机制的研究中。在线虫、果蝇、鼠和人的细胞中致死的基因和活存的基因分别在序列上有相当一部分同源，在凋亡过程中起着相同或相似的作用。细胞凋亡现象和诸多机制的阐明实验是在秀丽隐杆线虫(Caenorhabditis elegans)模型上进行的。秀丽隐杆线虫在胚胎发育期线虫有 1 090 个体细胞，其中发育过程中 131 个细胞死亡，有 959 个细胞存在于成熟个体。与死亡有关的基因共 14 个，其中 ced-3 和 cde-4 能引起细胞凋亡，被称为杀手基因或死亡基因。而 ced-9 却能抑制 ced-3 和 ced-4 阻止凋亡，被称为生存基因。

与之相对应，在哺乳动物细胞中已克隆了与 ced-3 家族同源的系列基因，即半胱氨酸天冬氨酸特异性蛋白酶(cysteine aspartic acid specific proteases, caspase)基因家族。包括 ced-3 的同源物 ICE(interleukin-1β converting enzyme)即 caspase 1，能切割前体白介素-1β，转化成具有活性的 IL-1β。另一个 ICE 成员是 apopain/CPP32 或 Yama 的半胱氨酸蛋白酶，能催化 poly(ADP-ribose)polymerase，PARP)裂解成为“死亡底物”，结果导致细胞的凋亡。还有与 ced-4 同源的 Apaf 基因家族，以及与 ced-9 与同源的 Bcl-2 基因家族。

(2) Bcl-2 基因家族

Bcl-2(B cell lymphoma-2, B 细胞淋巴瘤-2)是一个原癌基因，与淋巴瘤的发生有关。Bcl-2 基因能抑制多种因素引起的细胞凋亡。Bcl-2 蛋白附着于细细内膜结构上。转染 Bcl-2 基因完全可以取代线虫 ced-9 基因的作用。也能够调控 ced-3 和 ced-4 基因的表达。Bcl-2 并不改变细胞的增殖速度，而是通过对抗多种引起细胞凋亡的因素，延长细胞寿命，促进细胞生存。

基于其保守的 α 螺旋 Bcl-2 同源结构域(BH)数量，可将 Bcl-2 基因家族及其相关蛋白分为三个亚组：① 抗凋亡蛋白亚家族成员，或前存活(pro-survival)成员，含有全部 4 个 BH 结构域，包括 Bcl-2、Bcl-XL、Mcl-1、A1/BFL-1 和 Bcl-W 等；② 促凋亡蛋白亚家族成员，包括

BAx、BAK、BOK 等,含有 BH1、2、3 多个 BH 结构域;③ 前凋亡(pro-apoptotic)亚家族成员,包括 BID, BIM, BAD, NOXA, PUMA, HRK, BIK, BMF 等,只含有保守型 BH3 结构域。通常将 Bcl-2/Bax 的比例视为细胞凋亡与否的命运决定因素。

Bcl-2 能抑制辐射引起的细胞凋亡,向辐射敏感的淋巴细胞转染 Bcl-2 基因能够大大增加这类细胞对电离辐射的抗性。有实验证明 Bcl-2 能防止膜脂质过氧化物的产生,抑制 H_2O_2 诱导的细胞凋亡。通过抑制 Bcl-2 基因可以促进肿瘤细胞凋亡,甚至促其向正常细胞逆转。

(3) Fas 和 FasL 基因

Fas、APO-1 和 CD95 为同义词, Fas 属于肿瘤坏死因子受体(TNFR)家族,这个家族还包括多个神经生长因子受体(NGFR),如 CD27、CD30、CD40 等。Fas 基因编码的跨膜蛋白在胞浆区有一段 60~70 个氨基酸序列与 TNFR 同源,能介导细胞死亡,因此称为死亡结构域(death domain, DD)。APO-1 抗原即因它能介导 apoptosis 而命名。

Fas 配体(FasL)属于 TNF 家族,其他家族成员还有淋巴毒素、CD27、CD30 和 CD40 的配体和 TRAIL (TNF 相关诱导凋亡配体,TNF-related apoptosis-inducting ligand)等。

Fas/FasL 是介导细胞凋亡的一对膜蛋白,当 Fas 和 FasL 结合后可在数小时内诱发细胞凋亡。但如果 Fas 蛋白的死亡结构域缺失域,则 Fas/FasL 就不起作用。

Fas 系统在辐射所致的细胞凋亡中起着重要作用。射线能上调细胞内 Fas 基因的表达,且呈剂量依赖性,Fas/FasL 也介导了辐射所致的细胞凋亡。

(4) c-myc, Ras 基因

在细胞正常增殖调控中,c-myc 具有维持细胞分裂增殖的功能。外在信号改变或 DNA 受损时,它就参与诱导细胞凋亡。有实验证明 c-myc 诱导的细胞凋亡是通过激活 Fas/FasL 起作用的,也有资料显示 c-myc 与 Bcl-2 之间存在相互作用,Bcl-2 可抵制 c-myc 发出的细胞凋亡的指令,加速细胞增殖。

Ras 基因的作用方式和 c-myc 类似,它和 PKC 协同促进淋巴细胞凋亡。Bcl-2 的过度表达能消除 Ras 对凋亡的促进作用,在 Jurkat 细胞中活化的 Ras 介导了 Fas/FasL 引起的细胞凋亡。

(5) p53 基因

p53 被誉为细胞的守门者(gatekeeper),监视着细胞的生长、增殖、分化、DNA 损伤和修复、细胞周期和细胞凋亡。野生型 p53 基因对凋亡有促进作用,而突变型 p53 基因则对凋亡有抑制作用。突变型 p53 抑制凋亡的作用方式类似于 Bcl-2 抑制由 myc 介导凋亡的作用方式。

正常的生长情况下,p53 蛋白在细胞中浓度较低,半寿期较短,只有约 20 min,而且可能以无转录活性的潜伏形式(latent form)存在。当细胞处于应激状态时如电离辐射 DNA 损伤刺激下,p53 水平增高且被磷酸化修饰后活化成为转录因子。ATM 是 p53 的上游信号分子。已知的 p53 转录调节活性的重要作用底物有 p21、WAFI、Cipl、mdm2、Gadd45、周期蛋白 G、Bax 和 IGF-BP3 等。Bax 是上述 Bcl-2 家族的成员,IGF-BP3 是胰岛素样生长因子结合蛋白-3(insulin-like growth factor binding protein-3)。这两个蛋白比其他 p53 活化产物更为直接地控制着细胞凋亡。

实验证明,野生型 p53 小鼠胸腺细胞对低至 1 Gy 的辐照即发生相当多的细胞凋亡,而

p53 缺陷细胞在 2 Gy 的照射剂量下仍然存活。两个 p53 的等位基因都发生突变细胞的辐射抗性比单个等位基因发生突变的细胞的抗凋亡能力要强得多。

(6) Caspase 家族成员

Caspases 是近年来发现的一组存在于胞质溶胶中的结构上相关的半胱氨酸蛋白酶,它们的一个重要共同点是特异地切割天冬氨酸残基后的肽键,其家族有至少 11 个成员。其中 caspase 2、caspase 8、caspase 9 和 caspase 10 参与细胞凋亡的起始调节;参与细胞凋亡执行功能的则是 caspase 3、caspase 6 和 caspase 7,其中 caspase 3 和 caspase 7 具有相近的底物和抑制剂特异性,它们降解 PARP、DFF-45(DNA fragmentation factor-45),导致 DNA 修复的抑制并启动 DNA 的降解。而 caspase 6 的底物是 lamin A 和 keratin 18,它们的降解导致核纤层和细胞骨架的崩解;caspase 1 和 caspase 11,以及可能还有 caspase 4 被认为不直接参与凋亡信号的转导,它们主要参与白介素前体的活化。

目前认为细胞凋亡的起始者(caspase 2、8、9 和 10)和执行者(caspase 3、6 和 7)之间存在着上下游关系,即起始者活化执行者。凋亡起始者(caspase 2、8 和 10)的活化属于同性活化(homo activation)。caspase 8 和 caspase 10 含有串联重复的"死亡效应子"结构域(death effector domain,DED),而 caspase 2 和 caspase 9 则含有不同但类似的 caspase 募集结构域(caspase recruitment domain,CARD),这两种结构域是募召 caspase 2、caspase 8 和 caspase 10 所必需的。

(7) Survivin 基因

Survivin 基因产物是细胞凋亡的重要负调节分子,可能主要通过两条途径来抑制细胞凋亡:① 直接抑制凋亡效应酶 caspase 3 和 caspase 7 的活性来阻断各种刺激诱导的细胞凋亡过程。survivin 也可通过 p21 间接抑制 caspase; ② 与周期蛋白激酶 CDK4、CDK2 相互作用阻断凋亡信号转导通路。survivin 与 CDK4 结合,导致 CDK2/cyclin-E 激活和核糖体(Rb)磷酸化,Rb 磷酸化后启动细胞进入周期,加快 G_1/S 期的转换,使 p21 从 Survivin-CDK4 复合物中释放出来,与线粒体 pro-caspase 3 结合,抑制 caspase 3 活性,阻止线粒体释放细胞色素 C,抑制细胞凋亡。

2. 细胞凋亡过程中的蛋白酶切割/降解反应

Caspase 家族被称为细胞凋亡的杀手蛋白酶(killer proteases),某些成员是凋亡的执行者。细胞中合成的 caspase 是以无活性的酶原状态存在,经活化方能执行其功能。一般的蛋白酶活化时,只是将 N-末端的肽段切除,而 caspase 的活化则需在两个亚基的连接区的天冬氨酸位点进行切割,结果产生了由两个亚基组成的异二聚体(heterodime-rization),此即具有活性的酶。通常 N-末端的肽在活化时也被除去,但对于 caspase 7 是否去除 N-末端肽对活性无影响。

应该特别注意的是 caspase 的几个降解底物,如多腺苷二磷酸核糖聚合酶 (poly-ADP-ribose-polymerase, PARP),DNA 依赖的蛋白激酶催化亚基 (DNA-protein kinase catalytic subunit, DNK-PKcs)和 ATM 蛋白等,PARP 和 ATM 蛋白是 DNA 损伤的传感器,DNA-PKcs 是 DNA 修复所需要的。这些底物的降解对凋亡过程的进行具有重要意义。PARP 的切割产物被称为凋亡的"死亡底物"。

另一些底物正好相反,被切割后才能被激活而参与细胞凋亡,如 PKCθ、PKCδ、p21 激活的激酶等。还有一类底物是结构蛋白,如核纤层蛋白(lamins)、肌动蛋白等,可能与凋亡时的细胞形态改变有关。

凋亡蛋白酶活化因子(apoptotic protease activating factors,Apaf)蛋白家族是最近发现的与 ced-4 同源蛋白。Apaf-1 与 caspase 9 结合形成的复合物能引发凋亡时蛋白酶解的级联反应,caspase 3 能降解核酸酶 CAD(caspase-activated DNase)的抑制分子 ICAD,从而活化 CAD 降解 DNA。

参与细胞凋亡的还有非半胱天冬酶有颗粒酶(granzyme)、丝氨酸蛋白酶、Ca^{2+} 依赖的中性蛋白酶等。其中丝氨酸蛋白酶被认为也是参与染色质蛋白降解的主要酶类。

3. 细胞凋亡中的核酸内切酶和 DNA 片段化

染色质 DNA 的降解和电泳梯状带谱的出现是细胞凋亡的显著生化特征和标志。绝大多数凋亡细胞都有 DNA 降解,但也有少数并不出现电泳梯状带谱。染色质 DNA 片段化的机制比较复杂,是一个多酶级联反应的结果。至少包括 3 个方面:① 核酸内切酶激活,由潜伏状态进入活性状态。目前已发现的核酸内切酶接近 40 种,包括上述的 CAD 酶。在其中还有中性 2 价金属离子依赖的核酸内切酶,如 DNase Ⅰ、Nuc-18(cyclophilin,亲环蛋白)和 Ca^{2+}/Mg^{2+} 依赖的核酶内切酶 CMDE(Ca/Mg dependent endonuclease)。在核酸内切酶活化过程中,半胱天冬酶、丝氨酸蛋白酶、Ca^{2+}/钙调素依赖的蛋白质磷酸酶 PP2B(钙调磷酸酶,calcineurin)和 PARP 等参与其中。② 核酸内切酶在细胞内和核内的重新分布,这和凋亡过程中细胞器膜结构和功能的改变有关。线虫的核酸内切酶基因是 Nuc-Ⅰ,而它编码的酶类似于 DNaseⅡ。过去认为 DNaseⅡ是酸性酶,存在于细胞质溶酶体中,与染色质 DNA 降解关系不大,但从重新分布的观点和进化保守性的观点看,DNaseⅡ在凋亡中的作用值得重新考虑。③ 凋亡过程中染色质结构的变化,在 PARP 和拓扑异构酶等的协助下,染色质的环状结构被剪切,接下来是染色质核小体间的切割,其中有核酶和蛋白酶参加。

4. 细胞凋亡中的信号转导途径

电离辐射、活性氧、环境刺激 TNF-α、生长因子的撤除、药物的作用等都可触发细胞内信号转导途径,引起凋亡。关于细胞凋亡信号途径,又将其划分为有两条途径:外源性凋亡途径和内源性凋亡途径。

(1) 外源性凋亡途径

又称为死亡受体通路,是由胞外肿瘤坏死因子(TNF)超家族的死亡配体如 TNF-α、FasL/CD95L、TWEAK 和 TRAIL 引发的。这些配体和相关的细胞表面死亡受体(分别是 TNFR、Fas/CD95、DR3、DR4/DRS)结合,使受体三聚化(receptor clustering)并激活,三聚化的死亡受体通过其死亡结构域募集衔接蛋白如 TRADD 和(或)FADD。衔接蛋白通过死亡效应域(death effecter domain,DED)与 pro-caspase 8 形成复合物,称为死亡诱导信号复合物(death-inducing signaling complex,DISC)。pro-caspase 8 具有弱的催化活性,在 DISC 中局部浓度升高,可发生自我切割并活化。活化的 caspase 8 释放到胞质中启动 caspase 的级联反应,激活下游的效应 caspase,导致细胞凋亡。激活的 caspase 8 还能切割胞质中的 Bid 断裂称为 tBid,tBid 转移到线粒体中,诱导细胞色素 C 从线粒体释放进入胞浆,从而将死亡受体通路和线粒体通路联系起来,有效地扩大了凋亡信号。

(2) 内源性凋亡途径

又称为线粒体/细胞色素 C 介导的凋亡途径,线粒体不仅是细胞呼吸链和氧化磷酸化的场所,而且是细胞凋亡的调控中心。凋亡蛋白 Bax 促使细胞色素 C 从线粒体释放到胞浆中。释放到细胞浆的细胞色素 C 在 dATP 存在的条件下能与凋亡蛋白酶活化因子 1(Apaf-1)结合,使其形成多聚体,并促使 pro-caspase 9 与其结合形成凋亡小体(apoptosome),之后激活 caspase 9,被激活的 caspase 9 能激活其他的 caspase 如 caspase 3 等,从而诱导细胞凋亡。一般认为,电离辐射主要是通过线粒体/细胞色素 C 介导的途径诱发细胞凋亡。

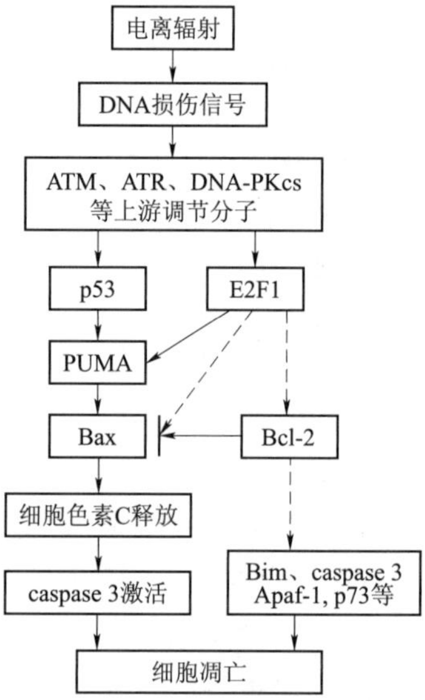

图 4.10 依赖和不依赖 p53 的细胞凋亡信号通路

对射线的生物效应说来,DNA 和膜两个辐射靶的刺激和损伤所引起的信号转导尤为重要。特别是在 DNA 损伤信号的刺激性,p53 蛋白在电离辐射诱发哺乳动物细胞凋亡的调节中处于中心主轴位置。而转录调节因子 E2F1 是近年揭示的另一条不依赖 p53 的凋亡信号通路的上游调控分子,两者之间有着共同的调控点(图 4.10)。E2F1 与 p53 共享有多个下游靶基因,如前凋亡蛋白 p73、Apaf-1, caspase 3 和 caspase 7 和凋亡调节蛋白 BIM、PUMA 和 Bax 等。以果蝇为研究模型,表明在发育过程中或大剂量电离辐射下,通过 E2F1 信号途径,能诱发非 p53 依赖的细胞凋亡。在黑色素瘤细胞中,E2F1 通过上调 PUMA 蛋白水平和诱导 Bax 从细胞浆转位到线粒体诱发细胞凋亡。

PUMA 和 Noxa/PMAIP1 是 Bcl-2 家族中的只含 BH3 保守结构域的亚家族成员。在电离辐射作用下,p53 被上游分子 ATM 或 DNA-PKcs 活化,随即激活包括 PUMA(p53 upregulated modulator of apoptosis)在内的一系列 DNA 损伤反应基因的转录活性。正常情况下,凋亡蛋白 Bax 与抗凋亡蛋白 Bcl-2 结合,活性受到抑制。PUMA 通过其 BH3 结构域取代 Bax/Bak 与 Bcl-2 家族抗凋亡蛋白结合,从而释放 Bax 活性,在线粒体的外膜形成多聚孔状结构,导致线粒体功能失调,细胞色素 C、SMAC 和凋亡诱导因子(apoptosis-inducing factor, AIF)释放到胞浆,激活 caspase(图 4.11)。

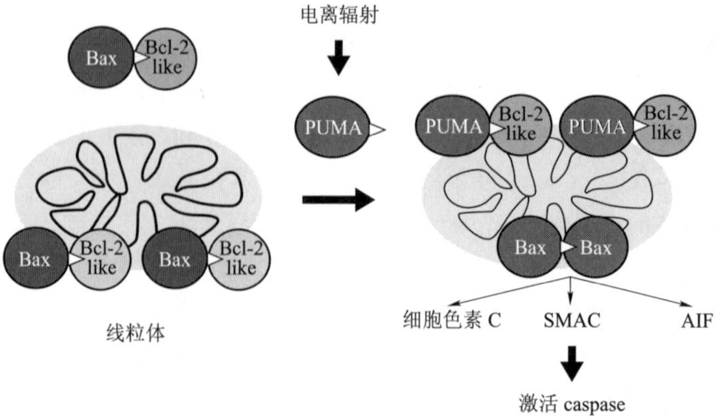

图 4.11 PUMA 通过结合抗凋亡蛋白 Bcl-2 释放凋亡蛋白 Bax 调节细胞凋亡的作用模式
(引自:Mustata G,et al. Development of small-molecule PUMA inhibitors for mitigating radiation-induced cell death. Curr Top Med Chem, 2011,11(3):281-290)

三、细胞自噬

细胞自噬与细胞放射损伤反应

1. 自噬的概念

“自噬”(autophagy)一词是由比利时科学家 Christian de Duve 在 1963 年首先提出，是指一些需降解的蛋白质和细胞器等胞浆成分被双层膜结构的自噬小泡包裹，被运送至溶酶体降解的过程，自噬性降解产生的氨基酸和其他一些小分子物质可被细胞再利用或产生能量。在某种意义上，自噬是真核细胞维持稳态、实现更新的一种重要的进化保守机制，其主要功能之一是机体生理过程、或在细胞受到死亡威胁或某些应激性反应时保持细胞的存活的机制，如饥饿、清除异常聚合或错误折叠的蛋白质、生长发育、抗衰老、先天免疫反应等。

细胞自噬过程起始于在细胞内形成一种称为隔离膜(isolation membrane)或吞噬泡(phagopore)的小囊泡样结构，其与有待降解的胞浆成分集结在一起，通过隔离膜延伸而包裹封闭胞浆成分形成一个双层膜的结构，即自噬体(autophagosome)。自噬体与溶酶体直接融合形成自噬溶酶体(autopholysome)，或先与内涵体融合形成自噬内涵体(amphisome)后再与溶酶体融合，包裹的胞浆成分最终在溶酶体酶的作用下被降解利用。细胞自噬主要有三种形式：微自噬(microautophagy)、巨自噬(macroautophagy)和分子伴侣介导的自噬(chaperone-mediated autophagy，CMA)。

除维持生理状态下机体的稳态功能外，越来越多的研究表明自噬失调可能与肿瘤、感染、神经退行性病变等疾病相关。近年来，不断有研究显示，自噬是放射损伤的重要细胞学反应之一。

2. 自噬与细胞放射损伤反应

电离辐射可诱发细胞自噬，但自噬在细胞放射损伤反应中的生物学意义有着截然相反的结论：活存与死亡。

有一系列研究表明，放射可诱发细胞产生保护性自噬。自噬抑制剂 3-甲基腺嘌呤(3-MA)，以及自噬相关基因如 atg3(autophagy-related 3)、agt4b、Beclinl 的小分子干扰 RNA 抑制自噬后，能显著提高放射抗拒细胞对电离辐射的敏感性。有学者推出，可能是癌干细胞(cancer stem cell)亚群的自噬增加而导致癌症的放射抗拒性。恶性胶质瘤中 $CD133^{+/+}$ 癌干细胞中高水平表达微管相关蛋白 LC3 (microtubule-associated protein light chain 3)、atg5 和 atg12。电离辐射可诱发 $CD133^{+/+}$ 癌干细胞比 CD133 阴性细胞更强的自噬作用。自噬有利于受照细胞的存活，其作用机制是通过自噬来降解因放射损伤导致的错误折叠或异常聚集的蛋白、受损分子或细胞器如线粒体，使这些受损的细胞成分的降解产物作为原料被循环再利用，从而有利于维持细胞的稳态平衡和促进细胞修复。

另一方面，自噬作为Ⅱ 型程序性细胞死亡机制被更多学者认可。通过抑制 mTOR 信号通路诱发细胞自噬，能显著提高某些癌细胞对电离辐射的敏感性。维生素 D 或其类似物，通过促发自噬能提高癌细胞的电离辐射敏感性。通常情况下，发生自噬死亡的细胞存在细胞凋亡机制的某种缺失，比如 p53 或 Bax 基因突变。

3. 细胞自噬机制

自噬是一个受到高度调节的细胞代谢过程，这一过程起始于 ULK 激酶(unc-51-like kinase)复合物的活化。ULK 复合物有 ULK1/2、atg13、FIP200 和 atg101 等构成，受 mTOR

调节。如细胞富有营养的状况下，mTOR 磷酸化 ULK1/2，进而抑制自噬。营养缺失时，mTOR 与 ULK1/2 解离，自噬激活。ULK 复合物的累积和激活，导致隔离膜的形成，后续的自噬小体的形成有赖于Ⅲ型磷脂酰肌醇-3-激酶（PI3K）即 Vps34 复合物。

Ⅲ型 PI3K 附着在隔离膜上，并进一步招募 atg3、atg5、atg7 和 LC3，允许隔离膜延伸、形成自噬小体。Beclinl-UVRAG（UV radiation resistance associated gene）和 Beclinl-Ambral 复合物激活自噬。而 Beclinl-Rubicon 复合物抑制Ⅲ型 PI3K，负调节自噬。在溶酶体膜蛋白 LAMP-2 和小 GTPase Rab7 的介导下，自噬小体或自噬囊泡与溶酶体融合，执行自噬。

值得一提的 atg5 蛋白是一个交叉串联凋亡（I 型程序性细胞死亡）与自噬机制的蛋白分子。在自噬中 atg5 与 atg12 连接附着在隔离膜形成自噬小体。在细胞凋亡的过程中，33 kDa 的全长 atg5 蛋白被 calpains 切割 C 端，产生一个 24 kDa 丧失自噬活性的片段。但是，这个片段会由胞浆转位到线粒体中，与抗凋亡分子 Bcl-xL 结合，激发细胞凋亡。

第四节　细胞放射损伤修复与细胞存活曲线

一、细胞放射损伤类型与修复

（一）致死性损伤(lethal damage, LD)

细胞内的关键靶点发生了电离事件，造成的损伤是不可逆的，不能被修复或被错误修复，导致不可挽回的细胞死亡。

（二）亚致死性损伤(sublethal damage,SLD)及修复

细胞内只有部分关键性靶点受到电离事件的破坏，只要给以足够时间，细胞可以对这些损伤进行修复，这种修复称为亚致死性损伤修复（sublethal damage recovery or repair，SLDR）。由于这种修复的存在，使分次照射时细胞存活率比总剂量一次照射时明显提高。在肿瘤放疗时正是利用这种修复制订合理的分次照射方案，使之有利于杀死肿瘤并有利于受照正常细胞的恢复。

（三）潜在致死性损伤(potentially lethal damage, PLD)及修复

PLD 的致死效应是潜在性的，在不进行干预的情况下可导致细胞死亡。如果改变受照细胞所处的状态，例如延迟接种或暂时置于不利于分裂的环境中，即可促进细胞恢复，免予死亡。这种恢复或修复，称为潜在致死性损伤修复（potentially lethal damage repair，PLDR）。肿瘤细胞受照后能在乏氧和营养不足的情况下增殖，如果给以适量的抑制剂以抑制 PLDR，可以增强放疗效果。

二、细胞存活曲线

（一）细胞的持续增殖能力与集落形成

细胞存活曲线描绘的是细胞具有持续增殖活性形成克隆或集落的能力，以辐照剂量与细胞存活分数之间的关系来表述。如果细胞受照后虽然具有一定的生理和生化功能，但只能暂时维持一两次或数次有丝分裂，已基本丧失完整的持续增殖能力，就不能看做是活存细

胞，而应作为非活细胞看待。这些细胞受电离辐射后，丧失完整的持续增殖能力，最终发生增殖死亡（reproductive death）。活存细胞应是能产生克隆或集落的克隆原性细胞（clonogenic cell），通常是受照细胞接种后培养大约 10 d，能持续增殖，能形成至少大于 50 个细胞的克隆。细胞存活分数或形成集落能力随着照射剂量的增加而下降，构成"剂量-存活曲线"，简称细胞存活曲线。

将培养的细胞用胰酶处理，制成单细胞悬浮液（single cell suspension），计细胞浓度。将已知数的细胞接种到培养皿中并用 X 射线或 γ 射线照射。然后继续培养 10 d 使细胞增殖，形成集落，计集落数。每皿中接种的细胞数应随照射剂量而增加，以确保计数的准确性。按下式计算某剂量照射下的细胞存活分数：

$$细胞存活分数=\frac{计数的集落数}{接种细胞数\times集落形成率}$$

$$集落形成率=未照射细胞的集落数\div未照射细胞的接种细胞数$$

（二）细胞存活曲线及参数

典型的细胞增殖死亡的剂量曲线，如以算术坐标表示，呈 S 形[图 4.12(a)]，如以对数坐标表示其存活分数则可得到如图 4.12(b)所示的带肩区的直线。这曲线基本上符合改良的多靶单击模型。D_0 表示直线部分的斜率，是使细胞活存分数下降 63%所需的剂量。从存活分数对坐标的 0.1 和 0.037 两点分别平行线与曲线的直线部分相交，然后分别作垂直线与剂量轴相交。剂量轴上两个相交点剂量之差即为 D_0。图中的 D_0 值为 1 Gy。D_0 代表细胞的平均致死剂量或平均灭活剂量，大多数哺乳动物细胞的 D_0 值在 1～2 Gy 之间。这是表示细胞内在辐射敏感性大小的主要参数。可以用 D_0 来比较不同细胞株的辐射敏感性。有时也用 D_{37} 来反映辐射敏感性，D_{37} 是细胞存活分数从 1.00 降至 0.37 的剂量。

$$D_{37}=D_0+D_q$$

D_q 是克服曲线肩部所需剂量。在单靶单击模型，剂量存活曲线是一条指数性直线，没有肩区，这时 D_{37} 等于 D_0[图 4.12(b)]。

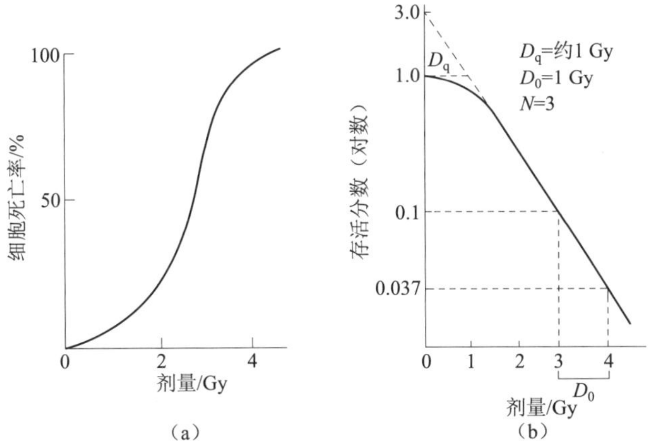

图 4.12　辐射引起哺乳动物细胞增殖死亡的细胞存活曲线及部分参数图解

将曲线的直线部分外推，使之与存活分数轴相交，相交点表示外推数 N，N 原称靶数或击中数。图 4.12(b)中 N 等于 3，对于大多数哺乳动物细胞，N=1～5，少数细胞 N 值可到 10～20。如果从存活分数 1.0 处作一平行线与上述外推线相交，相交点在剂量轴上的投影点即为准阈剂量(quasi-threshold dose,D_q)。对于急性照射的有氧细胞,D_q= 0.5～2.5 Gy。N 和 D_q 都是描述细胞对亚致死性损伤的承受能力,也反映了对这类损伤的修复能力。

$$D_q = D_0 \ln N$$

(三) 细胞存活曲线的数学模型

描述辐射剂量细胞存活率曲线的数学模型最初是从靶学说的概念提出的。随着放射生物学的发展,针对不同生物体、不同品质的射线、不同的修复条件,拟合了多种数学模型。

1. 单靶单击模型

这个模型假设受照生物体仅有一个对射线敏感的结构,即单靶,在此单靶中仅发生一次电离事件或仅有一个电离粒子穿过,即单击。单靶单击模型是靶学说的基础,也是细胞存活曲线数学模型的理论基础。这个模型适用于生物大分子、某些小病毒、某些细菌。在少数情况下,也适用于描述高 LET 辐射(如 α 粒子)所致的哺乳动物细胞恶性转化。

这个模型的表达公式为:

$$N/N_0 = e^{-D/D_0}$$

式中,N_0 是大分子的原始数,N 是受剂量 D 照射后的未失活分子数,N_0 是平均一次击中所需的剂量,简称为平均失活剂量,对细菌或其他细胞来说,称为平均致死剂量。这个公式显示出生物大分子活性随照射剂量的增加而呈指数下降的特性,故称为指数失活曲线。

2. 多靶单击模型

在一些辐射生物实验中,推测有两个或多个靶存在。例如,在受照射的精子 X 染色体有几个能显示致死突变的基因,这时显然不能用单靶模型。对于某些大的病毒和细菌、酵母菌落的多细胞系统、哺乳动物细胞都需使用多靶模型。在多靶单击模型中又可分为简单的初始斜率为零的模型和改良的初始斜率非零的模型两种。

简单的多靶单击模型的细胞存活分数(S)可用下式表示:

$$S = 1-(1-e^{-D/D_0})^N$$

式中,D 为受照剂量,D_0 为曲线指数区存活率每下降 63%所需的照射剂量,N 为外推数或靶数。这条曲线的初始斜率为 0,其余部分指数性直线。这个模型对受高 LET 照射的哺乳细胞比较合适。

改良的多靶单击模型是在上述简单型方程式上乘以一个带有指数失活特点的校正系数 e^{-D/D_0},得到下列方程式:

$$S = e^{-D/D_1}[1-(1-e^{-D/D_2})^N]$$

这个方程式对大多数细胞和较宽能量范围的射线都适用。

3. 线性平方模型(linear quadratic model, LQ 模型)

这个模型的方程式为:

$$S = e^{-(\alpha D+\beta D^2)}$$

这个模型的曲线不断向外弯曲,故又称连续弯曲曲线模型。曲线的初始斜率也不等于 0。曲线弯曲的程度是 α 和 β 值的函数。

这个方程式是 Kellerer Rossi 根据他们的二元辐射作用理论(theory of dual radiation action)提出的。这个理论认为单击效应和多击效应同时存在,总辐射效应由 αD 和 βD^2 的相对重要性决定。与此同时,Chadwick 和 Leenhous 提出了 DNA 双链断裂模型,把细胞死亡与 DNA 双链断裂(DSB)直接联系起来。以后又有人将辐射诱发的染色体畸变与细胞存活的关系用 LQ 模型来表达。如果由于一个电离粒子的通过而造成 DSB,这时 DSB 数与吸收剂量成正比(αD)。如果由于两个电离粒子的通过而造成,这时 DSB 数与吸收剂量的平方成正比(βD^2)。系数 α 和 β 值取决于 DNA 修复能力和细胞环境中的其他因数。αD 和 βD^2 是决定细胞死亡的两个成分。当 $\alpha D=\beta D^2$ 或 $D=\alpha/\beta$ 时,两个成分的杀伤效应相等。

LQ 模型是近 20 年来放射生物学研究的重大发展。现已广泛应用于放射生物学和临床放射治疗中的细胞放射敏感性研究。根据正常组织和肿瘤之间 α/β 的不同,改进分次照射方案,可使正常组织的反应相对轻于对肿瘤的杀伤,从而提高放疗效果。

(四) 分次照射的细胞存活曲线

亚致死性损伤的修复是肿瘤放疗分次照射的理论基础。在这方面引入了有效的剂量存活曲线(effective dose survival curve)的概念。将所给的大照射剂量分割为一系列相等的小剂量部分,分次的时间间隔要足以满足细胞行使 SLD 修复。每个分次照射(例如,每日照射 2 Gy)都有存活曲线的肩段出现,并在放疗过程中多次重复。从起点经过每个分次存活曲线的肩段点连成一直线,这样可得到指数函数的有效剂量存活曲线(图 4.13)。

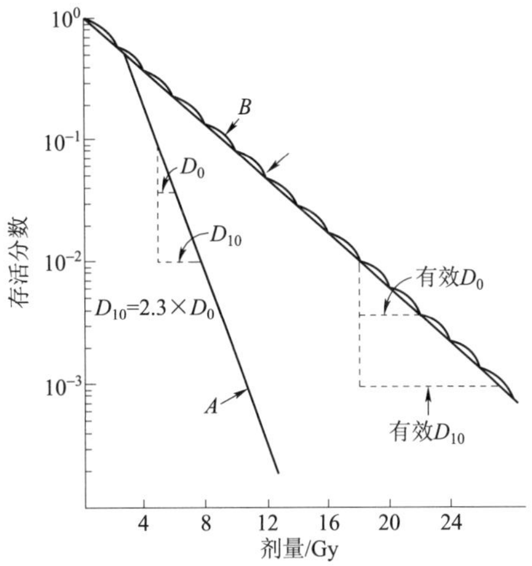

图 4.13　分次照射的有效剂量存活曲线

A—单次照射;*B*—分次照射

(引自:Hall EJ. Radiobiology for radiologist. 4th ed. Philadephia: Lippincott, 1994: 29-44)

为了放疗时计算方便,常采用杀死 90% 肿瘤细胞所需的剂量 D_{10}。

$$D_{10}=2.3\times D$$

在此,2.3 是 10 倍的自然对数。

与一次照射比较,分次照射能在一定程度上保护正常组织,因为在放疗分次照射间隙中正常组织能进行亚致死性损伤修复和细胞增殖。相反,乏氧的肿瘤细胞修复亚致死性损伤的能力差,不能逃脱分次照射的杀伤。

第五节　电离辐射诱导细胞恶性转化

一、电离辐射致癌的理论基础

(一) 基因组 DNA 损伤是辐射致癌的分子基础

细胞受到电离辐射作用后,有许多生物大分子受到损伤,其中最重要的是基因组 DNA 损伤。电离辐射对 DNA 的损伤作用有两个途径:一是直接作用于生物大分子如 DNA,通过电离和激发使其发生化学键的断裂、化学基团修饰等,造成分子结构的改变和生物活性的变化,这种作用称为直接作用。二是射线与水分子相互作用,产生自由基等活化物质,后者再作用于生物分子,引起其损伤,此类作用称为间接作用。射线的直接作用和间接作用往往是同时存在且相辅相成的。

电离辐射产生 DNA 损伤形式多种多样，可归为 3 大类：DNA 单链断裂和双链断裂、碱基损伤和 DNA 交联，其中碱基损伤就有至少 30 多种形式。目前普遍认为未被修复或错误修复的 DNA 双链断裂是导致染色体畸变、基因突变和细胞死亡的最重要损伤，也是构成细胞恶性转化的主要分子基础。

发生在 DNA 分子中一定区域位点的电离辐射损伤，并不是以单一类型损伤出现，而是多种形式损伤并存，构成一定的“簇集”损伤(clustered damage)。这种“簇集”损伤可以是有电离辐射直接作用产生的多种损伤的集合，通常有 DNA 双链断裂的存在；也可以是电离辐射直接作用和间接作用各自产生的不同形式损伤的集合。一般认为，产生 DNA 双链断裂的能量必须高于电离阈值，但最近的报道显示，由电离辐射作用产生的电离核苷(ionized nucleotides)尽管其产生的次级电子的能量低于电离阈值，但确能诱发产生 DNA 双链断裂。簇集损伤的发生率和复杂度与辐射的线传能密度(LET)密切相关，低 LET 辐射诱发的 DNA 双链断裂损伤位点中约 30%是同时由 2 个或以上双链断裂构成的复杂簇集损伤，而高 LET 辐射的此比例就上升到 70%；另外，LET 辐射诱发的 DNA 链断裂有 60%伴随着碱基损伤，而高 LET 辐射的此比例就达到 90%。由此可见，高 LET 辐射诱发的 DNA 损伤更难修复，后果更为严重。

(二) 辐射诱发体细胞突变

电离辐射能诱发从单基因点突变到多个物理连锁基因缺失的广谱突变。目前认为基因自发突变常常是“成簇”发生在基因的特定位点，而辐射诱发基因点突变是随机分布的。辐射诱发的缺失突变常常包含有倒转和来自其他染色体的 DNA 序列的插入，包括正向和反向 DNA 重复序列。体细胞基因突变的剂量效应关系比染色体畸变效应更为复杂，受突变类型、基因本质、细胞对突变的耐受性、遗传背景、检测方法体系的稳定性等多因素的影响。既有线性剂量反应曲线又有线性平方剂量反应模型的研究报道，一般认为低剂量范围符合线性剂量反应规律。

(三) 辐射细胞的遗传不稳定性

辐射损伤细胞的某些表型变化是在经过很多次细胞分裂增殖后的子代细胞中才表现出来，如遗传不稳定性，它包括基因组不稳定性和染色体(数目)不稳定性。

1. 基因组不稳定性

在 20 世纪 90 年代初，有学者研究发现，田鼠细胞受到电离辐射作用后存活下来的单个细胞克隆系，其 hprt 基因突变频率是在持续上升，这种迟发突变的 DNA 结构变化图谱与辐射直接诱发的突变谱有明显的差别，主要是小的点突变事件而不是大片段的缺失和重排突变。还有如将处于单细胞阶段的小鼠胚胎进行照射，发现由此胚胎发育的成熟胎儿的皮肤细胞呈现出明显增加的染色体畸变和微核率，表现出持续的基因组不稳定性。应当指出，是 Kadim 等首次表明了辐射细胞的后代出现的遗传不稳定性。基因组不稳定性可以有多种表现形式，如基因突变、染色体畸变、微卫星不稳定性和凋亡等。

基因组不稳定性似乎在整体水平上更加明显。哈佛医学院 Little J 的实验室曾经完成过一个这样的实验研究，他们从 X 射线照射小鼠 C3H10T1/2 细胞中分离出数个转化克隆，把每个转化克隆分成两组，一组注射给未受免疫抑制的同系小鼠 C3H，另一组在体外培养传 25 代(约 6 个月)。在相同的时间内分别获取体外和体内培养细胞的亚克隆，提取 DNA

分析微卫星 DNA 不稳定性。结果发现体内生长的转化细胞发生了高频率的基因组重排（50%～100%），而在体外传代培养的转化细胞基因组重排率很低（<10%）。

2. 染色体不稳定性

前面所提到的染色体畸变是染色体结构变化，另外，染色体数目不稳定性也是细胞 DNA 辐射损伤后子代细胞的表型之一，染色体数目畸变包括非整倍体（亚二倍体、超二倍体）和多倍体。许多临床肿瘤细胞都具有染色体不稳定性表型。

二、辐射致癌的多阶段发展学说

对于肿瘤的形成过程，在学术理论界已产生了一定的共识，即是细胞进化和选择的多步骤克隆过程（muti-step clonal process）。首先是始动（initiation）阶段，是将正常的体细胞/干细胞转变成有成瘤潜力的细胞；接下来是促进（promotion）和进展（progression）阶段，是肿瘤的形成过程，发生了大量突变事件、细胞选择等变化。细胞间通信、有丝分裂原刺激、细胞分化因子、突变过程、细胞与组织间相互作用等在进展阶段发挥重要影响。肿瘤进展的终点是细胞群体完全转化成具有恶性表型的细胞。在人体内，电离辐射诱发肿瘤的形成往往需要几年、数十年的时间，其中致人类白血病的潜伏期最短，约 5 年时间。

（一）始动阶段及其主要分子事件

肿瘤发生的始动，可认为是来自致癌因素如电离辐射诱发的一个或多个稳定的、可不断向子代细胞传递的细胞分子学事件，如体细胞中关键靶的损伤，使细胞具有恶性转化的倾向性。电离辐射是一个有效的始动因素。细胞癌变的始动，既可能是 DNA 损伤的直接后果，也可能是辐照细胞的表观遗传机制作用的后果，使原癌基因的激活形成癌基因，过度表达。或通过抑癌基因的失活，或纯合子或杂合子缺失，基因点突变，表观遗传失活如基因甲基化。除了癌基因和抑癌基因的改变外，DNA 修复基因、细胞抗氧化反应调节基因的改变，在电离辐射损伤细胞中也可见到，这些基因的改变将会增加细胞的基因组不稳定的趋势，细胞基因突变积累。一般认为，始动过程是一个不可逆转的分子事件。但被始动的细胞有可能被细胞的防御机制（如修复、凋亡、免疫系统监视与消除）消除或淘汰。

（二）促进阶段

此阶段对癌症是否形成和实施形成有重要作用。促进此阶段的重要特征是可以促进细胞的分裂增殖，使被始动的干细胞克隆增殖扩展成一个非终末细胞组成的病灶——癌前病变。始动和促进可涉及遗传、继发的细胞改变、表观遗传变化的结合作用。从癌前阶段到恶性转化，直至细胞克隆群体的肿瘤形成，辐射扮演了一个始动因子的作用。促进因子作用有 3 个特征：① 本身单独作用时，只有很低的潜能。但始动之后，其致癌后果很强；② 与始动剂不同，在低浓度下，即可起到明显作用；③ 促进效应通常可被逆转。电离辐射除始动作用外，也有促进的作用。如辐射诱发乳腺癌的促进剂——催乳素，可以促进乳癌细胞增殖。

（三）恶性发展阶段

经过始动和促进阶段，正常细胞逐渐出现恶性发展的表型变化，直至转化为癌细胞。此阶段的重要特征是病变从原发性肿瘤扩散或遗传表型转移，向其他部位形成继发病灶或转移。致癌因子和致突变因子是有效的发展因子。实验证明，慢性重复照射诱发癌症的过程不大可能只归因于单独某一次照射的始动效果，后来继续的照射作为发展因子，发挥了重要作用。

致癌的多阶段学说在临床和病理学上的反映是在癌症尚未被发现之前，往往有一个很长的潜伏期。在癌前期，组织中出现异常增生的细胞即不典型性增生，发展到重度不典型增生时多数最终发展为癌。上皮细胞癌变之初，癌细胞局限于原来上皮的位置，称为原位癌。继而原位癌向周围扩展成为浸润癌。

三、辐射致癌的机制

尽管辐射致癌的实验动物研究和人体观察已开展了许多年，但到目前可用于阐述辐射致癌的特异性机制的实验依据仍然不多。多年来，一直认为低 LET 电离辐射作用主要是产生细胞癌变的早期事件，即作为肿瘤的启动因子。此观点主要基于以下观察：① 年轻时受到照射的动物或人类一生中发生肿瘤的敏感性明显增加；② 在动物实验中，与化学致癌因子联合作用表明对皮肤癌的发生主要是产生启动效应，对已被化学物启动的动物模型，电离辐射的促进作用是相当有限的；③ 低 LET 辐射单次急性照射足以产生剂量依赖的增加癌症危险性，剂量延长照射会降低危险性。有关电离辐射是启动细胞恶性转化的早期事件的直接证据，有来自辐射诱发小鼠和大鼠乳癌和甲状腺癌的实验模型等。

实验研究提出了一个问题，就是辐射产生的早期事件是辐射的直接染色体或基因突变效应的结果，还是由于辐射引起基因组不稳定性而导致突变或染色体重排的间接作用结果。我们都知道，人类肿瘤的发生过程中常常伴随着获得性基因组不稳定性表型。遭受照射后存活下来的细胞，经过很多代以后还会出现新的染色体或基因突变。辐射细胞的基因组不稳定性发生率高达 10%～50%，似乎很难通过辐射诱发某个特定基因或家族基因的突变来解释。与辐射致癌关系相对密切的一种不稳定性形式是染色体端粒异常。哺乳类细胞染色体末端含有端粒重复序列“帽”(TTAGGG)*n*，体外培养的正常人细胞的端粒发生短化或不稳定，是细胞衰老的一个自然特征。辐射诱发的白血病细胞，常见有染色体的不稳定性易位，在辐射诱发的动物白血病模型中也常见有染色体缺失或易位断点。人的二倍体成纤维细胞受到照射后发生渐进性的染色体不稳定性变化等，都有可能与端粒不稳定性有关。

BALB/c 小鼠是辐射敏感小鼠(如组织损伤、乳腺肿瘤)，C_{57}BL/6 是辐射抗性小鼠。从受照的 BALB/c 小鼠分离出来的乳腺上皮细胞比从同样剂量照射 C_{57}BL/6 小鼠的细胞要表现出更多的染色单体型畸变。遗传和生化分析表明 BALB/c 小鼠携带比较罕见的 DNA-PKcs 基因突变体并表现出 DNA 双链断裂修复能力的缺陷。还有其他的研究也表明 DNA-PKcs 功能与端粒完整性和基因组稳定性的关系。

应当指出，有关基因组不稳定性与辐射致癌相关性问题，也有相反的实验结果，认为辐射诱发的基因组(造血干祖细胞)不稳定性与小鼠白血病和淋巴瘤的发生率缺乏直接的相关性。

α 粒子辐射被认为是比低 LET 辐射更容易诱发基因组不稳定性，而且还存在旁观者效应(bystander effect)，即在 α 粒子照射细胞的周围没有直接受到照射的细胞也发生了遗传不稳定性。更有意思的实验是将体外照射的骨髓细胞移植到体内时，会产生超量染色单体畸变，即出现整体水平的旁观者效应。

总之，辐射诱发遗传不稳定性的机制及在细胞恶性转化过程中的贡献还有待更深入的研究。细胞遗传稳定性包括基因组稳定性和染色体数目稳定性，机体受到环境因素作用后，维持细胞的遗传稳定性是确保正常生命的延续和健康活动的关键。DNA 损伤与修复机制和细胞周期检查点机制，是维持细胞遗传稳定性的两大主要机制，也是环境因子与遗传因素交互作用的中心调控环节。

围绕 α 粒子辐射诱发人支气管上皮细胞恶性转化的细胞模型，开展的辐射致癌效应与机制研究取得了一系列研究进展。① 辐射致癌的遗传不稳定性特征有 2 号染色体和 12 号染色体长臂增加、染色体缺失与数目不稳定呈进行性发展、DNA 修复缺陷和部分癌变细胞系辐射敏感性增加；② 细胞恶性转化早期多个 DNA 修复基因表达抑制或点突变，纺锤体检测点机制异常，辐射细胞成为“活跃突变”表型；③ 在细胞恶性转化过程中，DNA-PKcs 基因表达先下调后增加的特殊变化，并在人肺癌和肝癌组织中证实其异常表达。发现 DNA-PKcs 在维持原癌基因 c-myc 蛋白稳定性中的关键作用，奠定了 DNA-PKcs 异常高表达与细胞癌变相关的理论基础；④ 辐射致癌细胞中纺锤体检测点和细胞凋亡机制发生改变；⑤ Smad7 过表达，导致 TGF-β 信号通路机制异常，是细胞增殖失调控的机制之一。

思考题

1. 细胞周期不同时相的辐射敏感性差异?
2. 简述 DNA 损伤修复与细胞放射敏感性的关系。
3. 简述电离辐射对细胞周期进程的影响
4. 简述细胞坏死与凋亡的区别。
5. 细胞存活曲线如何理解?
6. 简述电离辐射诱导细胞恶性转化的机制。

（周平坤）

参考文献

[1] Apel A, Herr I, Schwarz H, et al. Blockedautophagysensi-tizesresistantcarcinomacellssto radiationthe rapy. Cancer Res. , 2008, 68: 1485-1494.

[2] Huang Z, Cheng L, Guryanova OA, et al. Cancer stem cells in glioblastoma-molecular signaling and therapeutic targeting. Protein Cell,2010,1(7): 638-655.

[3] Huo YY, Zhou PK, Wu DC. Increased Smad7 expression and its significance to proliferation and TGF-β mediated cell growth suppression in human branchial epithelial carcinogenesis. In: Tumorigenesis Research Advances. Chief Editor: DK Wang. Nova Science Publishers, Inc. ISBN-13: 978-1-60021-817-1, ISBN-10: 1-60021-817-2, 2007, pp179-200.

[4] Jette CA, Flanagan AM, Ryan J, et al. BIM and other BCL-2 family proteins exhibit cross-species conservation of function between zebrafish and mammals. Cell Death Differ, 2008, 15(6):1063-1072.

[5] Kuwahara Y, Oikawa T, Ochiai Y, et al. Enhancement of autophagy is a potential modality for tumors refractory to radiotherapy. Cell Death and Disease, 2011, 2: e177.

[6] Lamarche BJ, Orazio NI, Weitzman MD. The MRN complex in double-strand break repair and telomere maintenance. FEBS Lett, 2010,584(17): 3682-3695.

[7] Lomonaco SL, Finniss S, Xiang C, et al. Theinduction of autophagybygamma-radiation contributes to

the radioresistance of glioma stem cells. Int. J Cancer, 2009, 125, 717-722.

[8] Masunaga S, Matsumoto Y, Kashino G, et al. Significance of manipulating tumour hypoxia and radiation dose rate in terms of local tumour response and lung metastatic potential, referring to the response of quiescent cell populations. Br J Radiol. , 2010, 83(993):776-784.

[9] Masunaga S, Hirayama R, Uzawa A, et al. Influence of manipulating hypoxia in solid tumors on the radiation dose-rate effect in vivo, with reference to that in the quiescent cell population. Jpn J Radiol. , 2010, 28(2):132-142.

[10] Masunaga S, Nagasawa H, Liu Y, et al. Evaluation of the radiosensitivity of the oxygenated tumor cell fractions in quiescent cell populations within solid tumors. Radiat Res. , 2010, 174(4):459-466.

[11] McCord AM, Jamal M, Williams ES, et al. CD133$^+$ glioblastoma stem-like cells are radiosensitive with a defective DNA damage response compared with established cell lines. Clin Cancer Res. , 2009, 15(16):5145-5153.

[12] Mustata G, Li M, Zevola N, et al. Development of Small-Molecule PUMA Inhibitors for Mitigating Radiation-Induced Cell Death. Curr Top Med Chem. , 2011, 11(3): 281-290.

[13] Radford IR, Murphy TK. Radiation response of mouse lymphoid and myeloid cell lines. Part III. Different signals can lead to apoptosis and may influence sensitivity to killing by DNA double-strand breakage. Int J Radiat Biol. , 1994, 65(2):229-239.

[14] Rich JN. Cancer stem cells in radiation resistance. Cancer Res. ,2007,67(19):8980-8984.

[15] Riley T, Sontag E, Chen P, et al. Transcriptional control of human p53-regulated genes. Nat Rev Mol Cell Biol. , 2008, 9:402-412.

[16] Rodriguez-Rocha H, Garcia A, Panayiotidis M, et al. DNA damage and autophagy. Mutat Res. , 2011, 711(1-2): 158-166.

[17] Shang ZF, Huang B, Xu QZ, et al. Inactivation of DNA-dependent protein kinase leads to spindle disruption and mitotic catastrophe with attenuated Chk2 phosphorylation in response to DNA damage. Cancer Research, 2010, 70(9): 3657-3666.

[18] Taylor WR, Stark GR. Regulation of the G_2/M transition by p53. Oncogene. 2001, 20:1803-1815.

[19] Yu J, Zhang L. PUMA, a potent killer with or without p53. Oncogene, 2008, 27(Suppl 1): S71-S83.

[20] Wilson EN, Bristol ML, Di X, et al. A switch between cytoprotection and cytotoxic autophagy in the radio sensitization of breast tumor cells by chloroquine and vitamin D. Horm Cancer, 2011, 2(5): 272-285.

[21] Zeng X, Kinsella TJ. Impact of atophagy on chemotherapy and radiotherapy mediated tumor cytotoxicity: "to live or not to live". Frontiers in Oncology, 2011, 1:30.

[22] Zhou PK, Sproston ARM, Marples B, et al. The radiosensitivity of human fibroblast cell lines correlates with the residual levels of DNA double-strand breaks. Radiotherapy and Oncology, 1998, 47(3): 271-276.

[23] 孙建湘,孙伟建,周平坤. DNA 双链断裂残留损伤与癌细胞辐射敏感性研究. 中华放射医学与防护杂志,2008,28(5):495-498,529.

[24] 童新,孙志贤. 辐射所致细胞死亡的分子机理//夏寿萱主编. 放射生物学. 北京:军事医学科学出版社,1998,178-212.

[25] 魏康. 细胞辐射敏感性的差异及特点//吴德昌主编. 放射医学. 北京:军事医学科学出版社,2001.

[26] 吴德昌. 辐射致癌效应//吴德昌主编. 放射医学. 北京:军事医学科学出版社,2001.

[27] 夏寿萱. 辐射的细胞生物学效//吴德昌主编. 放射医学. 北京:军事医学科学出版社,2001.

[28] 周平坤主编．辐射致癌效应与机理. 北京：军事医学科学出版社，2007，9.
[29] 周平坤，隋建丽，吴德昌. α粒子诱发癌变细胞的纺锤体损伤凋亡机理研究．中华放射医学与防护杂志，2005，25(1)：6-8.
[30] 隋建丽，范保星，孙敬芬，周平坤. α粒子诱发人支气管上皮细胞癌变的DNA修复基因表达谱研究．癌变·突变·畸变，2004，16：257-260.

■第五章■

电离辐射对神经和内分泌系统的作用

第一节　电离辐射对神经系统的影响

神经系统(nervous system)是机体内起主导作用的功能调节系统。人体的结构与功能均极为复杂,体内各器官、系统的功能和各种生理过程都不是各自孤立地进行,而是在神经系统的直接或间接调节控制下,互相联系、相互影响、密切配合,使人体成为一个完整统一的有机体,实现和维持正常的生命活动。同时,神经系统对人们生活中体内各种功能的产生不断进行迅速而完善的调整,使机体适应体内外环境的变化。可见,神经系统在人体生命活动中起着主导的调节作用。但是当受到电离辐射作用后,中枢神经系统的功能即受到影响。

一、神经系统的结构和功能

神经系统是由神经细胞(神经元)和神经胶质所组成。而神经元(neuron)、星形胶质细胞(astrocyte)、少突胶质细胞(oligodendrocyte)等是由存在于成体脑组织中的一种干细胞分化而来。

(一) 神经干细胞

神经干细胞(neural stem cell,NSCs)是一类具有分裂潜能和自我更新能力的母细胞,它可以通过不对等的分裂方式产生神经组织的各类细胞。

1989 年 Anderson 等首先提出了神经干细胞概念。1992 年,Reynolds 等利用"neuroptera"的特殊培养技术,成功地从成年大鼠纹状体中分离出了神经干细胞,并且进行了体外扩增,研究证明神经干细胞能分化为神经元、星形胶质细胞及少突胶质细胞。在 1998 年 Erikson 等则证实成人脑中同样存在神经干细胞。将神经干细胞的特性概括为:可以生成神经组织或来源于神经系统,具有自我更新能力,可以通过不对称细胞分裂产生新细胞,这些特点决定了它在常见的中枢神经系统退行性疾病与缺血性疾病中具有的潜在治疗性应用价值,由此有关 NSCs 的研究成为国内外神经科学领域研究的一个热点。其主要特点:

1) 多向分化潜能:神经干细胞可以向神经元、星形胶质细胞和少突胶质细胞分化。

2) 低免疫源性:神经干细胞是未分化的原始细胞,不表达成熟的细胞抗原,不被免疫系统识别。

3) 组织融合性好:可以与宿主的神经组织良好融合,并在宿主体内长期存活。

因此,神经干细胞用于临床治疗疾病,其机制:

1）患病部位组织损伤后释放各种趋化因子（chemotactic factor，CF），可以吸引神经干细胞聚集到损伤部位，并在局部微环境的作用下分化为不同种类的细胞，修复及补充损伤的神经细胞。由于缺血、缺氧导致的血管内皮细胞、胶质细胞的损伤，使局部通透性增加，另外在多种黏附分子的作用下，神经干细胞可以透过血脑屏障，高浓度的聚集在损伤部位；

2）神经干细胞可以分泌多种神经营养因子，促进损伤细胞的修复；

3）神经干细胞可以增强神经突触之间的联系，建立新的神经环路。

（二）神经元（神经细胞）

神经元（neuron）是一种高度特化的细胞，是神经系统的基本结构和功能单位，它具有感受刺激和传导兴奋的功能。神经元由胞体和突起两部分构成。胞体的中央有细胞核，核的周围为细胞质，胞质内除有一般细胞所具有的细胞器如线粒体、内质网等外，还含有特有的神经元纤维及尼氏体。神经元的突起根据形状和机能又分为树突（dendrite）和轴突（axon）。树突较短但分支较多，它接受冲动，并将冲动传至细胞体，各类神经元树突的数目多少不等，形态各异。每个神经元只发出一条轴突，长短不一，胞体发生出的冲动则沿轴突传出。根据突起的数目，可将神经元从形态上分为假单极神经元、双极神经元和多极神经元三大类。

神经细胞通过突触联系形成复杂的神经网络，完成神经系统的各种功能性活动。神经胶质细胞具有支持、保护和营养神经元的功能。神经胶质细胞在中枢神经系统主要是星形胶质细胞、少突胶质细胞、小胶质细胞（microglial cell）等，在周围神经系统主要是施万细胞（schwann cell）和卫星细胞（satellite cell）。近年来证明，在成年脑室和脊髓中央管腔形成的室管膜及其下层含有神经干细胞，具有增殖和多向分化的特点，在某种条件下能分化为神经元和神经胶质细胞。

（三）神经胶质

神经胶质（neuroglia）数目是神经元的10～50倍，突起无树突、轴突之分，胞体较小，胞浆中无神经原纤维和尼氏体，不具有传导冲动的功能。神经胶质对神经元起着支持、绝缘、营养和保护等作用，并参与构成血脑屏障。

中枢内除神经元和血管，其余空间主要由星形胶质细胞充填，形成支持神经元胞体和纤维的支架。星形胶质细胞也是中枢内的抗原呈递细胞，发挥免疫应答作用。当脑和脊髓受损而变性时，小胶质细胞能转变成巨噬细胞，帮助清除变性的神经组织碎片。少突胶质细胞和施万细胞可分别在中枢和外周形成神经纤维髓鞘，其主要作用可能在于提高传导速度，其次是绝缘作用。

（四）神经系统的功能

1）神经系统负责调节和控制机体其他各系统的功能活动，使机体成为一个完整的统一体。

2）神经元之间的信息传递：① 神经元之间联系的基本方式是形成突触，突触由突触前膜、突触间隙和突触后膜构成，突触前膜内侧有大量线粒体和囊泡，不同类型突触所含囊泡的形态、大小及递质均不同。突触后膜上有递质作用的受体；② 信息传递的基本方式：化学性突触传递，缝隙连接、非突触性化学传递。

3）神经系统通过机体的功能活动，使机体适应不断变化的外界环境，维持机体与外界环境的平衡。

4）人类在长期的进化发展过程中，神经系统特别是大脑皮质得到了高度的发展，产生了语言和思维，人类不仅能被动地适应外界环境的变化，而且能主动地认识客观世界，改造客观世界，使自然界为人类服务，这是人类神经系统最重要的特点。

二、电离辐射对神经系统的效应

根据衡量放射敏感性的依据不同而异。以机能反应衡量其放射敏感性较高，小鼠受75 mGy X射线全身照射后15～30 min，下丘脑环磷酸腺苷（cyclic adenosine monophosphate，cAMP）含量迅速增高，环磷酸鸟苷（cyclic quanosine monophosphate，cGMP）含量迅速降低，照射后1 h，两者基本恢复正常。

若以形态衡量，则神经系统的辐射抗性很高。成熟的神经细胞出生后不再分裂，对射线不敏感；神经胶质细胞只有在外界刺激需要时才分裂增殖，对射线的敏感性也不高。

（一）神经干细胞的放射敏感性

以往认为中枢神经系统的神经元再生于出生前或出生后不久就停止了。近年的一些研究表明成年哺乳动物的脑组织仍然可不断产生新的神经元，并且证实在人脑组织中同样存在神经干细胞。那么电离辐射作用后神经干细胞的增殖和分化及其功能的改变如何受到生物学界的关注。一直以来神经系统的对射线的反应问题长期不被人们所重视，相关研究国内外少有报道。

近年来，通过辐射诱导神经干细胞的损伤研究表明，正常状态下成年哺乳动物侧脑室管膜下区终生存在神经干细胞（NSCs），在一定照射条件下NSCs可促进增殖分化成神经元和胶质细胞。然而神经干细胞在增殖、分化和迁移过程中不仅受到细胞本身基因表达的影响，同时也受到周围环境因素的影响，包括照射的不同剂量。经射线照射后，神经干细胞贴壁培养中，发现细胞逐渐长出突起，并随培养时间的增加，突起逐渐增长，细胞之间呈网状，经免疫荧光检测可见神经巢蛋白（nestin）阳性的神经干细胞，并随着照射剂量的加大，nestin阳性率逐渐降低。说明在一定剂量范围内，照射组较未照射组相比，神经元的比例增加，且随着剂量的增加，星形胶质细胞的比例也降低，说明一定剂量范围内，电离辐射能使神经干细胞分化为神经元的比例增加。因此，电离辐射作为一种外部因素同样对神经干细胞的分化产生影响。辐射可以刺激细胞的分化，有研究表明低剂量辐射可以诱导正常体细胞发生适应性反应，其中一个很重要的机制就是促进大剂量放射治疗引起的非成熟、幼稚化的、原始的细胞进一步分化为成熟的细胞。进一步证明电离辐射对神经干细胞的分化产生影响。不仅使在含有丝裂原EGF和bFGF培养条件下神经干细胞的分化比率增加，而且使在撤除丝裂原后细胞进入分化阶段后各分化细胞的比例发生改变。

通过实验观察^{60}Co-γ放射线照射对小鼠侧脑室管膜下区神经干细胞增殖的影响。结果提示：放射性脑损伤是迟发性和进行性，然而迟发性放射性脑损伤是否与放射线抑制室管膜下区神经干细胞的增殖分裂和影响损伤神经元和神经胶质细胞的修复，结果没有统计学差异。因此，神经干细胞不仅修复神经元缺失而且可以修复损伤的神经胶质，Groves将干细胞注入成鼠发生脱髓鞘病变的脊髓后，移植细胞可以修复受损的髓鞘。多能干细胞系及原代干细胞均具有在植入部位产生分化并产生具有局部特异性细胞的能力。

另有研究认为：实验大鼠受照射后神经细胞数量有所降低，周期受到抑制，但细胞分化未受到影响，表明胚胎期神经干细胞对辐射具有一定的辐射抗性；当受到^{60}Co-γ放射线照射后，在一定剂量低范围内发现神经细胞分化率增加；因此说明神经干细胞相对于胚胎干细胞分化主要是形成神经系统的细胞，比胚胎细胞更易控制定向分化等。

（二）发育中神经系统的放射敏感性

神经细胞的放射敏感性还因机体发育阶段不同而有很大的差别。成年动物的神经细胞的放射敏感性较低；而发育中的动物，特别是胚胎期和初生期的机体，其神经细胞的放射敏感性较高。许多动物实验资料证实，出生前受到较低剂量的照射，即可导致神经系统各种异常。妊娠大鼠接受低剂量氚水 0.005～0.038 Gy/d 照射 22 d，分娩后胎鼠大脑重量减少，并与剂量率相关（系数 $r=-0.97$）。较低剂量的氚水照射（剂量率 0.013 Gy/d，累积剂量 0.2～0.4 Gy）即可导致仔鼠于第 1 日龄、第 8 日龄和第 18 日龄时游泳姿势反射的发育受阻。进一步研究表明其受阻的机制，主要是阻碍了小脑和脑干的正常机能，后期大脑机能也受到影响。妊娠 16 d 的大鼠受 0.2～0.5 Gy 照射时，其仔鼠大脑皮层结构崩解，皮层外层的神经元变小，数目减小，分化不良，某些皮层变薄。

Schindler 认为辐射导致鼠脑的变化与年龄密切相关。应用^{137}Cs 10 Gy 照射 8 月龄、18 月龄或 28 月龄的鼠脑，照射后幼鼠幼稚神经元数减少，但老年大鼠不减少。同时也引起海马部位小神经胶质的激活，在老年大鼠最多，比成年大鼠多 4 倍，从而增加炎症蛋白，引起炎症，造成相应的神经功能缺损。

（三）急性照射对神经系统的影响

1. 神经系统的机能变化

无论是全身还是局部照射均可引起神经系统的机能改变。比如：放疗病人接受 50～100 R 的头部照射可引起运动中枢时相性变化。实验还证明大鼠全身照射 2 500 R 后血压下降，小剂量慢性照射与大剂量一次照射均可出现一系列临床症状，如恶心、呕吐、头晕、乏力等。

（1）高级神经活动的变化

电离辐射对机体神经活动的影响，在动物实验和临床方面有很多报道。动物受较低剂量照射时，高级神经活动表现为条件反射异常，食欲改变，逃离照射现场。临床上表现惊恐、烦躁不安和头痛等。

苏联一些科学家对照射后动物的条件反射进行了许多实验研究。发现动物或人受照后的条件反射有时相性变化。随着剂量增大变化更明显。人受照后早期条件反射减弱。超致死剂量照射后，发生运动失调、定向障碍等严重症状。猴子或猩猩受致死剂量照射后，识别动物的能力减弱，大鼠受几千 R（$1\ R=2.58\times10^{-4}$ C/kg）照射后，脑电出现时相性改变。

条件反射（conditional reflex）和皮层生物电（cortical bioelectricity）是研究皮层机能活动的重要方法。机体受照射后条件反射出现三个时相的变化：

第一阶段为初期变化时相，其特点是兴奋过程增强，即反应性增高，内抑制过程减弱，表现为条件反射的潜伏期缩短，条件反射量增加。在一定范围内，剂量越小，兴奋时相持续时间越长。反之，剂量越大，持续时间越短。

第二阶段为抑制期，其特点是皮层发生抑制，表现为条件反射量减少，人工条件反射消失，非条件反射也减弱，动物运动受限。

第三阶段为恢复期，其特点是皮层和皮层下逐渐从抑制状态下释放，皮层机能很不稳定。轻者在照后数日至 30 d 进入恢复期。放射损伤严重的动物往往不出现恢复期时相即已死亡。

皮层生物电的活动在急性照射后也有明显变化。初期皮层生物电活动强，兴奋性增高，然后降低，以后上下波动，极期再次下降。

(2) 自主神经系统机能变化

放射损伤时体内许多变化的发生与自主神经中枢（如间脑、丘脑、下丘脑及脊髓、脑干）的功能变化密切相关。全身照射后初期，丘脑、下丘脑和延髓均见生物电活动增强，数月后活动减弱，末期出现严重抑制。

急性放射损伤初期血液有形成分的变化：如立即的白细胞减少和随后的增多，与自主神经活动的变化有关，因为局部照射间脑可引起类似的变化。其他如心脏节律异常，体温调节障碍，消化系统机能低下，免疫功能抑制及血压下降，内分泌功能变化等都与自主神经系统的功能变化密切相关。例如大剂量照射后初期自主神经中枢的机能显著增强，如促肾上腺皮质激素释放激素（corticotropin releasing hormone，CRH）和促甲状腺激素释放激素（thyrotropin releasing hormone，TRH）分泌增多，从而使垂体的促肾上腺皮质激素（adrenocorticotropic hormone，ACTH）和促甲状腺激素（thyroid stimulating hormone，TSH）的分泌增多。引起相应的靶腺内分泌功能改变。照射后 3 d，下丘脑的神经分泌活动减弱。

(3) 神经感受器（sensor）的变化

全身照射后内感受性反射出现时相性变化，照射后立即发生反射增强，随即转为减弱，以后再次增强。而且内感受反射可表现为易衰性和反常性，如加压刺激反而使血压下降。

2. 神经系统的形态变化

在 LD_{50} 以下的剂量照射时，神经系统主要发生充血、水肿和出血，神经细胞无显著病变。日本广岛、长崎的原子弹受难者，其尸检材料都显示中枢神经系统有明显的形态改变，早期为明显的血液循环障碍，晚期则为脑组织的进行性坏死。

神经细胞是体内高度分化的有丝分裂后的细胞。一般认为，成熟的神经细胞在形态上对电离辐射具有较高的耐受性，但处于发育时期的神经元对辐射有较高的敏感性。大鼠大脑受 10～32 Gy 照射后 3 个月内海马区神经细胞发生了明显的细胞凋亡，并有时相性特征。32 Gy 照射后 3 个月海马区出现坏死灶。神经细胞坏死可伴随神经胶质细胞反应。星形胶质细胞是辐射导致中枢神经损伤中最早出现反应的细胞之一。轻者肿胀，重者坏死，表现为核固缩、核碎裂或核溶解。早期还突出表现为具有活跃的吞噬功能。尤其在幼年动物中，反映天门冬氨酸氨基转移酶（aspartate aminotransferase，AST）不仅含有吞噬的脂滴，不规则的板层状髓鞘结构，还见吞入多个完整的红细胞。小胶质细胞受损很严重，胞浆淡染，核浓缩或肥大。Danagiotakos 等的研究证实 25 Gy 照射成年鼠脑 15 月时，其间导致大鼠神经干细胞不可逆的损伤并杀伤少突胶质细胞。少突胶质细胞受照后发生凋亡，也可发生核浓缩或肿胀，少突胶质细胞的丢失直接导致脱髓鞘。脑血管充血，周围水肿，内皮细胞脱落，出现炎症反应；脑组织和脑膜出血，引起血脑屏障，血管通透性增加。

周围神经系统损伤主要见于交感神经。交感神经节内神经细胞在受照后胞浆内出现透明区，神经纤维嗜银性物质增多。随后神经细胞坏死，神经纤维溶解，脱髓鞘。

恢复期，神经系统各种病变逐渐减轻而恢复。损伤严重者结缔组织增生，血管壁变性及其周围纤维化，或发生脑坏死，脊髓炎。

3. 神经系统损伤的机制

照射后神经组织的生物化学变化，是机能和形态变化的物质基础。

电离辐射作用后，中枢系统活性氧(ROS)增加，易与髓磷脂作用，使髓磷脂发生氧化损伤。狗受 3～6 Gy γ 射线照射后，脑 ATP 含量降低。超致死剂量照射家兔后，脑内氧耗量减少，皮层和脑桥线粒体氧化磷酸化受抑。大鼠受 7 Gy 照射后 4～10 d，脑 DNA 含量减少，20 Gy 照射后 1 d DNA 含量即已下降，RNA 含量在 30 min 即已减少，并持续多日；DNA 和 RNA 的 ^{32}P 掺入量均减少。Kyrkanides 认为，无论体内还是体外的星形胶质细胞受照射后 IL-1β 和 TNF-α 水平均升高，这些细胞因子可直接损害血脑屏障，从而作用于神经元和神经胶质细胞，诱发其分泌更多的细胞因子或使其表面表达更多的细胞因子受体，引起脑细胞肿胀，释放各种神经毒性因子如氧自由基，从而破坏血脑屏障和造成细胞损伤。用不同剂量(25～35 Gy)照射大鼠后，内皮细胞和星形胶质细胞表达细胞间黏附分子-1(intercellular adhesion molecule 1，ICAM-1)均明显增多。前炎症细胞因子 IL-1β 和 TNF-α 是辐射损伤后星形胶质细胞表达 ICAM-1 的必要条件，ICAM-1 促进炎细胞的浸润，从而促进炎症的发生，同时也诱发组织损伤。

三、特大剂量照射引起的神经系统的变化

几十至几百 Gy 以上的全身照射，或头部受特大剂量照射后可以立即发生脑型放射病。狗出现脑型放射病的阈剂量约为 65 Gy，100 Gy 以上则全部动物都发生脑型放射病。在核辐射事故报告中全身平均剂量 45 Gy，上腹部剂量 120 Gy 受照者死于脑型放射病。

脑型放射病的病变广泛，最突出的是小脑颗粒层细胞的大量核固缩以致崩解，其严重程度与照射剂量有关，浦肯野细胞也常发生变性(图 5.1 和图 5.2)。神经细胞变性坏死，神经胶质细胞增生并包围变性坏死的神经细胞(卫星现象)以及神经胶质细胞包围吞噬这些神经细胞(噬节现象)。局部脱髓鞘，神经纤维变性崩解。血管周围细胞浸润，脑间质血管充血、水肿和出血。其出血的特点是出血灶小，数量多。

临床最常见的症状是共济失调，与小脑的损伤有关。此外，还有肌张力增加，肢体震颤，角弓反张，血压下降，体温降低。照后 5～6 h 进入极期，致死。据核试验时动物实验所见，狗的脑型放射病表现全身极度衰竭，肌张力增强，四肢抽搐，角弓反张，瞳孔散大或缩小，眼球震颤，以致昏迷，多数动物血压下降，体温降低。死亡发生在照后 1～3 d。

四、分次照射对神经系统的影响

1～6 Gyγ 射线可使大鼠大脑皮层在 1～12 个月内发生变性。大鼠大脑皮层受 2～4 Gy 照射后 12 个月，其外颗粒层 25%～40%发生不可逆的退行性纤维变化，逐渐加重。

单次 3～10 Gy 或每次 2 Gy 分次照射，总剂量 30～50 Gy，引起中枢神经系统严重功能障碍，导致记忆力减退，机体虚弱。

头颈部放射治疗要确定神经组织对单次照射的耐受剂量，也要了解其对分次照射的耐受剂量，同时又要保证放疗的效果。脑的放射耐受剂量受照射体积、时间、剂量、剂量率和分割次数等因素的影响。照射体积越小，剂量率越低，分割次数越多，间隔时间越长，其耐受剂

量越高。常规全脑分次照射，成人总剂量 50 Gy，儿童 20～35 Gy，极少发生脑坏死。脑照射的耐受剂量大约为 55 Gy/35～42 d。脑小面积受 65 Gy/45 d 照射被认为是安全的；每天照射 1.8～2.0 Gy，总剂量 57.6 Gy 是安全的。形态学变化的阈剂量约为 40 Gy 分次照射。

大鼠和小鼠实验均证实，脊髓的剂量分割效应很明显，随着分割次数增多，脊髓修复亚致死性损伤的能力较强，导致脊髓炎的总剂量加大。脊髓的耐受剂量比脑低，总剂量 50～60 Gy，照后几周，出现可逆的弥漫性脱髓鞘病变。一般常规分割照射，脊髓的耐受剂量为 45 Gy，分 22～25 次照射，放射损伤发病率小于 0.2%。

周围神经接受 54 Gy/30 d 照射者，臂丛神经损伤率为 1%。

第二节　电离辐射对内分泌系统的影响

内分泌系统是神经系统以外的重要调节系统，它通过血液循环将激素输送到身体一定部位而发挥作用，这种调节称体液调节。神经内分泌系统主要指下丘脑-垂体轴，即下丘脑神经元分泌神经激素，调节垂体促激素的释放。

一、内分泌系统的形态和功能

（一）垂体

垂体位于蝶骨体垂体窝内，分为腺垂体和神经垂体两部分。腺垂体借血管与下丘脑相联系。在 HE 染色的标本中腺垂体含有嗜酸粒细胞，嗜碱粒细胞和嫌色细胞。嗜酸粒细胞合成和分泌生长激素(growth hormone，GH)和催乳素(prolactin，PRL)，嗜碱粒细胞合成和分泌 TSH、卵泡刺激素(follicle stimulating hormone，FSH)、黄体生成素(luteinizing hormone，LH)和促肾上腺皮质激素(ACTH)。

（二）肾上腺

肾上腺分为皮质和髓质两部分。皮质分泌盐皮质激素，糖皮质激素和少量性激素。髓质分泌肾上腺素和去甲肾上腺素，平时分泌少，在应急状态和情绪激动时分泌增多。

（三）甲状腺

甲状腺的实质由大量的滤泡组成。由甲状腺滤泡合成和分泌甲状腺激素，主要有甲状腺素(thyroxin)、四碘甲腺原氨酸(tetraiodothyronine，T_4)和三碘甲腺原氨酸(triiodothyronine，T_3)，它们占总量的 99%。

二、电离辐射对内分泌系统的效应

（一）垂体的变化

垂体的形态对辐射的抗体较高，而其功能变化较早出现。动物受 LD_{50} 以上的剂量照射后早期，垂体前叶分泌细胞增大、增多，嗜酸粒细胞颗粒消失，胶体量增多，分泌活动增强，垂体 ACTH 和 TSH 分泌增多，血浆中 ACTH 生物活性增高，初期的垂体前叶分泌功能增强，起到动员机体防御适应功能的作用，数天后，前叶细胞开始退变，嗜酸粒细胞和嗜碱粒细胞体积大小不等，嫌色细胞减少，充血，出血，水肿，极期时细胞变性坏死。

研究 7 例病人接受 10 Gy 照射后早期，发现有 6 例血液促皮质激素释放因子（可以调控 ACTH）显著升高（204%）。

成年动物的垂体放射抵抗性较高，约需 300 Gy 剂量照射才能使垂体功能丧失，幼年动物垂体的放射敏感性较高，20 Gy 局部照射导致生长延迟和生精能力下降。未成年松鼠全身照射 1 Gy 出现体重下降；2 d 的大鼠受 6 Gy 照射后生长抑制。

由于垂体的辐射抗性高，因此应用摘除垂体反映对大鼠放射抵抗力的影响（表 5.1）。由此可以得知垂体在放射损伤中的重要性。

表 5.1　引起不同死亡率所需的照射剂量/Gy

动物状态	死亡率			
	40%	50%	83%	90%
完整大鼠	5.75～6.50	6.75～7.25	7.50	7.75～8.25
垂体摘除	3.75～5.20	5.50	5.75	6.00～6.25

Robinson 研究了成年大鼠下丘脑-垂体机能的放射敏感性。颅侧的照射对儿童和成人常常发生不可逆的垂体机能减退，早期最常见的内分泌异常是生长激素缺失，随后是其他垂体激素减少。作者复制了照射的动物模型，也出现进行性垂体机能减退。应用各种剂量照射正常成年雄性大鼠颅部的下丘脑-垂体区。研究动物的生长，垂体重量及其激素含量；应用 300 kV X 射线 0、20、22、24 Gy 照射动物（每组 15 只），照射后 8、14、20 周活杀每组 5 只动物。3 个剂量组的动物体重比对照组降低；对照组垂体重量增加，受照动物则显著减轻；照射引起时间和剂量依赖的垂体激素含量的变化。生长激素和催乳素是对辐射最敏感的，减少超过 90%。促甲状腺激素的含量在 20 Gy 组第 8 周不受影响，而在第 14 周和第 20 周时降低。黄体生成素和促肾上腺皮质激素受影响最慢，仅在最大剂量组才出现。该研究对颅侧照射的部位引起神经内分泌功能的缺失及其机制提供有益的参考。

（二）肾上腺的变化

急性放射损伤时肾上腺的功能被明显的激活，LD_{50} 以上的全身照射后初期，肾上腺皮质功能增高，腺体皮质类固醇（corticosteroid）合成和分泌增多，血浆皮质类固醇含量升高及其尿中的代谢产物增多。人和各种动物均有同样表现。然后 1 d 之内恢复正常（图 5.1）。在肾上腺皮质功能增高同时腺体内胆固醇（类固醇前体）和抗坏血酸（合成类固醇所需的物质）含量减少。此时肾上腺皮质增厚，脂质增多。

这种肾上腺皮质功能激活是受到中枢神经系统的调节，因为在幼年动物（下丘脑与垂体尚未建立联系）及手术破坏下丘脑或被麻醉的动物

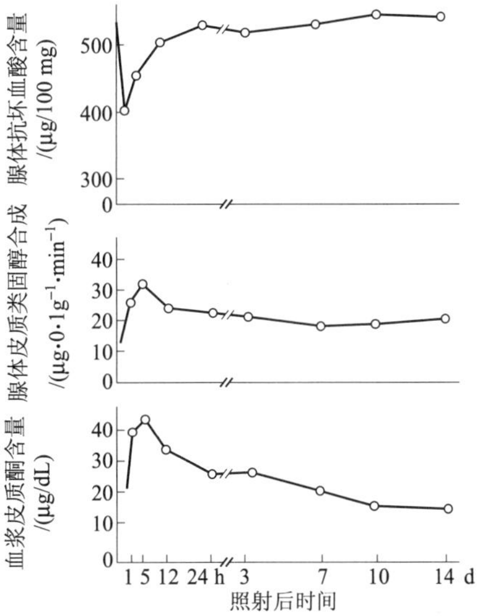

图 5.1　大鼠 5 Gy X 射线全身照射后肾上腺皮质功能的变化

均不出现皮质的激活。这是由于成年动物下丘脑通过分泌肾上腺皮质激素释放激素(CRH)刺激垂体前叶,后者通过分泌 ACTH 激活肾上腺皮质所致。

Lebaron 研究了 10 Gy 全身、腹部照射大鼠能够激活下丘脑-垂体-肾上腺轴。照后 3 d 血浆中促肾上腺皮质激素和皮质酮水平显著升高,提示电离辐射激活神经内分泌系统保护机体应对辐射引起的炎症。致死剂量照射后 24 h 内肾上腺皮质功能恢复,至极期再次增强,直至死前保持在较高水平(图 5.2)。这种皮质功能增强与照射剂量之间有明显依赖关系(图 5.3)。放射损伤的极期皮质脂类含量减少,细胞退行性变,凋亡、坏死伴有充血、出血等循环障碍。在照射后皮质功能增高之时,髓质细胞的嗜铬物质减少,表明其功能也被激活。

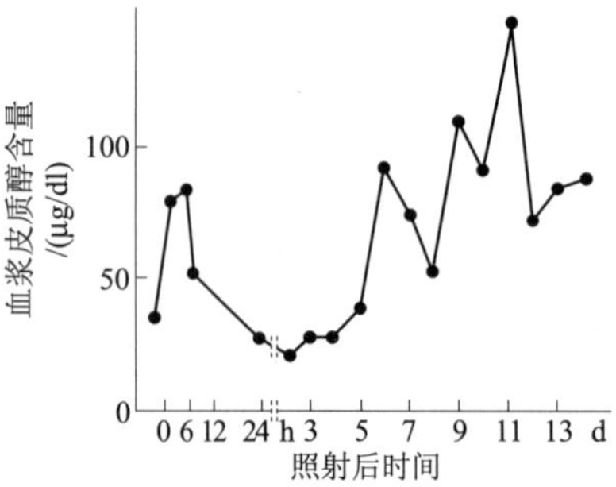

图 5.2 猴受 8 Gy 照射后肾上腺皮质功能的变化

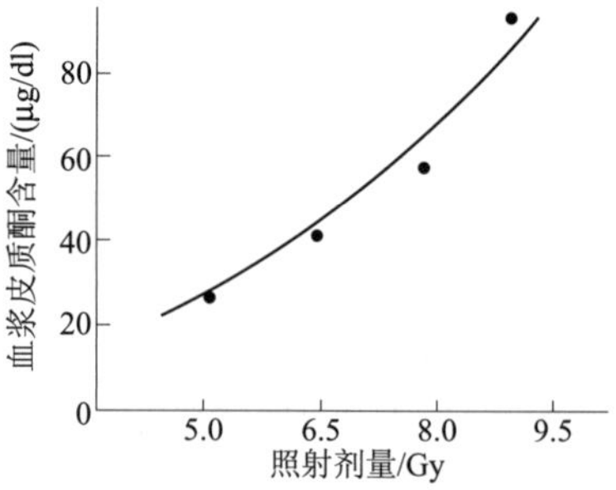

图 5.3 大鼠受 10 Gy 以内 X 射线照射后 72 h 肾上腺皮质功能变化的剂量-效应曲线

受照后肾上腺皮质功能增强,除向血液分泌皮质激素增多外,其中游离状态的皮质激素增加的比例更多。例如大鼠受 8 Gy X 射线全身照射后 1 h,游离部分占总量 20%左右,24～72 h 占总量 25%左右,而正常时只占 7%;以绝对量计算,照射后 1 h、24 h 和 72 h 游离皮质激素分别为对照的 5 倍、6 倍和 15 倍。说明在放射损伤的过程中,立即发挥生理效应的皮质激素游离部分在血液中的含量大大增多,从而对机体的物质代谢产生显著影响。还有实验证明,大鼠受 8 GyX 射线照射后,皮质激素不但分泌增多,而且质量不同,早期主要是糖皮质素(皮质酮),后期则盐皮质素(醛固酮、18-羟皮质酮和 18-羟脱氧皮质酮)的比例显著增高,这是对水盐平衡障碍的一种适应性反应。

综上所述,下丘脑-垂体-肾上腺皮质系统在适应外环境以及保持内环境的稳定中起重要的作用,有资料表明大鼠受大剂量照射,若照前摘除肾上腺则平均生存时间缩短最多,摘除垂体其次。说明下丘脑-垂体-肾上腺系统的结构和功能是机体的完整性和抗辐射的重要因素。

(三) 甲状腺的变化

甲状腺实质细胞分裂不活跃,故对辐射的敏感性较低,碘是甲状腺新陈代谢中最重要的元素,由它分泌的甲状腺激素中含有丰富的碘。因此临床上广泛应用放射性^{131}I 诊断甲状腺功能,亦可用^{131}I 治疗甲状腺癌。如此可使甲状腺受到照射。在核爆炸和核电站事故中有大量放射性碘(^{125}I、^{131}I、^{132}I、^{133}I、^{135}I)污染环境,包括水、空气和食物,通过呼吸道和消化道进入人体,绝大部分蓄积于甲状腺,引起放射损伤。局部^{131}I 照射累积达 50～100 Gy 时发生间期死亡,出现在照射后第 2 周,以后腺体发生进行性萎缩,滤泡上皮变形,间质变性、纤维化，甲状腺功能低下。受照剂量较大者病变出现较早。若受累较轻处有增生反应。例如大鼠受 2 Gyγ 射线照射后少见甲状腺形态变化；5 Gy 照射后，腺体上皮增厚，胶体消失。成年狗局部一次照射 10 Gy 后 3～4 年出现原发性甲状腺功能低下，活动减少，毛发变粗，肥胖，体温降低，诱发慢性甲状腺炎。人体甲状腺受 9 Gy 照射，或峡部 4.5 Gy 照射后，甲状腺滤泡萎缩，间质纤维化，血管壁增厚。中等致死剂量照射后，早期一般出现甲状腺功能增强，发生在照射后第一天，持续时间长短与照射剂量有关。到极期其功能下降。

在日本原子弹爆炸的幸存者中，发生甲状腺癌的风险见于 10 岁前的儿童中，而最高的风险因子则出现于受照射后的 15～29 年之间，并且在 40 年后仍增高；大于 20 岁者，未发现该危险系数增高的证据。说明儿童时期的甲状腺对辐射更敏感。

有关人体甲状腺辐射效应的临床和流行病的研究表明，在一定范围内辐射剂量与甲状腺机能低下的发生率呈线性关系。根据 UNSCEAR 1993 年的报告，接受体外照射的群体甲状腺癌的发病率超过正常数值，辐射诱发甲状腺癌的危险系数，儿童比成年人约高 2 倍，女性的敏感性比男性约高 2～3 倍。根据 1995 年关于切尔诺贝利核电站事故健康影响的国际声明（International Programme on the Health Effects of the Chernobyl Accident，IPHECA）的调查报告，其主要后果之一是儿童甲状腺癌发病率显著上升，10 年内白俄罗斯发生 333 例，乌克兰 208 例、俄联邦 24 例，其中白俄罗斯受污染较严重的 Gornel 地区，甲状腺癌较事故前增加 100 倍。发现该三个国家的有关地区缺碘，也是重要的影响因素。

思 考 题

1. 如何说明神经系统的形态和机能的辐射敏感性的差异？
2. 简述大剂量照射后，条件反射变化的规律性。
3. 发生脑型放射病的条件是什么？它的病理变化和症状是什么？
4. 垂体的放射敏感性如何？
5. 简述急性放射性损伤时肾上腺皮质功能的变化规律。
6. 根据甲状腺的功能理解辐射对甲状腺的损伤及其在核事故中的重要性。

（刘芬菊）

参考文献

[1] 刘树铮. 医学放射生物学. 北京：原子能出版社，2006.

[2] 朱大年. 生理学. 第 7 版. 北京：人民卫生出版社，2008.

[3] 杨志远，等. 氚水照射对神经系统发育的影响//中国核工业职业医学. 吴企主编. 北京：原子能出版社，1991.

[4] Schindler MK, et al. Aging-dependent changes in the radiation response of the adult rat brain. Int. J. Radiat Oncol Biol Phys.，2008，70(3)：826-834.

[5] 高荣莲，等. 星形胶质细胞的电离辐射损伤及修复作用. 放射医学与核医学分册，2004，28(1)：37-40.

[6] Robinson IC, et al. Differential radiosensitivity of hypothalamo-pituitary function in the young adult rat. J. Endocrinol，2001，Jun 169(3)：519-526.

[7] Lebaron JL, et al. Differential qualitative and temporal changes in the response of the hypothalamus-

pituitary-adrenal axis in rats after localized or total-body irradiation. Radiat Res. ,2004,161(6):712-22.

[8] Munjal M. Acharya, Mary L. Lan, Vickie H, Kan, Nea. Consequences of ionizing radiation-induced damage in human neural stem cells. FREE RADICAL BIO MED. ,2010, 49 (12):1846-1855.

[9] 刘萍,涂彧. 电离辐射对神经干细胞分化的影响. 辐射研究与辐射工艺学报. 2010,28(2):124-127.

[10] 李德忠,丁继兵,吴建国,等. X射线照射对视神经间接损伤后间接的作用. 电子显微学报, 2004,23(2):139-143.

[11] Stepanichev MY, Moiseeva YV, Lazareva NA, et al. Changes in cell proliferation in the subventricular zone of the brain in adult rats given β-amyloid peptide (25-35)[J]. Neurosci Behav Physiol,2010, 4:123-126.

[12] Ferland RJ, Batiz LF, Neal J, et al. Disruption of neural progenitors along the ventricular and subventricular zones in periventricular heterotopia[J]. Human Mol Genetics,2009,18: 497-517.

第六章

电离辐射对造血系统的作用

造血系统包括骨髓、脾脏、胸腺、淋巴组织、血细胞和造血微环境。造血系统承担着机体防御、气体交换、输送营养物质、修复组织损伤、止血等生理功能，它是活跃的细胞更新系统之一，因此也对电离辐射非常敏感。在一定的辐射剂量范围内，它的变化速度和程度与机体受照剂量呈正相关，其细胞数的变化趋势可以反映机体受照的严重程度，常常作为急性放射损伤的临床诊断、疗效观察及判断预后的重要参数。同时，造血系统的恢复、重建又是机体能否痊愈的决定性因素。因此，深入研究造血系统的变化规律具有重要的理论和实用意义。

第一节　造血系统的结构与功能

造血系统由造血器官(组织)、实质细胞及其赖以生存的微小环境组成，它在机体的统一调控下，确保终末细胞的质量和数量恒定。

一、造血器官

(一) 骨髓

骨髓是人体最重要的造血器官。骨髓中的红髓含造血组织，黄髓则为脂肪组织。红髓由各级血管、成纤维细胞和巨噬细胞等组成的网状结构形成支架，其间含有大量的造血细胞，是为造血索。与红骨髓相对应的是暂停造血的黄骨髓。黄骨髓在某种应急状态时，可转化为红髓以适应造血之需。骨髓有丰富的血液供应，动脉分支自中心向周围放射，开口于静脉窦内。静脉窦亦呈放射状排列，并汇集于中心静脉。骨髓内含有幼红细胞、粒细胞、巨核细胞，其中还有淋巴小结，由成熟的淋巴细胞、组织细胞和浆细胞等组成。造血基质是由细胞性基质(包括网状细胞、血管外膜细胞、窦内皮细胞、巨噬细胞、成纤维样细胞及脂肪细胞，有时也见成骨细胞和破骨细胞等)和非细胞性基质(如网状纤维、胶原纤维、弹性纤维及神经纤维等)以及微血管结构等组成。这些成分所组成的网状结缔组织支架及血窦、微血管共同支持各系造血实质细胞的增殖和分化，保证后者成熟为功能血细胞。造血细胞在窦间隙的髓索内生长发育，它们是随发育成熟而不断进入血窦至循环血中。

(二) 淋巴器官

淋巴器官产生淋巴细胞。根据它们含有不同阶段淋巴细胞，将其分为中枢淋巴器官和周围淋巴器官。前者包括胸腺及腔上囊类似器官(可能系胎肝和骨髓)为淋巴细胞的产地。

后者包括淋巴结、肠道淋巴组织、脾和扁桃体等则是成熟淋巴细胞定居与增殖的场所。

二、血液

血液分为血浆和有形的细胞成分，后者包括红细胞、白细胞和血小板。

（一）红细胞

成熟红细胞为双凹圆盘形，胞浆含有血红蛋白，没有细胞核。红细胞的寿命约为120 d，红细胞的主要功能是输送氧气和二氧化碳。衰老的红细胞被单核-巨噬细胞吞噬消化，血红蛋白分解为珠蛋白、铁及胆红素。其中铁以铁蛋白或含铁血黄素的形式储存于单核-巨噬细胞内以供再利用。

（二）白细胞

白细胞包括中性粒细胞、嗜酸粒细胞、嗜碱粒细胞、单核细胞和淋巴细胞。中性粒细胞和单核细胞的功能主要是吞噬和消化异物如细菌等。嗜酸粒细胞主要是参与对寄生虫和抗原抗体复合物的免疫反应。成熟粒细胞在血液循环中的半寿期为6～8 h，然后进入肺、胃、肠等组织器官中，成为吞噬细胞，衰老后随器官分泌物排出体外。部分衰老或退化的粒细胞被单核-巨噬细胞系统所破坏。单核细胞在循环血中1～2 d后便进入结缔组织，成为组织细胞，并发育成熟为巨噬细胞，寿命可达数月之久。淋巴细胞分为T淋巴细胞和B淋巴细胞，分别来自胸腺和腔上囊类似器官。T淋巴细胞可产生各种细胞因子，或直接攻击靶细胞，发挥细胞免疫功能。T淋巴细胞按其功能和细胞表面标记，可以分为不同的亚群。B淋巴细胞可以发育成浆细胞，产生抗体，执行体液免疫功能。

（三）血小板

血小板含有多种参与止血和凝血机制的因子，具有黏附、聚集、释放和收缩功能，在血管损伤后的早期止血和促进血液凝固起重要作用。血小板的寿命为8～11 d，衰老的血小板主要在脾脏被单核-巨噬细胞清除。

（四）血浆

血浆成分非常复杂，含有凝血因子、酶、激素、白蛋白、球蛋白等，参与机体的新陈代谢。

三、造血细胞生成

各系列的血细胞都是由造血干细胞分化成该系祖细胞，再分化发育而成。

（一）造血干细胞

造血干细胞（hemapoietic stem cell，HSC），HSC是体内所有血细胞的“种子”。HSC能自我更新，维持其自身数量不变的功能，又能分化成各系列造血祖细胞，后者再不断分化成熟。正常情况下，大部分HSC处于G_0期，仅有不到10％处于细胞增殖周期，并分化为红细胞、粒细胞、巨核细胞、单核细胞和淋巴细胞系统，最后成熟为外周血液中的有形成分。在造血组织中，HSC的数量大约占全骨髓细胞的0.01％。研究干细胞性质经典的脾结节测试方法是用绝对致死剂量射线照射小鼠以破坏其造血功能，然后由静脉输入一定数量正常同系小鼠的骨髓细胞，8～10 d后，受体小鼠脾表面即生成肉眼可见的、由造血细胞生成的脾结节称为脾集落形成单位（colony forming unit-spleen，CFU-S）。用辐射诱发染色体畸变或用性染色体作为细胞遗传标志证明，每一个脾结节都是由 1 个 CFU-S 在体内经过一段时间增殖与分化的结果。脾结节是由红系、粒系和巨核系细胞混合组成。单个脾结节再移植实验表明，脾结节中存在许多已经分化的各类较成熟的造血细胞，每个脾结节中大约含有 10～20 个 CFU-S。研究证明，CFU-S 既具有自我复制能力，又具有向各类血细胞分化的功能，故称这种脾结节生成细胞为 HSC。

（二）造血祖细胞

HSC 首先分化为两大类造血祖细胞：髓系造血祖细胞和淋巴系造血祖细胞。前者又进一步分化为红系、粒-单核系以及巨核系造血祖细胞。后者又分化为 T 淋巴细胞祖细胞和 B 淋巴细胞祖细胞以及自然杀伤细胞（NK 细胞）。它们在各自的造血微环境和相应的造血生长因子作用下分化成熟。各种细胞都有一定寿命，每天都有大量血细胞衰老死亡，也有造血组织不断地生成新的血细胞，从而保持相对稳定。

四、造血微环境

造血微环境是指造血组织和器官内能够支持造血干细胞定居、增殖和分化的微小区域。造血过程需要造血干细胞和造血微环境相互作用来完成。

（一）细胞性基质

细胞性基质系指造血组织中非造血实质细胞的细胞成分。主要包括网状细胞、成纤维细胞、巨噬细胞、内皮细胞及纤维细胞等。体外培养证实，造血组织内除造血干细胞外，还含有基质干细胞。

（二）细胞外基质

细胞外基质是由基质细胞合成与分泌的。由基质细胞分泌的多种胶原构成细胞外基质的骨架，主要包括胶原、糖蛋白和蛋白多糖类等。

（三）细胞因子

细胞因子是造血微环境的重要组成部分，目前已证明具有调控造血功能的细胞因子有很多种，下面列举部分。

1）在体外培养条件下，凡是能刺激某种细胞集落生长的因子就称为某种细胞集落刺激因子（colony stimulating factor，CSF）。如刺激粒系造血祖细胞和红系造血祖细胞的刺激因子称为粒细胞集落刺激因子（G-CSF）和红细胞集落刺激因子或称红细胞生成素（EPO）。目前干细胞集落刺激因子正被陆续发现。

2）趋化因子：趋化因子是具有趋化特殊类型细胞，并参与免疫及变态反应的细胞因子超家族。其靶细胞是中性粒细胞、T 淋巴细胞、成纤维细胞、肿瘤浸润淋巴细胞、B 淋巴细胞、树突状细胞、造血干细胞，及造血祖细胞等。

3）干细胞生长因子：造血细胞的增殖和分化受造血细胞生长因子的调控。干细胞生长因子与其他生长因子协同刺激造血细胞的增殖。

4）基质细胞衍生因子：基质细胞衍生因子（stromal cell derived factor，SDF）对 HSC 的黏附和迁移，尤其是对 HSC 的归巢有重要作用。对造血细胞的增殖有刺激作用，对巨核细胞的增殖也有明显支撑作用。

5）血管内皮细胞刺激因子：血管内皮细胞刺激因子能刺激内皮细胞增殖，促进血管形成。由于造血祖细胞和血管内皮细胞拥有共同的祖细胞，因此部分血管内皮细胞刺激因子对早期 HSC 具有调控作用。

五、血细胞生成动力学

(一) 粒细胞生成动力学

中性粒细胞、嗜酸粒细胞和嗜碱粒细胞在骨髓中增殖、成熟和释放的动力学特性基本相同。

骨髓中性粒细胞由造血干细胞经粒系造血祖细胞发育成原粒细胞，再经历早幼粒细胞、中幼粒细胞、晚幼粒细胞、带状核粒细胞和多形核粒细胞等阶段。其中，原粒、早幼粒和中幼粒细胞有增殖分裂能力，属于增殖池。晚幼粒细胞及其以后的细胞不具增殖能力，属于成熟贮存池。成熟的部分带状核粒细胞和多形核粒细胞在骨髓成熟短暂贮存后，经血窦释出到外周血液循环，即为功能池细胞。

(二) 红细胞生成动力学

在其增殖池中有造血干细胞，不同发育阶段的红系造血祖细胞以及骨髓分裂细胞(原红细胞、早幼红细胞、中幼红细胞等)。在成熟贮存池中有晚幼红细胞、网织红细胞和红细胞。在功能池中有网织红细胞和成熟红细胞。

(三) 巨核细胞及血小板生成动力学

干、祖细胞池在骨髓内，该池巨核细胞可进行有丝分裂，增大数量。细胞核反复倍增 DNA，形成多倍体群。分化池也在骨髓内，巨核细胞胞体变大，核叶增多，细胞核内仍有 DNA 复制，形成多倍体巨核细胞。经一系列分化后，巨核细胞便可脱下小胞质块成熟为正常的终血小板，一个巨核细胞可以生成数千个血小板。

(四) 淋巴细胞生成动力学

淋巴细胞也起源于 HSC。其 HSC 向淋巴系干/祖细胞分化后，部分淋巴系祖细胞在胸腺组织微环境中增殖分化为 T 淋巴细胞，另一部分则在骨髓造血微环境的诱导下增殖分化为 B 淋巴细胞。这些细胞逐渐形成成熟的小淋巴细胞。大部分 T 淋巴细胞和少量 B 淋巴细胞由胸腺或淋巴结的输出淋巴管经胸导管入血循环，通过毛细血管后经静脉又回到胸腺。如此在再循环过程中发挥免疫监视和防御作用。大部分 B 淋巴细胞则进入体循环实施其合成免疫球蛋白的功能。

第二节 急性全身照射对造血系统的影响

造血系统是活跃的细胞更新系统，对电离辐射非常敏感。辐射效应与细胞的增殖能力、分化程度、代谢状态、细胞外微环境乃至不同的细胞周期有关。辐射显著抑制造血免疫功能，中性粒细胞和淋巴细胞数量减少，质量降低，使机体极易罹患感染并发症，血小板数量下降，导致出血，还有血管的变化等。

一、造血组织的辐射损伤

(一) 急性辐射损伤

一次或短时间(数天)内受到大剂量外照射引起的损伤,即为急性辐射损伤。当剂量在1～10 Gy 时,出现以造血系统损伤为主的骨髓型急性放射病,血细胞生成抑制,全细胞减少等关键性造血系统损伤,病程发展具有明显的阶段性,可分为初期、假愈期、极期和恢复期。根据受照剂量大小和伤情轻重,急性放射病可分为轻度、中度、重度、极重度。

1. 骨髓的辐射损伤

照后数小时可见有丝分裂细胞减少,出现荧光微坏死灶,变性细胞不断增多。骨髓幼稚造血细胞有核固缩、核碎裂、核形异常、核分叶过多、核溶解及细胞溶解等。此时血管扩张、充血、基质水肿、出血。受照后数天造血细胞坏死,很快被清除,髓腔内造血细胞极度减少,骨髓腔内出现细菌团而缺乏细胞反应。照后骨髓细胞退行性变化一般最早出现在红系幼稚细胞,红系造血细胞减少,以原红、早幼红细胞消失最快。中幼以前的粒系幼稚细胞数明显减少,带状核与分叶核粒细胞的比例增加,这与照后早期粒系细胞成熟加快有关。骨髓内淋巴细胞数明显减少。照射后 3～4 d 巨核细胞开始减少。当造血干细胞降至正常水平的10%左右,自我更新速度超过分化速度,如机体能渡过骨髓严重空虚阶段者即可进入再生恢复阶段。随着血液循环的改善,造血灶开始出现,以幼稚造血细胞居多,形态完整,核分裂相多见,各系统、各阶段造血细胞数量和质量逐渐恢复。在中度或重度骨髓型急性放射病时,一般从照后 30 d 左右开始恢复。最早恢复的是红系造血细胞,红系有丝分裂指数增加较快,粒系造血恢复较红系晚几天,粒系各阶段幼稚细胞相继出现,外周血粒细胞随之开始恢复,此时可出现相当数量的嗜酸粒细胞。巨核系细胞的恢复稍晚,一般在照后 5～7 周才出现新生的血小板。照后第 2 月末,骨髓造血功能可恢复至接近正常,5 例中度和重度骨髓型急性放射病人照后 7～70 d 骨髓细胞 CFU-GM 的恢复情况如图 6.1 所示。

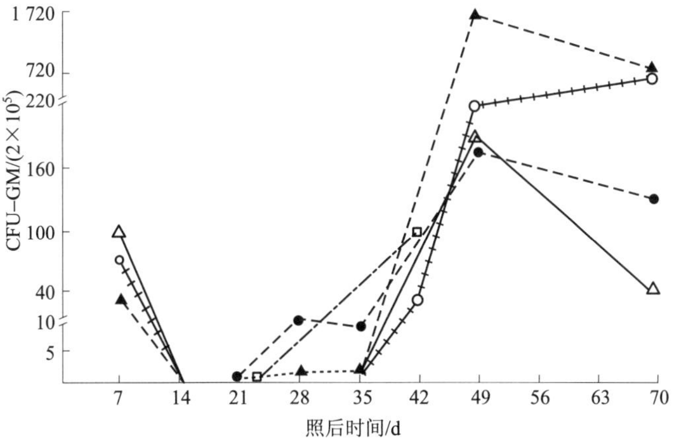

图 6.1　5 例骨髓型急性放射病人 7～70 d CFU-GM 生长动态变化

"龙"●-●;"武"▲-▲;"军"○-○;"俊"△-△;"给"□-□

肠型放射病和脑型放射病时,骨髓很快空虚。陈家佩报道分别受 40 Gy 和 80 Gy γ 射线照射的两例病人,照后 11～12 d 骨髓已极度空虚,各系幼稚细胞完全消失,仅见极少数成熟粒细胞和淋巴细胞。

关于电离辐射对骨髓的损伤机制有一些报道，认为损伤的细胞学基础是细胞周期改变，增殖抑制和细胞死亡，且与剂量呈正相关。电离辐射可使各种真核细胞分裂延迟，出现 G_1 期和 G_2 期阻滞，S 期蓄积和多核巨细胞形成。一般认为，只有野生型 p53 基因的细胞辐射后才出现 G_1 期阻滞，它给予辐射损伤的 DNA 有修复的时机。电离辐射对具有增殖力的细胞主要效应是推迟核分裂，其中以 G_2 期阻滞为主，它可保证细胞有丝分裂分配的忠实性，辐射后细胞周期调节反应也是机体的一种保护性反应，旨在保证基因组的遗传稳定性。此外，大剂量辐射诱发细胞凋亡的过程中，p53 基因表达蛋白显著增加，而小剂量辐射(7.5 cGy)可使其表达显著降低。表明 p53 基因参与辐射诱发细胞凋亡的调控。Mitchell 等运用 α 粒子微束装置照射靶细胞，发现辐射效应不局限于受照细胞本身，其邻近细胞也有染色体损伤。正常细胞接种于受照细胞的生长培养基，也会出现类似受照反应、细胞毒作用。提示电离辐射可引起所谓“旁观者效应”(bystander effects)，即辐射可能使受照细胞产生分泌因子，将一种信号传递给非受照细胞，使其产生受照效应。

电离辐射对造血细胞损伤的分子基础：辐射引起 DNA 损伤以双链断裂(double-strand breaks，DSB)为多见。DNA 碱基损伤或脱落将导致密码的改变及基因的点突变。有研究提示单次照射可以形成在数个至十个碱基距离上产生 2 个以上的单损伤，包括嘌呤嘧啶碱基氧化，碱基位点缺失和单双链断裂，称为 DNA 簇损伤(clustered DNA damage)。簇损伤可致突变和细胞死亡。

马杰等的研究提示，4 Gy 全身照射小鼠后，骨髓间质干细胞(bone marrow mesenchymal stem cells，BMMSCs)在照射后第 3 d 表达最高，第 7 d 明显下降，第 28 d 表达最低。一般认为，BMMSCs 能生成绝大多数的骨髓基质细胞并构建骨髓造血干细胞(hematologic stem cells，HSCs)赖以生存的微环境，并且它还是成骨细胞的来源，而后者则被认为是 HSCs 龛位中的关键细胞成分，参与对 HSCs 的调控。该研究发现照射后早期(3 d)，BMMSCs 的成骨潜能明显增强，这可能是因为机体受到放射损伤后，BMMSCs 通过成骨能力的增强来维持体内骨髓微环境的稳定，但是这种代谢功能是有限的，照射后第 28 d BMMSCs 成骨潜能明显降低，同时成骨细胞数明显减少，表达神经钙黏附分子的成骨细胞数量减少至 70%(注：该细胞是 HSCs 骨龛中主要的关键细胞成分)，说明照后骨髓 HSCs 的骨龛也显著缩小。从而导致受照后远期造血功能障碍。

2. 脾脏的辐射损伤

致死剂量照射后 1～2 d 即可观察到脾脏体积明显缩小和重量显著减轻，被膜皱褶，质地变软，脾切面上脾小体萎缩或消失。光镜下可见各类淋巴细胞出现核固缩、核肿胀、核空泡变、细胞坏死。有大量碎片被吞噬细胞吞噬，脾内只剩下少数淋巴细胞。网状细胞、成纤维细胞和浆细胞增多。脾窦扩张、充血、出血。电镜下可见淋巴细胞核染色质凝聚，核膜增厚，核内空泡，线粒体肿胀，线粒体嵴破坏，空泡形成等。辐射损伤进入恢复期，淋巴细胞开始在脾小体位置上集中，有丝分裂旺盛，生发中心逐渐形成，血液循环障碍减轻或消失，脾索结构逐渐恢复，在再生修复期间常在红髓出现髓外造血为其特点，以幼稚红系造血细胞为多。不同射线照射时脾 CFU-S 的剂量存活曲线是有差别的，如图 6.2 所示，中子照射时曲线的斜率最小，其次为 300 kV X 射线，γ 射线的斜率最大。体内或体外受照时存活分数近似。

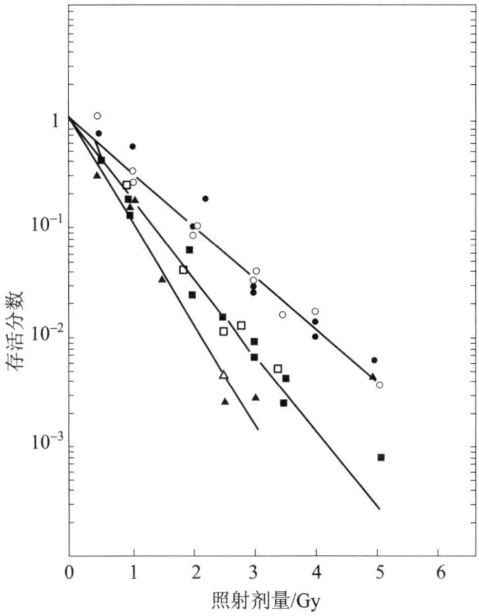

图 6.2　不同射线照射时脾 CFU-S 的剂量-存活曲线

●○ $^{137}Cs\gamma$ 射线：体内、体外照射

■□ 300 kV X 射线：体内、体外照射

▲△ 14.7 MeV(氘+氚)中子：体内、体外照射

不同来源的 CFU-S 的辐射敏感性见表 6.1。

表 6.1　不同来源 CFU-S 的辐射敏感性

辐射种类	CFU-S 来源	照射方式	D_0 值/Gy	n 值
X 射线	成年骨髓细胞	体外	1.01	1.31
240 kV	胎鼠肝脏	体内	1.64	1.56
	胎鼠肝脏	体外	1.24	1.39
	小鼠脾脏	体内	1.05	1.29
γ 射线	成年骨髓细胞	体内	0.95	1.5
^{60}Co	成年骨髓细胞	体外	1.05	—
	胎鼠肝脏	体内	1.46	1.08
	小鼠脾脏	体内	1.00	—

注：引自刘及主编《辐射血液学》。

由表 6.1 可见，脾脏和骨髓来源的 CFU-S 的 D_0 值接近，而胎鼠肝脏来源的 CFU-S 的辐射敏感性略低于骨髓和脾脏。

3. 淋巴组织的辐射损伤

致死剂量照射后淋巴结体积缩小，重量减轻。其中大部分淋巴细胞和生发中心的分裂细胞均大量死亡，淋巴结内只残留间质、血管、成熟的浆细胞和网状内皮细胞。淋巴结肉眼常呈灰褐色，切面有出血，光镜下可见各类淋巴细胞核的固缩、碎裂、细胞溶解，以淋巴结的生发中心变化最严重。皮质、髓质的淋巴窦中和髓索中可见大量红细胞，以及死亡的淋巴细胞和红细胞被巨噬细胞吞噬的现象,还有较多的含铁血黄素。

再生期从淋巴滤泡开始,有丝分裂活跃,幼稚淋巴细胞增生,干细胞移植可加速其恢复过程。

扁桃体中淋巴滤泡坏死后易于发生细菌感染,伴出血、水肿,可发展成化脓性扁桃体炎甚至坏死性咽峡炎。

4. 胸腺的辐射损伤

胸腺受大剂量射线照射后,胸腺重量降低,T淋巴细胞的病理变化以凋亡为主。胸腺皮质的胸腺细胞辐射敏感性高于髓质的胸腺细胞,其原因可能是前者较幼稚。胸腺细胞分裂抑制,有固缩、崩解等变化,胸腺细胞减少,代之以脂肪细胞和纤维细胞,恢复较缓慢。

(二) 慢性辐射损伤

轻度辐射损伤时,骨髓细胞增生程度基本正常,未见明显损伤。中度损伤时,骨髓增生受抑制,粒细胞受抑更明显。重度损伤时,骨髓造血功能障碍,造血细胞明显减少,淋巴细胞、浆细胞和网状细胞相对较多。严重时可见骨髓变干燥、苍白,能见到脂肪细胞和间质水肿,还可见到造血细胞团。久之,可发展为骨髓的纤维性硬化。

淋巴细胞和脾脏对射线最敏感,但在小剂量慢性照射时,病变发展缓慢。淋巴结中淋巴细胞的生成过程逐渐降低,淋巴结萎缩,可见吞噬红细胞和含铁血黄素沉积。终前期,甚至可见脾萎缩和纤维化。

二、造血细胞的辐射损伤

造血细胞接受照射后的变化基本上遵循 Bergonic 和 Tribondeau 定律,即辐射敏感性与细胞分裂能力成正比而与其分化程度成反比;幼稚细胞比成熟细胞敏感,分裂细胞较静止细胞敏感。

(一) 造血干细胞的辐射损伤

HSC 是产生各系血细胞的最原始的细胞,是维系正常造血功能的保障,也是受损伤后重建的基础。

造血干细胞尚无良策识别其形态,难以直接观察辐射损伤后数量的消长及结构的变化。只能用前节所述的脾结节测试方法来进行研究。由于脾结节来自单一造血细胞,因此,CFU-S 的数量代表了造血干细胞的多少。研究证明,CFU-S 具有自我复制能力,又有向各类血细胞分化的功能,故称这种细胞为造血干细胞。

造血干细胞的辐射损伤主要依据 CFU-S 的测定来估算的。

急性大剂量照射后,HSC 遭到严重破坏,如一旦开始再生,其增长速度较快。1.5～2.0 Gy 照射,造血组织变化较轻,但 CFU-S 的数量恢复较慢。受 3 Gy 以上照射后即刻到 1～2 d 造血干细胞数量剧减,随后骨髓以 28 h 的细胞群体倍增时间,脾脏以 16 h 的细胞群体倍增时间而急速回升,一月内可接近正常水平。

小鼠受 X 射线照射 2 Gy 后 5～24 d 的小鼠骨髓 CFU-S 的 D_0 值的变化如表 6.2 所示。

表 6.2　正常和照射 2 Gy 后不同时间小鼠骨髓 CFU-S 的 D_0 值

2 Gy 照后时间/d	D_0 值/R	
	未照射小鼠	照射小鼠
5	61	81*
7	64	72*
10	62	67
15	65	60
24	63	60

注：* $P<0.01$。

曾有报道 7 种系小鼠：BALB/c、DBA、C_3H、C_{57}BL/6、CBA、CBAxC_{57}BL/6 及无系小鼠的 $LD_{50/30}$ 为 5.57～7.81 Gy，但从造血细胞平均致死剂量 D_0 值看来，这七个品质小鼠间差别未超过 D_0 值的 20%，仍属于同一等级。

（二）造血祖细胞辐射损伤

造血祖细胞是 HSC 分化成形态可辨认的幼稚血细胞之前的中间发育阶段的细胞。它丧失了 HSC 的自我更新能力，但在多种因子调控下，有分裂向几个方向分化的能力。

造血祖细胞辐射效应的检测都是采取体外祖细胞培养后集落生成数的计算。采取骨髓细胞有两种方法，体内法即整体动物受照后取出骨髓细胞进行培养。体外法是先取出骨髓细胞在体外受照，然后培养。按时做集落计数，分析结果。

1. 粒系造血祖细胞的辐射损伤

小鼠、犬和人 CFU-GM 的剂量-存活曲线见图 6.3。按曲线斜率的大小排列，小鼠骨髓>人骨髓>犬骨髓>犬血。

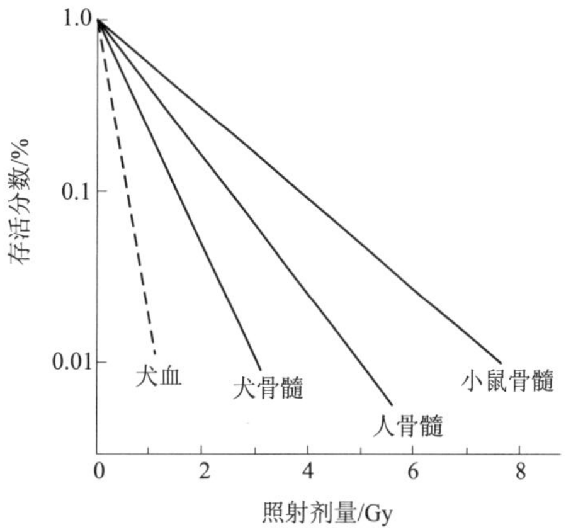

图 6.3　小鼠、犬和人 CFU-GM 剂量-存活曲线

粒系造血祖细胞在射线作用后有明显的即刻效应和照后效应。照后 1～2 d 数量明显减少，其程度与照射剂量呈正相关。随后粒系造血祖细胞以指数速度开始回升，回升速度与剂量有关，似有剂量大、回升早的趋势。推测可能由于剂量大辐射后效应持续较短以及细胞倍增时间的变化所致。Testa 等以 300 kV X 射线 4.5 Gy 照射 C_3HxAKR 小鼠，照后 3～10 d 股骨 CFU-S 和 CFU-GM 的细胞群体倍增时间分别为 28 h 和 24 h；脾中 CFU-S 和 CFU-GM 细胞群体倍增时间均为 18 h。其动态变化两者基本相似（图 6.4）。照后 3 d，CFU-GM 的减少程度甚于 CFU-S，但两者的上升曲线，CFU-GM 达正常水平的时间还略早于 CFU-S。这可能是 CFU-GM 在照后再生期的细胞群体倍增时间（24 h）比 CFU-S（28 h）短有关。脾脏受 4.5 Gy X 射线照射后第 5 d CFU-GM 数比 CFU-S 多一个数量级，照后 17 d 已有超常恢复，而后缓慢回到正常水平。

CFU-GM 辐照后的快速恢复也见于临床急性放射病患者。1990 年上海“6.25”^{60}Co 源辐射事故 5 名男性中、重度骨髓型急性放射病，受照 2.0～5.2 Gy，取照后 7 d(急性放射病初期)髂后上棘骨髓细胞培养的集落体积较小，其中细胞数偏少，细胞折光率减弱，细胞较易退化死亡。照后 14 d 和 21 d(临床极期)，5 名病人 CFU-GM 产率均为零。培养所见均为无折光的小细胞或细胞残骸。照后 23～42 d 共做 4 次 CFU-GM 培养，开始是小体积 CFU-GM 生长，随后出现接近集落的大丛和少量集落。其中细胞较完整正常。CFU-GM 开始再现后增长很快，2～3 周内可回复到接近甚至超过正常水平，其间伴有波动。

2. 红系造血祖细胞的辐射损伤

图 6.5 表明 5 Gyγ 射线全身照射后小鼠股骨中 CFU-E 和 BFU-E(红系爆增式集落形成单位)的变化动态。BFU-E 有类似 CFU-S 和 CFU-GM 的照射后效应，5 Gy 照射后 1～2 d 可降到正常值的 0.8%以下，而后指数式恢复，照后 15 d 缓慢上升，照后 25 d BFU-E 数仍略低于照前水平。CFU-E 在 5 Gy 照后下降幅度虽大于前者，但即刻效应后立即进入指数增长，照后 10 d 已达正常水平，并维持到所观察的照后 25 d。

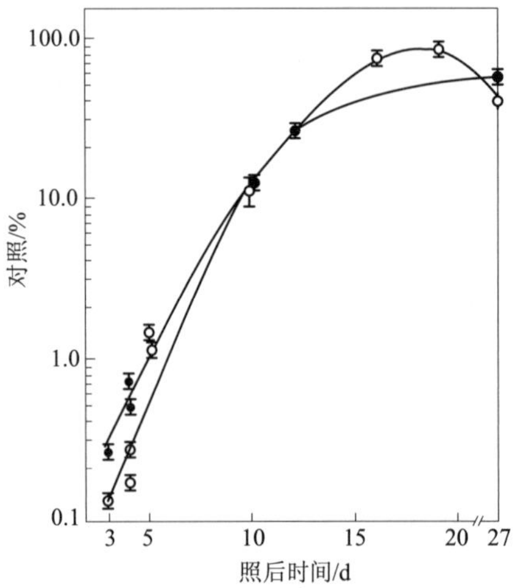

图 6.4　4.5 GyX 射线照后小鼠骨髓内 CFU-S 和 CFU-GM 变化动态

●:CFU-S;○:CFU-GM

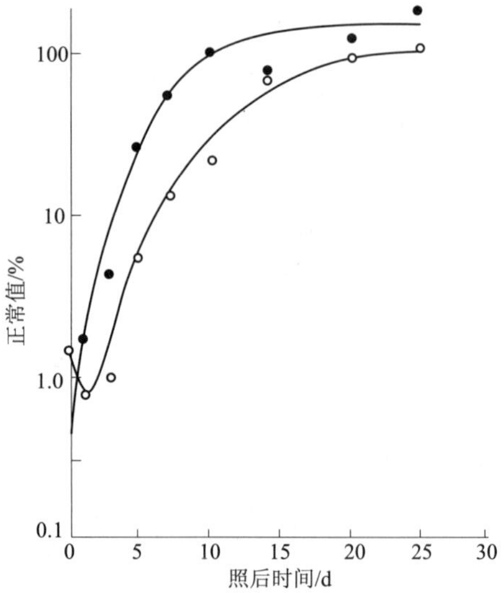

图 6.5　5 Gyγ 射线全身照射后小鼠股骨 CFU-E 和 BFU-E 的变化

●:CFU-E;○:BFU-E

(三) 血细胞的辐射损伤

血液系统对辐射非常敏感，其幼稚细胞的辐射损伤必然也反映到血象的变化，一定剂量射线照射后可引起不同程度的外周血象的变化，其中最明显而又重要的是中性粒细胞和淋巴细胞以及血小板的量变和质变。

1. 白细胞

电离辐射对成熟的粒细胞的直接杀伤效应并不大，但是由于辐射杀伤了具有增殖分裂功能的造血干细胞、粒系造血祖细胞，而使之数量急剧减少，增殖功能降低甚至丧失，使外周血中性粒细胞来源匮乏，由于粒细胞的寿命短暂，将导致粒细胞急剧减少。

很多作者总结了大剂量电离辐射引起动物和人的中度放射病和重度放射病时，白细胞变化的规律呈现明显的时相性(图 6.6)。

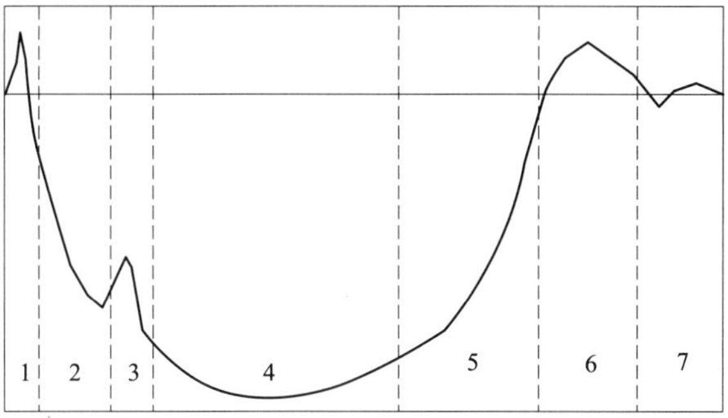

图 6.6　中、重度骨髓型放射病病人白细胞数变化示意图

1—早期升高；2—初期下降；3—暂时性回升；4—最低水平；
5—恢复期；6—过度增多；7—恢复正常

(1) 早期增高时相

出现在照后几小时，血中白细胞可见短暂增多，其程度和持续时间与受照剂量成正比，重度患者的粒细胞可升高几倍，照射剂量低者未见增高。其增高的原因主要由于骨髓血窦受损引起的成熟和释放加速，以及对组织广泛损伤后的应激反应而发生的血液再分布。

(2) 初期下降时相

在增高时相后，白细胞数开始减少，其下降速度和程度与照射剂量明显相关。这一时相的白细胞数减少是造血干细胞和造血祖细胞以及增殖分裂的幼稚细胞死亡或丧失增殖能力所致。

(3) 暂时回升时相

受辐射损伤较轻的造血干、祖细胞经历了辐射即刻效应后开始恢复增殖，在照后 10～15 d 开始回升。但因受伤的残存干细胞仅具有限的增殖能力，分裂数次即趋死亡，又因造血微环境受损伤，白细胞回升受挫。此时回升的峰值与射线剂量呈负相关，照射剂量较小，回升峰值高；照射剂量大则暂时性回升不明显。因此本期白细胞回升情况可作为判断受照剂量和预后的辅佐指标。

(4) 最低值时相

由于骨髓严重损伤，残存少数干细胞，其分裂能力丧失，白细胞数进行性下降并达最低值。受照剂量越大，白细胞越低，出现越早。白细胞数的最低值和出现时间与病情有关，病情越重，降低越多、越早(表 6.3)。

表 6.3　辐射后外周血白细胞最低值和时间

照射剂量/Gy	白细胞最低值/($\times 10^9$/L)	最低值出现时间/照后天数
2～4	1.0～2.0	35～45
4～6	0.2～0.5	25～35
6～8	0.05～0.10	17～21
>10	0～0.05	7～9

(5) 恢复时相

部分受伤较轻的造血干细胞开始向增殖池输送造血细胞。在全身造血调控得到正常协调下才完全恢复正常。粒细胞占白细胞的绝大多数,上述的照射后白细胞的数量变化规律主要是中性粒细胞的变化造成的。其中嗜酸粒细胞及嗜碱粒细胞所占比例很少,且照后很快消失。临床主要依靠粒细胞的变化进行诊断并判断预后。

中性粒细胞首先出现核左移,然后转为核右移。核左移是成熟贮存池的杆状核细胞由于放射病初期加速释放,导致外周血中它的比例增高所致。其后的右移则是由于幼稚粒细胞较成熟粒细胞对辐射更敏感所致。形态变化早期可见巨型中性粒细胞。胞浆中有毒性颗粒,这是毒性物质使胞浆蛋白凝固而形成近黑色颗粒。胞浆及核内均可出现空泡。还可见核固缩、核碎裂、核棘、核溶解、胞体肿大和细胞溶解。

嗜酸粒细胞和嗜碱粒细胞可出现核溶解、细胞溶解等。

单核细胞的相对值在照后很快降至1%～3%,极期时甚至在血中消失。在中性粒细胞数开始恢复前,单核细胞数先开始恢复。

淋巴细胞对射线最敏感,在外周血中也会被射线直接杀伤。而且分布异常也是其影响因素,如正常小鼠肠上皮细胞层内约有 5.1×10^6 个淋巴细胞,15 Gy 照射后 1 h、6 h,小肠上皮层内淋巴细胞数分别为 5.0×10^7 和 4.1×10^7 个。如此大量淋巴细胞在脏器贮留,更促进急性放射病时,外周血中淋巴细胞数迅速下降,并持续减少,可以淋巴细胞数作为早期诊断最灵敏的指标之一。根据淋巴细胞绝对值估算受照剂量。当淋巴细胞数为 600/mm^3 时推算受照剂量为 4～6 Gy,300/mm^3 则受照剂量超过 6 Gy。淋巴细胞对辐射敏感的原因可能是:该细胞核大,胞浆少,线粒体少,非终末细胞(仍可以转化)。

淋巴细胞各亚群的敏感性不同,一些作者认为 B 淋巴细胞比 T 淋巴细胞敏感,但也有报告表明,根据花环实验 AE 活性玫瑰花结的 T 淋巴细胞亚群比 B 淋巴细胞敏感性高,其中以 T 抑制细胞群敏感性最高。本文作者用丝裂原及放射性掺入实验表明辐射敏感性顺序是:ConA 细胞＞PHA 细胞＞LPS 细胞。应用单克隆抗体的研究表明辐射敏感顺序:T 抑制细胞＝B 淋巴细胞＞T 辅助细胞。

用^{3}H-TdR 掺入淋巴细胞 DNA 的实验显示受照射后掺入率降低 50%的辐射剂量,X 射线为 3～4 Gy,^{60}Coγ 射线则为 2.5～3 Gy。^{60}Coγ 射线和 14 MeV 快中子射线对^{3}H-TdR 掺入 T 淋巴细胞的效应如表 6.4 所示。

表 6.4 γ 射线和中子对^{3}H-TdR 掺入 T 淋巴细胞的效应 cpm

剂 量/Gy		0	0.5	1	2	4	6	8
γ 射线	$\bar{x}\pm S_{\bar{x}}$	8 235 ±1 621	6 780 ±1 270	4 671 ±1 078	3 855 ±902	2 669 ±729		1 162 ±298
	%	100	82.3	56.7	46.8	32.4		14.1
	n	13	11	13	13	13		13
中子	$\bar{x}\pm S_{\bar{x}}$	8 235 ±1 621	5 554 ±1 177	4 188 ±1 219	2 680 ±765	1 306 ±406	474 ±160	
	%	100	67.4	50.9	32.5	15.9	5.8	
	n	13	13	13	13	12	8	

将表中的数据进行统计处理,得出中子和 γ 射线的回归方程,以相同的生物效应为基

准，求出中子和γ射线的相对生物学效应＝1.9 Gy/1 Gy＝1.9。

辐射对淋巴细胞损伤，形态上可见核固缩、核碎裂、核溶解、细胞溶解、双叶和双核等。

侯殿俊等用改良的培养法研究X射线诱发的人外周血T淋巴细胞受体（TCR）基因突变情况。TCR基因是外周血CD4和CD8 T淋巴细胞表面的一种蛋白受体，位于常染色体上，功能活性上呈单倍性，发生在有活性的TCR基因的单个突变即可导致表现型TCR突变体的产生，一般在人体受照后数月才能检测到，经该作者改良作短期培养（1～5 d）即可得到结果。不同剂量X射线照射组TCR基因突变频率（mutation frequency, MF）结果见表6.5。

表6.5　不同剂量照射诱发的TCR基因突变频率（$\times10^{-4}$）

吸收剂量/Gy	样本数	$\bar{x}\pm s$	P值
0	15	1.62±0.63	
0.25	15	2.43±0.57	<0.05
0.50	15	3.22±1.01	<0.01
0.75	15	4.23±0.95	<0.01
1.0	15	7.19±2.46	<0.01
2.0	15	8.62±1.43	<0.01
3.0	15	21.97±5.51	<0.01
4.0	15	32.44±4.27	<0.01
6.0	15	74.99±13.82	<0.01
8.0	15	88.39±14.10	<0.01

由表6.5看出，TCR MF随照射剂量增加而增加，各照射剂量组（0～8.0 Gy）的TCR MF与对照组比较，差异均有统计学意义，表明以TCR基因突变频率估算辐射生物剂量提供可能性。

Redon提出以r-H_2AX作为电离辐射引起人血淋巴细胞损伤的生物标志。受照后细胞一旦发生DNA双链断裂，组蛋白H_2AX就会磷酸化并在DNA双链断裂处形成聚焦点（foci）。因此，应用抗r-H_2AX的单克隆抗体对淋巴细胞染色。反映各种组蛋白r-H_2AX的磷酸化结构，特别是发生在DNA双链断裂（DSB）部位。通过位于损伤附近数千H_2AX分子的磷酸化反映细胞出现的DSB，经过激光扫描同焦显微镜高度放大能够观察到染色质的r-H_2AX相应的抗体的原位。作者应用8个人的淋巴细胞进行实验，接受0.02～2.0 Gy照射后，r-H_2AX聚焦点数和照射剂量有线性关系。照后30 min最高，每个细胞每Gy为11.5聚焦点，0.6 Gy照射后减半时间约为2～2.5 h，照后8 h略高于30 min的20%。当剂量大于1 Gy时，照后一天的病灶数为30 min的13%，2 d为6.6%。剩下的DSB难以修复。

单核细胞照射后随中性粒细胞的减少而迅速减少甚至消失，在粒细胞恢复时相中率先出现并逐渐增多。

2. 红细胞

$LD_{50/30}$左右的辐射剂量对循环血液中的红细胞直接杀伤作用很轻，故红细胞减少不明显，又因其生存寿命为120 d，故早期不出现明显贫血。急性放射病人在照后2周，红细胞和血红蛋白开始下降，其减少的时间和程度与照射剂量有关。剂量越高，开始减少越早，程度越重(图 6.7)。

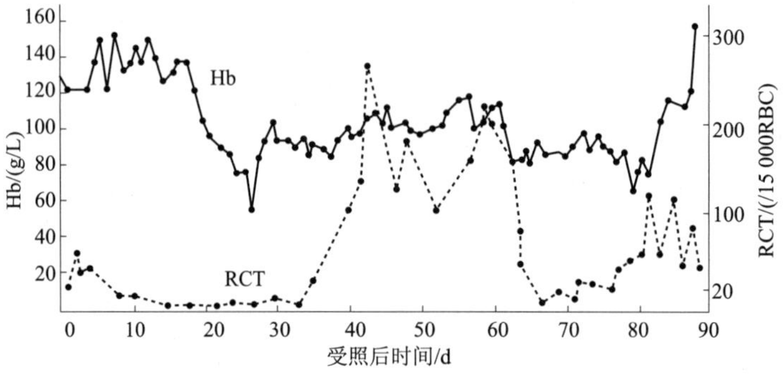

图 6.7　急性放射病不同时间血红蛋白变化

红系造血干细胞和祖细胞的辐射敏感性较高，照射后数量显著减少，增殖分裂活动锐减，成熟红细胞来源不济。此时有出血发生，更促使外周血中红细胞数减少，其中网织红细胞百分率下降甚至消失，其减少程度与照射剂量有关，恢复时网状红细胞出现早，甚至超过正常水平。

形态上早期可见细胞大小不等，异形及多染性。贫血时可见浓染大形红细胞。

3. 血小板

在中度放射病时，因骨髓巨核细胞的辐射敏感性较淋巴细胞、幼红细胞和幼粒细胞低，故血小板降低较其他细胞缓慢。又由于血小板的寿命为 9～10 d，而即将成熟的巨核细胞在初期仍继续生成血小板，以至照后巨核细胞开始明显减少时，血小板数尚正常。血小板数与巨核细胞数变化相似，但较后者的减低和恢复时间晚 2 d。

Odell 等以 100 多只大鼠分别观察了 950 R X 射线全身照射后不同时间骨髓巨核细胞和外周血血小板数的变化动态基本一致。由图 6.8 可见，血小板数的下降一般较巨核细胞数的减少晚 1～4 d；与巨核细胞数几乎同时降到最低值水平，而后又随巨核细胞的恢复而又比巨核细胞晚 1～3 d 才开始恢复。

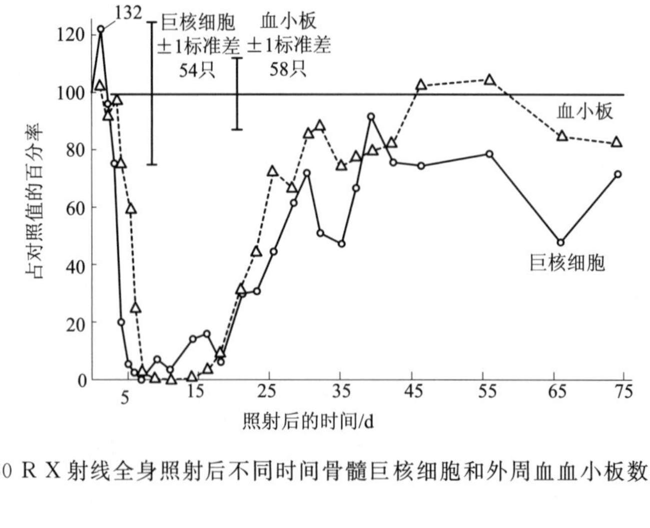

图 6.8　950 R X 射线全身照射后不同时间骨髓巨核细胞和外周血血小板数的变化动态

人的血小板的辐射效应与大鼠基本相似。血小板数开始明显减少和开始恢复时间比巨核细胞晚 2 d。但人的血小板寿命为 9～10 d,大鼠和小鼠的分别为 4.5 d 和 4 d,因此人血小板的改变发生时间较晚。1～2 Gy 全身照射后 2 周内,外周血血小板数可保持在正常范围,2 周以后开始下降,约 4 周末降低到最低值,约为血小板正常水平的 20%～70%,随后逐渐恢复,经过一个时间的低下水平的波动而恢复正常。3～4 Gy 全身照射后,血小板数的变化较小剂量照射后明显。头两周时,血小板数开始缓慢下降,照后 15～25 d 可降至正常的 10%上下。照后 1 月开始回升。1.5～2 月可达正常水平。更大剂量的照射可使血小板数很快减少,一周末在血中消失并持续到死亡(图 6.9)。

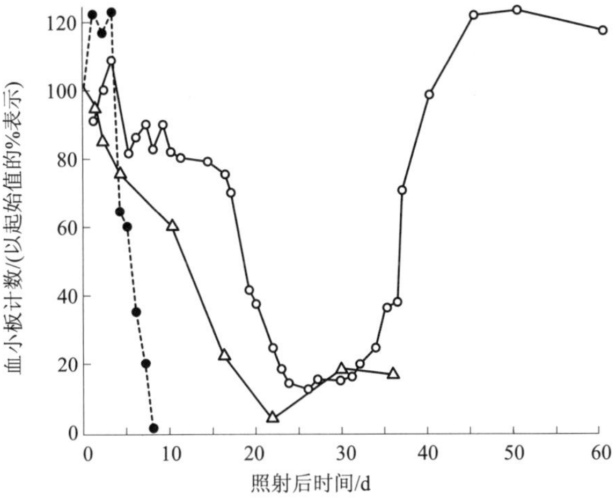

图 6.9 照射后人血小板数变化

○:5 名受 2.36～3.65 Gy 事故照射患者血小板均值;

△:4 名非血液系统肿瘤病人接受 300～473 R 一次全身照射后血小板数变化;

●:1 名受 2 000 R 照射事故病人血小板变化

初期可见变性型血小板(固缩型、无结构型)增多,恢复期再生型血小板(大型、不整型、有微细颗粒)可出现,此外,可见伪足消失,致密体(5-HT 细胞器)减少,β 颗粒膨胀,α 颗粒空泡化、溶解。

三、造血微环境的辐射损伤

造血微环境(hemapoietic inductive microenviroment,HIM)在血细胞生成过程中具有重要作用。在辐射对造血细胞损伤的研究中也重视造血细胞的基质、微血管及神经末梢的变化。从而丰富了辐射血液学的内容,加深对其损伤机制的认识,对放射损伤的防治措施提供有价值的参考。

(一) 造血器官微血管系统的辐射损伤

由于造血组织微血管对增生旺盛的造血细胞调控的重要作用,所以辐射导致造血的微血管变化对实质细胞机能的影响非常重要。照射后微血管可出现形态结构、功能和代谢等多方面的损伤。形态上可见毛细血管和细静脉舒张,充血、淤血,血管周有细胞浸润,微血管通透性增高,镜下可见血管边缘模糊,有液体渗出、水肿、出血。血管内皮细胞肿胀,退行性变,凋亡及坏死,血栓形成,血管壁断裂,血管壁增厚,管腔狭窄甚至闭塞。有时可见细静脉的节段性扩张,收缩或迂曲。

功能上，照射后可见微循环内血流速度减缓乃至停滞，以致血管壁黏附的白细胞增多，红细胞聚集，血小板聚集成微小白色血栓。

此外，还能观察到透明质酸减少，基质黏多糖解聚，组胺类物质释放增多，蛋白酶活性增高。

单侧肢体受 X 射线 5、10、20、30 Gy 照射，其他部位用铅屏蔽。受照肢体的股骨 CFU-S 数骤降，照后 3～7 d 分别为同龄，同系，同批小鼠同侧股骨 CFU-S 的 32.8%、16.2%、9.3%和 2.3%，各组恢复缓慢。5 Gy 组照后 12 月仅为对照的(81.3±6.0)%，明显低于正常，说明屏蔽区正常造血干细胞难以向照射区骨髓移徙种植，无法避免长达一年的造血功能低下。结果提示，即使体内有大量正常造血干细胞可供移植，但照射区骨髓造血微环境的辐射损伤严重影响局部的造血重建。

利用不同剂量的 γ 射线照射小鼠后，经静脉输入相等数量的骨髓细胞悬液的实验说明，小鼠受照 8、10、12 Gy 所得的脾结节数分别为 29.4±1.7、27.2±0.9 和 22.2±1.3，表明大剂量照射小鼠脾结节数明显低于较小剂量照射者。同样说明，辐射损伤的造血微环境支持造血干细胞增殖的能力降低。造血微环境辐射损伤恢复甚慢，加重了辐射对造血的损伤和延迟造血重建。造血实质细胞和造血微环境均受辐射损伤，彼此影响相互加重。造血微环境的辐射损伤造成造血干细胞移植无效，造血功能长期低下。因此，应关注造血微环境功能的保护和改善。

（二）造血基质细胞的辐射损伤

骨髓造血基质细胞在正常情况下更新极慢，受照射后形态学变化及细胞死亡率均明显低于造血实质细胞，但若以造血基质细胞的增殖能力及其支持血细胞生成能力来衡量，则它们也具有很高的辐射敏感性。

骨髓造血基质细胞的种类很多，Friedenstein 等提出体外培养基质祖细胞集落的方法，成功获得基质细胞集落称为纤维样细胞集落形成单位(fibroblastoid colony forming unit，CFU-F)，其集落数与植入的细胞呈良好的线性关系。这类集落中的细胞移植到肾被膜下，由于其来源于骨髓或脾脏不同，经 30～45 d 后可发生骨小梁、静脉窦等骨髓所特有的网状基质，中间散在粒系造血灶；或发生类似脾脏的淋巴滤泡的结构，其中嵌有淋巴细胞。说明 CFU-F 是具有能转移造血组织特有造血微环境的造血基质干/祖细胞。

造血基质细胞的放射敏感性

文献报道的 CFU-F 辐射敏感性有较大差别，可能与动物种类，品系，照射方式等条件有关。表 6.6 列出国内外学者的动物实验的股骨骨髓 CFU-F 的 D_0 值。

表 6.6　股骨骨髓 CFU-F 的 D_0 值

照射源	动　物	照射方式	D_0 值/Gy	n 值	作　者
^{60}Co	CBAxC$_{57}$BL 小鼠	体外	2.16±0.13	1.13	Fridenstein，1976
^{60}Co	豚鼠	体外	1.87±0.16	1.5	Fridenstein，1981
^{60}Co	犬	整体	4	—	Wilson，1978
250 kV X	CF1 小鼠	体外	2.3	1.2	Wests，1980
200 kV X	LACA 小鼠	体外	2.23±0.23	1.2	于洪巨，1982
^{60}Co	LACA 小鼠	体外	2.47	—	陈家佩，1987
250 kV X	LACA 小鼠	整体	2.07	—	陈家佩，1987
1.4 MeV n	LACA 小鼠	整体	0.49	—	陈家佩，1987

骨髓造血基质细胞在通常情况下更新较慢，辐射后形态变化和细胞死亡率均明显低于造血实质细胞。CFU-F 的辐射敏感性较造血干/祖细胞低。有报道指出 $LD_{50/30}$ 的 γ 射线(9 Gy 左右)或 X 射线(6.5 Gy)可使 CFU-S，CFU-GM 和红细胞生成素反应细胞(erythropoietin -responsive cell，ERC)分别降低 4 个数量级、3 个数量级和 4 个数量级，而 CFU-F 只减少 2 个数量级。CFU-F 的剂量-存活曲线与 CFU-S、CFU-GM 等相似，但其肩区较宽，斜率较小，提示其辐射敏感性低于造血干细胞和粒系造血祖细胞(图 6.10)。

造血基质细胞辐射损伤主要是检测照射后基质祖细胞集落 CFU-F 生成以及造血基质细胞支持造血功能状态的变化。

Hendry 和 Lord 两人比较了许多作者关于全身受照后小鼠股骨骨髓 CFU-F 的变化动态，得到比较有规律的结果：

1) 在 1.5～4.5 Gy 照射后几小时内，股骨骨髓 CFU-F 数减少后可一过性增高甚至超过正常，而后急剧减少，然后迅速趋于回升并较快接近正常水平；9～10 Gy 照射后，CFU-F 数迅速下降到最低值，无明显恢复趋势。

2) 照射剂量越大，CFU-F 下降越明显，9～10 Gy 照射后，其数仅为对照的 5%和 1%以下。较小剂量照射后的恢复较快，恢复的程度也较好。

图 6.11 系 4.5 GyX 射线照射后小鼠股骨 CFU-F 和 CFU-S、CFU-GM 的动态变化比较，CFU-F 损伤较轻但恢复较慢。

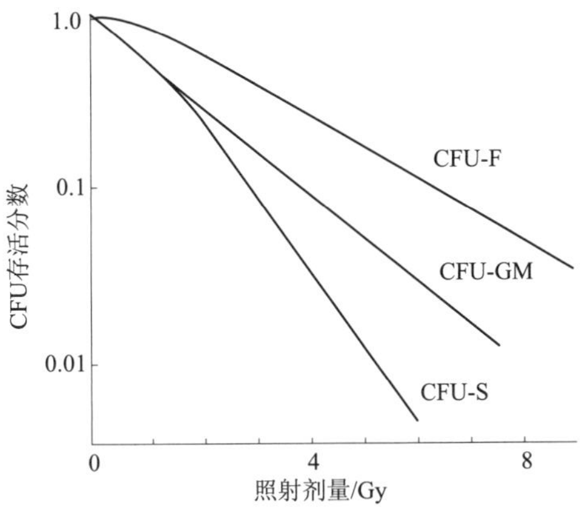

图 6.10　小鼠骨髓造血干细胞/祖细胞及基质祖细胞剂量-存活曲线

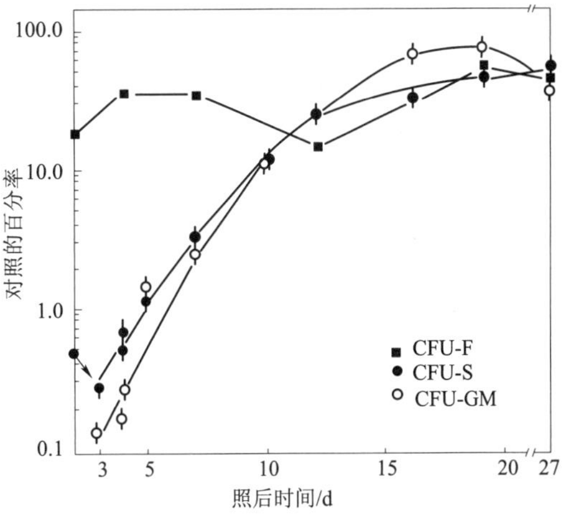

图 6.11　4.5 Gy X 射线全身照射后小鼠股骨 CFU-F 和 CFU-S、CFU-GM 的变化动态

以 10 Gy 局部照射一侧下肢而屏蔽其他部位的实验也证明照射区骨髓 CFU-F 在照后 1 个月时间始终很低。在相当长一段时间内，受照的骨髓细胞在液体培养系中不能形成集落。提示，CFU-F 的减少无法借屏蔽区正常造血基质细胞的移迁增殖而代偿。这是造血基质细胞辐射损伤有别于造血干细胞的另一特征。

(三) 造血细胞因子的辐射损伤

目前已经鉴定的造血细胞因子，如 G-CSF、GM-CSF、TPO 等具有提高机体对射线和化疗药物的耐受性，能促使损伤后的造血免疫系统功能重建，减少死亡危险。其他如已克隆鉴定的造血刺激因子有 M-CSF、EPO、SCF、IL-1、IL-2 等。

小鼠经 4 Gy X 射线全身照射后 2 d 内，肺细胞分泌 CSF 明显减少，然后渐次增多，照后 4 d 达正常水平的 150%，照后 7 d 接近正常水平。8 Gy 和 12 Gy X 射线照射后 2 d 肺细胞分泌的 CSF 活性轻微增加，照后 3 d 起，均低于照前水平(图 6.12)。

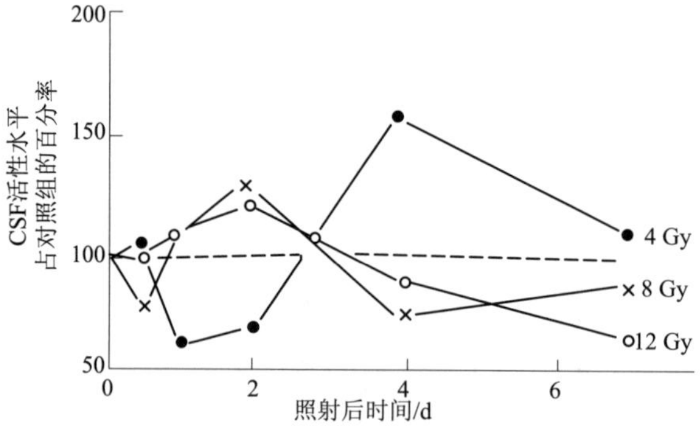

图 6.12　不同剂量电离辐射作用后肺细胞分泌 CSF 的变化

辐射敏感的脾细胞数在 1 Gy 照后 48 h 即已减少一半，8 Gy 照后其数量只有正常的 5%。脾细胞分泌的 CSF 量在 4 Gy 照射后 48 h 才减少过半，8 Gy 照后减至正常水平的 20%以下。结果提示，受照后较少的脾细胞能分泌较多的 CSF。在 8 Gy 照后的 4 d 和 6 d，脾细胞回升不明显，而 CSF 的分泌量已接近或超过照前水平(图 6.13 和图 6.14)。其原因可能是脾脏中的淋巴细胞敏感性较高，另一类细胞也能分泌生成 CSF，对辐射较不敏感，估计是基质细胞。

辐射可造成原有造血刺激活性的下降，也可导致造血抑制活性的出现或增多。5 批正常小鼠的实验发现，正常小鼠血清能在无集落刺激因子存在体系中使 1×10^5 个骨髓细胞生长出数 10 个 CFU-GM 的集落；单用集落刺激因子做常规培养时 CFU-GM 产率为 1×10^5 个骨髓细胞中 100 个左右。在常规培养体系中加入正常小鼠血清后所获 CFU-GM 产率 5 批中 3 批恰好为单独血清及单用集落刺激因子两者之和，另 2 批则略低于单用集落刺激因子的对照，说明正常小鼠血清基本没有或只含有少量粒系造血抑制活性。8 Gy γ 射线全身照射小鼠，照后 1、4、7、10 及 14 d 的血清虽有粒系刺激活性，能支持数十个 CFU-GM 集落形成，但在加入含外源性集落刺激因子的常规培养体系后，其 CFU-GM 产率仅为单用刺激因子对照的 50%～70%。最低为第 4 d(50%)，其次为照后 1 d(60%)，可见 8 Gy 照后 2 周内，尤其是照后 1～4 d，小鼠血清中粒系造血抑制活性增强，使体系中足量的集落刺激因子不能支持正常数量的 CFU-GM 集落生成。3、5、7、9 Gyγ 射线照射后 4 d 的小鼠血清也见粒系抑制活性。这些血清的加入均可使 CFU-GM 的产率减少 20%左右。

蒲晓允等在 6 Gy γ 射线全身照射小鼠后 1、3、7 和 15 d 的血清和骨髓细胞培养上清液中检测出对 CFU-E 和 CFU-GM 生长有抑制效应的活性物质。血清中造血抑制活性的变化与动物外周血白细胞数的减少和回升在时相上有相似趋势。作者认为照后体内出现的造血抑制活性可能与 TNF-α、MIP-1α、TGF-β 的消长有关。

造血组织属高度辐射敏感组织，当全身或大部分机体受到较大剂量照射后，造血损伤是最早出现的症状之一。一般情况下，0.5 Gy 全身照射后都会发生血液学变化。全身照射剂

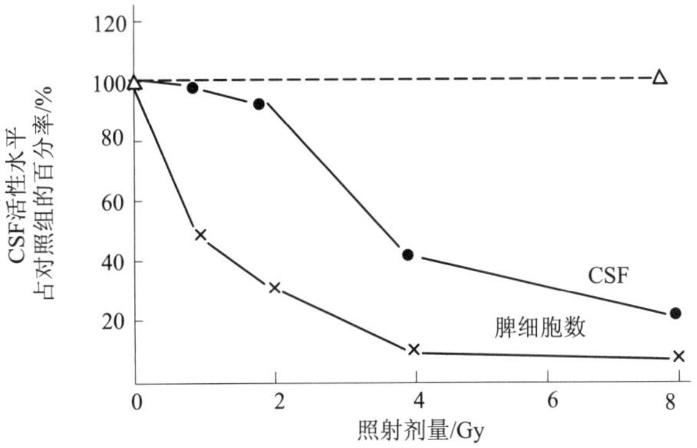

图 6.13 不同剂量电离辐射作用后 48 h 脾细胞分泌 CSF 变化

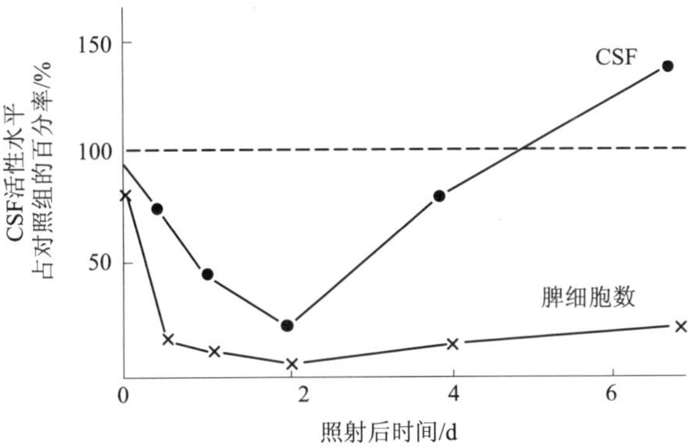

图 6.14 8 Gy 照射后脾细胞分泌 CSF 动态变化

量在 1.0～10 Gy 时,可发生以造血损伤为基本病理变化的急性放射损伤,即骨髓型急性放射病,造血损伤是该型放射病发生发展的关键损伤。在大剂量射线照射后,造血组织中具有增殖能力的造血干/祖细胞因对射线高度敏感,往往发生增殖性死亡,从而导致造血功能障碍。

四、造血系统辐射损伤效应

(一) 早期效应

致死剂量照射后数小时至数周发生的症状和体征,主要是骨髓综合征。

最早效应是淋巴细胞的变化:辐射可以杀伤淋巴细胞的祖细胞和外周血中的淋巴细胞,使其数量迅速减少。当照射剂量超过 0.5 Gy 时,照后 15 min 淋巴细胞数即可下降,其 D_0 值为 0.22～0.3 Gy,根据外周血淋巴细胞数可判断病情的轻重。

HSC 是最幼稚、未分化的细胞,对辐射也极其敏感,D_0 值为 0.6～1.1 Gy。因此,在急性大剂量辐射损伤时,HSC 可受到严重杀伤,并还有一个持续下降的过程。一旦开始再生,其恢复速度比较快,经较小剂量(1.5～2.0 Gy)照射后,CFU-S 受损伤的恢复较慢,CFU-S 存活率随照射剂量增加呈指数下降,但曲线缺乏肩部,$n=1$;局部照射时机体未受照部分的 HSC 有很强的迁徙能力,从而促进损伤区域造血机能的恢复。

外周血粒细胞的变化呈明显的时相性。大剂量照射后早期由于骨髓受损引起的成熟和释放加速以致出现粒细胞增高。电离辐射对成熟粒细胞的直接杀伤效应不大。但由于辐射杀伤了具有增殖分裂功能的幼稚造血细胞，使造血干细胞、粒系造血祖细胞和幼稚粒细胞数量急剧减少，加上粒细胞寿命短暂，因此照射后，外周粒细胞迅速而明显减少。照射剂量越大，粒细胞降低越快。此时受损伤较轻的造血干/祖细胞开始恢复增殖而出现暂时回升，随后即下降至最低值，待 CFU-GM 恢复再生能力即进入恢复期。由于红细胞寿命长达 120 d，又是无核细胞，缺少 DNA，对辐射不敏感，因此在照射之后不出现迅速变化。但有核红细胞的辐射敏感性与淋巴细胞和 HSC 相同。在辐射剂量为 3 Gy 以下时，外周血中的网织红细胞减少，其程度与剂量成比例。恢复期，网织红细胞逐渐升高，甚至超过正常水平。血小板的放射敏感性类似粒细胞。

致死剂量照后初期，造血组织微循环表现出血扩张、淤血、水肿、血流缓慢以及血窦破裂，是导致造血实质细胞二次损伤的主要原因。当基质遭受严重破坏时，造血细胞再生是不可能的。CFU-F 是 HIM 的主导因素，其 D_0 值约为 2～4 Gy，在造血损伤重建时，由于其活跃增殖、分化，为迁徙来的 HSC 的归巢和增生提供了基本条件。

电离辐射照射后引起的骨髓的再生障碍和全细胞减少，是基本的辐射损伤的临床表现。骨髓的造血功能障碍有如下特点：

1）射线所致的造血功能障碍主要表现为造血细胞增殖能力的破坏和抑制，使外周血有形成分得不到补充，加之消耗和死亡的加速，使外周血细胞急剧减少。

2）照射剂量越大，造血损伤越重，造血功能障碍程度能反映病情的轻重。实验研究表明，5 Gy 照射后可使全身 90％的骨髓细胞受到损伤，8.5 Gy 将损伤 99％的骨髓细胞。

3）造血功能障碍具有明显的时相性。这种有规律的变化对病情估计很有意义。

4）在一定剂量范围内，造血功能障碍的可恢复性。机体受照射后，造血功能损伤十分严重，但即使致死剂量照射时，造血细胞并非完全被消灭，残存的造血干细胞仍有增殖分化能力，处于 G_0 期的造血干细胞可转入细胞增殖周期，一度失去增殖能力的部分干细胞也可再度恢复增殖。

5）造血功能障碍是骨髓型急性放射病发病的基本损伤，在肠型放射病和脑型放射病的发病学上也具有重要意义。

（二）远后效应

辐射引起造血损伤的远后效应是指机体受到一定剂量照射后数月至数年所发生的造血系统的损伤性变化。远后效应的发生与受照剂量、造血组织与间质的辐射敏感性、损伤修复速率及基因突变概率等密切相关。

1. 贫血

国内诊断贫血的标准一般定为：成年男性血红蛋白含量低于 120 g/L，红细胞低于 4.5×10^{12}/L；成年女性血红蛋白含量低于 110 g/L，红细胞低于 4.0×10^{12}/L，即可诊断为贫血。造血组织对射线高度敏感，尤其幼红系统，一定剂量照射后，贫血是经常出现的临床表现。在对 1945 年日本原子弹受害者的随访观察中，照后数年内均可观察到贫血等血液学改变，其发生率明显高于对照人群。在对日本福隆丸号受氢弹爆炸落下灰照射的 23 名渔民的 41 年的临床随访中，除一名死亡外，有几例病人的白细胞数在照后 6 年仍略低于正常水平，有几例发生轻度贫血。叶根耀等对 1963 年安徽三里庵事故照射病人中活存的 4 例病人进行了17年的医学随访，病人从照后2个月贫血开始改善，逐渐恢复。但3例重度及中度骨髓型急性放射病人6年、10年又出现贫血。在1986年苏联切尔诺贝利核事故受照的救援人员中，在受1 Gy照射后3年，有30%的人红细胞和血红蛋白含量降低，在放射性污染区儿童也见到血红蛋白含量降低，5.35%儿童出现高铁蛋白性贫血。辐射所致的远期贫血多为轻度，伴有头晕乏力等症状，常规治疗可以改善。贫血的发生机制可能由于红系辐射敏感性高，造血间质损伤发生晚而在辐射后期影响造血功能有关。

2. 癌

辐射致癌是常见的辐射远后效应。在发现辐射的初期，由于人们对辐射危害缺乏认识及防护措施不力，许多从事放射性工作受到长期小剂量照射，数年后死于白血病或造血功能障碍。从辐射职业性受照者、医疗受照人员和日本原子弹爆炸幸存者的医学随访观察证实白血病是一种主要的辐射远后效应。在对日本原子弹爆炸受害者的随访观察发现，自1945年至照后38年间，有多种肿瘤的发生率明显增高，其中白血病是照后最早出现的远后效应。广岛第1例白血病发生在受照后1年零9个月，长崎第1例白血病发生在受照后2年零3个月，受照后3年白血病发生率开始升高，6～7年达到高峰，以后逐渐减少，至1975年共发生白血病1 838例。白血病的发病学有一定的特点：① 受照剂量增加，白血病发生率也增加，呈线性关系；② 剂量水平相似时，广岛发生率高于长崎(广岛原子弹中子剂量高)；③ 受照时年龄小者发病早，潜伏期短(5～15年)，受照时年龄在45岁以上者危害小，潜伏期长(10～25年)。有些专家认为，辐射诱发的细胞恶性转化是一个多基因协同作用的结果，其中抑癌基因的失活在癌症的发生中起重要作用。

3. 骨髓增生异常综合征

骨髓增生异常综合征(myelodysplastic syndrome，MDS)是由造血功能紊乱所致的病态造血疾病，一些病人多发展为急性白血病，有人认为它属于白血病前期。在牡丹江^{137}Cs源辐射事故中，病人“江”累计受照剂量8～12 Gy，诊断为亚急性放射病，经综合治疗后康复出院。病人于受照后17个月出现造血紊乱：骨髓增生活跃但外周血呈全细胞减少；红细胞系列增生为主但有严重贫血；巨核细胞数不少，而血小板数很低，表明病人造血活动中造血细胞的增殖、分化和成熟过程发生紊乱，属病态造血。同事故另一例病人“良”受到与前者相似的急性照射，于照后9年发生MDS，后转变为急性白血病。两例均由于MDS而死亡。苏联切尔诺贝利核事故的106例急性放射病存活者中，至1998年有11人死亡，其中2例死于MDS。

4. 免疫功能低下

由于受照后造血功能受抑，全身情况下降，导致机体免疫力下降。

安徽三里庵辐射事故的4个病人照后第2～4个月淋巴细胞数才回升至正常范围，其中两例半年后又下降，2年尚未恢复。1990年上海“6.25”辐射事故5例急性放射病人，照后2.5年外周血T淋巴细胞应答PHA，抗CD3单克隆抗体及IL-2刺激反应能力仍偏低。CD4细胞数明显降低，NK细胞杀伤功能降低，持续多年。

免疫功能低下常导致病人乏力，易受感染，也会使肿瘤发病率增高。

第三节　辐射损伤的造血系统重建

造血系统对射线高度敏感，一定剂量射线全身照射后机体所发生一系列病理变化中，造血系统的损伤出现最早，也最明显，它是决定骨髓型急性放射病病程发展和预后的基本病变。在肠型放射病的发病学上也起重要作用。因此，辐射损伤时造血系统功能的恢复重建格外重要。当造血功能严重受抑甚至不能自身恢复，一般治疗不能奏效，此时需要重建造血功能。最有效的办法是进行造血干细胞移植。HSC 移植可分为骨髓 HSC、外周血 HSC、胎肝 HSC 和脐带 HSC 移植。随着患者（宿主）造血组织网架结构，尤其是微血管系统的恢复，造血干细胞便可在其中增殖分化，开始造血重建（hemapoietic reconstitution）。

一、骨髓造血干细胞移植

骨髓 HSC 移植（以下简称骨髓移植），按骨髓来源不同分为自身骨髓移植、同种骨髓移植、异种骨髓移植。一般骨髓移植前必须对病人实施免疫抑制预处理，使机体失去排斥异体组织的能力。

（一）骨髓移植分类

1. *自身骨髓移植*

自身骨髓移植指骨髓取自本身骨髓，不存在免疫遗传学差异，所需血细胞较少，没有排斥反应，容易植活而且不发生移植物抗宿主病（graft versus host disease，GVHD），移植效果最好。有实验研究报道，狗受到 9～12 Gyγ 射线全身照射后，发生重度急性放射病，造血功能不能恢复，一般对症治疗后无一存活；若同时给予新鲜或－196 ℃下保存的自身骨髓移植后，可使近半数动物存活。对于从事放射性工作且有受大剂量照射高度危险的人员，在平时采集一定量骨髓进行超低温保存以备应急是可行的。

2. *同种骨髓移植*

同种骨髓移植系指人类不同个体之间的骨髓移植。按供体和受体骨髓之间免疫遗传学差异的程度又可分为下列几种：

1）同基因骨髓移植：这是指同卵孪生者之间的骨髓移植，在供受体之间免疫遗传学无差异，与自身骨髓移植相似，骨髓容易植活，而不会产生 GVHD。但这种机会不多，至今只有 1967 年匹兹堡辐射事故病人“C”应用了同基因骨髓移植。

2）HLA 相合骨髓移植：人类白细胞抗原（human leucocyte antigen，HLA）代表人的主要组织相容性抗原，因此 HLA 相合骨髓移植即是主要组织相容性相合的骨髓移植。但在无血缘关系的人群中，HLA 相合者很难找到（＜0.01％）。根据遗传学规律，HLA 相合的供体主要在同胞（亲兄弟姐妹）中寻找，相合的概率为 25％。此种移植虽然 HLA 相合，但还存在次要抗原系统和未知抗原的差异，GVHD 的发生率仍为 50％左右。

3）HLA 不全相合及 HLA 单倍体相合的骨髓移植：供受体的 HLA 部分位点相合的骨髓移植称为 HLA 不全相合（mismatched）骨髓移植，供体多为亲属。HLA 单倍体相合（haploidentical）系指供受体之间 HLA 有一个单倍体型相合的干细胞，又称 HLA 半相合。根据遗传学规律，父母与子女之间均为 HLA 单倍体相合，在同胞间有 50％为单倍体相合。此类移植并发症多而严重，疗效欠佳。

4）HLA 表现型相合的骨髓移植：这种移植是指无关供体供髓，HLA 表现型相合是指 HLA 各位点均相合，但在染色体上的位置分布则不一致。这是由志愿供髓者 HLA 资料提供，供受体之间无亲缘关系。此类移植的临床效果稍逊于 HLA 相合的移植，而明显好于 HLA 不全相合及 HLA 单倍体相合的移植。

5) HLA 不相合骨髓移植：由于供受体之间 HLA 不相合，移植后易发生致死性 GVHD，治疗效果不明显，目前已不采用。

在极重度骨髓型急性放射病时，造血功能已不能自身恢复，应在对症支持治疗的基础上实施骨髓移植，此时免疫已受到严重抑制，不易发生排斥反应，可使造血重建，挽救生命。移植宜在照后头几天进行，因为移植后约 10～15 d 才能发挥造血功能，故太迟将影响疗效。

（二）骨髓移植的适应证及最适条件

1. 适应证

实验研究和临床实践表明，在偏轻的极重度骨髓型急性放射病时，造血功能尚可自身恢复，经治疗亦可痊愈，此时若给予骨髓移植，因免疫抑制程度不够，极易发生排斥反应使骨髓不能存活，也有发生 GVHD 等并发症而致死，故不宜骨髓移植。最好在偏重的极重度骨髓型急性放射病时，在对症支持治疗基础上同时实施骨髓移植，可以重建造血功能，才有存活的可能。

2. 适宜的移植条件

多在照后数小时至 1 d 内进行骨髓移植，不宜超过照后 1 周。因为移植后 10～15 d 才能发挥造血功能，故不应太迟而影响疗效。

（三）骨髓移植的主要并发症

1. 移植物抗宿主病

(1) 发病机制

骨髓移植后，由于供受体之间存在免疫遗传学差异，植入的供体骨髓中的免疫活性细胞（主要是 T 淋巴细胞）在受体内增殖到一定程度时，进而识别和攻击受体靶组织而发生的全身性疾病称为 GVHD。骨髓供受体之间主要组织相容性复合体（major histocompatibility complex，MHC）也就是 HLA 系统相合程度对 GVHD 有决定性影响。如果 HLA 不相合，几乎全部发生致死性 GVHD。自 HLA 配型技术问世以来，由于选择 HLA 相合的同胞作供髓者，GVHD 的发生率降为 50%左右，移植效果明显提高。但是 HLA 系统仅反映主要组织相容性复合体的情况，机体还存在其他组织相容性抗原和次要组织相容性抗原系统，因此即使 HLA 相合，仍有部分病人发生不同程度的 GVHD。

大量的研究证实，骨髓中的淋巴细胞（主要是 T 淋巴细胞）含量与 GVHD 的发生和严重程度有密切关系。若移植的骨髓有核细胞数过多，其中含有的 T 淋巴细胞数量多，GVHD 发生率也增高。如在骨髓移植时被外周血严重稀释，则会加重 GVHD 的程度；若在移植前将淋巴细胞分离去除或灭活，可降低 GVHD 的发生率和严重程度。给予抑制 T 淋巴细胞的药物，可减轻 GVHD 的症状。因此认为 T 淋巴细胞是引起 GVHD 的主要效应细胞。

由于分子生物学研究的进展，对 GVHD 发病机制的认识逐步深入，认为移植骨髓中的供体 T 淋巴细胞与宿主的抗原递呈细胞相互接触，T 淋巴细胞被激活后，可产生多种细胞因子，进而激活巨噬细胞等多种免疫活性细胞，从而引发多种细胞因子瀑布式释放，造成 GVHD 靶组织的各种病理变化。已知多种细胞因子如 IL-1、IL-2、TNF-α、IL-6 等及其调控网络都与 GVHD 的发生密切相关。有的学者认为 GVHD 是通过供者细胞表面受体识别受者细胞表面的同种异型抗原引发的复杂免疫反应。它包括级联的三相反应：① 由于预处理导致的宿主组织损伤；② 移植物中供者T淋巴细胞激活；③ 炎症效应细胞因子的作用。

GVHD又可分为急性和慢性两种。急性GVHD多发生在移植后90 d内，特点是发病急，累及的器官组织较多，病情较重，常可危及生命。慢性GVHD多发生在移植90 d以后，以皮肤损害为主，间有肝脏损害，不常累及肠道，疾病发展缓慢，危害较轻。

（2）主要临床表现

皮肤、肝脏、肠道是宿主对移植物反应的主要靶组织。皮肤损害是急性GVHD最常见而又最早出现的病理变化，主要有皮肤红斑、斑丘疹。严重者可发生皮肤的水疱和皮肤剥脱等。皮肤损害常是GVHD最先出现的临床表现。慢性GVHD的皮肤改变是皮肤色素沉着、脱屑、增厚或角化不良、苔癣样皮疹等。

肝脏损害在较轻的急性GVHD时可不出现症状，重的可出现肝区痛、肝大、黄疸等症状。肝功能障碍是GVHD肝损伤的主要表现，胆红素、碱性磷酸酶及门冬氨酸氨基转移酶（AST）含量均有不同程度地升高。

肠道损害多见于严重急性GVHD时。骨髓移植成活并发挥造血功能时再度出现恶心、呕吐、腹泻等症状。严重时可呕吐胆汁，发生血性腹泻，个别出现肠梗阻。

此外，还常见细菌和病毒感染、体重降低、周期性或持续性发热及外周血象的大幅度波动或下降。

El-Sayed等研究了103例骨髓造血干细胞移植后的病人，56人死亡，其中因肝脏疾病死亡27人，因肝源性GVHD发生肝功能衰竭13人，因静脉闭塞发生肝功能衰竭10人。Vassallo等研究发现骨髓造血干细胞移植后的病人有76%发生不同程度的皮肤损害。另外，Nishida等研究发现骨髓造血干细胞移植后，区分肠道血栓性微血管病与急性GVHD非常重要，治疗方法是不同的。16例病人中6例未注意肠道血栓性微血管病，只顾GVHD的治疗而发生了死亡。

2. 放射性间质性肺炎

放射性间质性肺炎是骨髓移植后早期的一种严重并发症，发生率在30%左右。因缺乏有效的治疗方法，也是影响移植效果和造成病人死亡的主要原因之一。其发病机制十分复杂。目前认为，肺部受照剂量过大（尤其高剂量率照射）是发生放射性间质性肺炎的关键因素。当肺部受照剂量低于6 Gy时，很少发生此种并发症。巨细胞病毒、卡氏肺囊虫感染是放射性间质性肺炎诱发和加重的因素。免疫抑制过强，原患白血病化疗时间过长，出现GVHD等对放射性间质性肺炎的发生也有一定影响。

放射性间质性肺炎的临床表现主要有：中等程度的咳嗽，干咳，少痰，呼吸急促或进行性呼吸困难、发热、发绀等。呼吸的幅度加大，有时出现举肩式呼吸。在发病早期，病人动脉血氧分压降低，一般由正常的12.7～13.3 kPa（95～100 mmHg）降至9.3 kPa（70 mmHg）以下。约有30%病人的痰和尿中可查及巨细胞病毒或腺病毒。约50%的死亡病例尸检肺组织培养可查到巨细胞病毒。放射性间质性肺炎多发生在骨髓移植后的第2～3个月内，重者多在发病后10～15 d内死亡，死亡率在50%左右。存活者常有肺纤维化和肺功能不全。

此外，还常见细菌和病毒感染、出血性膀胱炎等。

二、外周血造血干细胞移植

造血干细胞存在于骨髓，近来发现也有少量分布在外周血中。外周血HSC的性能与骨髓 HSC 有许多相似之处，又各具特点。实验研究证实，外周血 HSC 也有自我更新和复制的能力，有重建致死性照射后受体的造血功能。但是它的增殖能力较弱，因此重建造血能力稍差，为了提高移植的造血细胞的数量和质量，目前主要采取两种措施：一是使用 HSC 动员剂（环磷酰胺，GM-CSF 或 G-CSF）提高外周血造血干/祖细胞的含量，可以增加 10 倍以上；二是采集更多的有核细胞数。

三、胎肝造血干细胞移植

许多研究表明，胎肝造血干细胞具有增殖和分化功能，在 4～5 个月胎龄的胎肝中，CFM-GM 的产率和总量都达到最高水平[CFU-GM 总量约为$(3\sim6)\times10^6$]，数量可以满足造血干细胞移植的要求。对人的胎肝造血干细胞移植的实例中证实，短期植活率大多在 30%以下，少见长期稳定植活者。目前多数学者认为，胎肝造血细胞移植给成人，首先有个体发育屏障，即胎肝造血干细胞原在胎儿肝中发育，移植至成人的造血组织中，造血微环境的骤然变化使其不能适应，影响其增殖、分化。其次存在组织相容性屏障，即供体与受体间有明显的免疫遗传学差异，一般多属 HLA 不相合移植。但胎肝造血干细胞中 T 淋巴细胞含量少（<2%），且发育不成熟（免疫活性弱），一般不易引起 GVHD，但影响其长期植活。1990 年上海辐射事故所致 7 例急性放射病的救治中，均输注了胎肝细胞悬液。在 5 例存活病人中发现其可加快造血功能的恢复。

四、脐带血造血干细胞移植

近 20 年来大量研究证实，脐带血中含有相当数量的造血干/祖细胞，其多种表面抗原的表达较弱，所含的淋巴细胞分化程度较低，移植性能近似骨髓 HSC，而优于外周血 HSC。研究表明脐带血中 $CD34^+$、$CD38^-$ 亚群明显高于骨髓和外周血，$CD34^+$ 细胞及其亚群的增殖分化能力也明显高于骨髓和外周血。提示脐带血是 HSC 的重要来源之一。我国人口众多，脐带血来源十分丰富，应用超低温保存有利于临床应用。由于单份脐带血中造血细胞含量有限，因此移植多限于小儿。脐带血干细胞移植给成人有成功的报道。Rubinsein 等（1998）总结分析了美国和欧洲 562 例非血缘关系的脐带血移植结果，其中大于 18 岁的成功率为 77%。有核细胞数多则成功率高。HLA 中 3 个抗原均相合者成功率最高。和骨髓移植相比较，脐带血移植的 GVHD 的发生率和严重程度均明显降低，可能与脐带血中 T 淋巴细胞不成熟有关。许多学者采用体外扩增的方法以增加造血干/祖细胞数量，满足对成人移植的需要。

五、基因治疗

分子生物学的研究和应用已经逐步进入临床医学领域。基因治疗是 20 世纪 90 年代发展起来的高新技术。它能使基因异常引起的疾病能够得到有效的治疗，也为非基因异常的疾病治疗开辟了一条新的途径。基因是一条双链 DNA，含有编码一个多肽所必需的 DNA，是一个遗传功能单位，它的异常变化将会导致各种疾病，而且某些基因缺陷将遗传给后代，如血友病等。基因治疗的提出最初是针对单基因缺陷的遗传疾病，其目的在于用一个正常的基因来代替缺陷基因或者补救缺陷基因的致病因素。随着高新技术的发展，目前广义上的基因治疗是指在基因水平上进行活细胞遗传物质的改造，从而达到治疗某种疾病的目的。

基因治疗的实质是:把功能基因导入病人体内使之表达相应蛋白质,并发挥其功能使疾病得以痊愈的一种治疗方法。

急性放射病具有发病时间短暂,病理变化广泛,病程有明显的时相性,放射敏感组织主导病程经过等特点。国内外学者以造血细胞作为靶细胞的基因治疗进行了许多研究。从基础到临床已经提出了许多治疗方案。下面就急性放射病的基因治疗,特别是以造血系统为靶细胞的实验研究和临床应用作一介绍。

(一) 造血干细胞(HSC)

HSC具有自我更新向各系分化的潜能,是基因治疗理想的靶细胞,以HSC作为靶细胞的基因治疗在遗传病、恶性肿瘤、严重免疫缺陷及感染性疾病的治疗具有广阔的前景。因为HSC具有自我更新能力,目的基因导入HSC后预期能长期表达,病人可终身受益。HSC具有定向分化能力,由其分化而成的细胞可随血液循环分布到身体各处,有利于其所携带的外源基因更好地发挥治疗作用,可望缓解症状或根治疾病。能有效地将目的基因转入HSC并使之长期稳定表达,是HSC基因治疗的关键。1993年前,人们已在小鼠中成功地把目的基因转染整合到小鼠骨髓干细胞的染色体基因组中,使目的基因在小鼠体内持续表达。此实验小鼠在一年以后有20%～30%的外周血细胞仍带有目的基因及其前病毒载体。狗及灵长类的实验也表明外源基因可成功地整合于HSC中,并能较长期表达,但转染率仅有0.001%～5%。用人的HSC做基因转染,也存在基因转染率太低的问题。为此,许多研究者从造血干/祖细胞的纯化、选择合适的基因转移方法及转基因造血细胞的体外扩增等方面做了大量工作。目前分离造血干/祖细胞主要依赖其表面标志抗体CD34。应用流式细胞术、荧光激活细胞分离技术,免疫磁珠(magnetic beads)方法和生物素-抗生物素蛋白吸附等方法均可以获得高纯度的$CD34^+$细胞,从而减少了非靶细胞的存在对基因转移效率的影响。

为改善放射损伤小鼠受抑制的造血功能,将小鼠IL-3基因cDNA与逆转录病毒载体重组,转染包装细胞PA317,用其分泌的含IL-3 cDNA的复制缺陷逆转录病毒感染,转化NIH-3T3细胞,并将这种可以在体外分泌IL-3的细胞种植到放射损伤的小鼠身上发现:受体小鼠血清中检出了IL-3的活性,其外周血白细胞升至1.5×10^9/L,以成熟中性粒细胞为主。肝、脾脏内有大量各个分化阶段的中性粒细胞。结果表明利用基因治疗技术在体内表达IL-3,改善机体的造血功能。构建含人IL-11cDNA的逆转录病毒载体,并转染小鼠成纤维细胞系NIH-3T3,用高表达IL-11的转染细胞作为载体细胞,种植到放射损伤小鼠体内,结果表明IL-11基因治疗能显著提高正常小鼠外周血血小板水平;明显缩短亚致死量放射损伤小鼠白细胞降低的时间,促进外周血白细胞、血小板和红细胞压积的恢复。有研究表明:SCF/IL-3,SCF/IL-3/IL-6联合应用能显著提高小鼠HSC的基因转染率。转染了人突变dhfr基因的第二代小鼠骨髓能有效地重建经致死剂量照射的第三代小鼠造血功能。

(二) 基质细胞

造血微环境主要由骨髓基质细胞、细胞外基质以及细胞因子等组成。基质细胞由成纤维细胞、内皮细胞、前脂肪细胞、脂肪细胞和巨噬细胞等组成。它是维持造血干细胞自我更新和向各系祖细胞分化所必需的条件。骨髓基质细胞比较容易获得,在体外培养体系中可迅速扩增,骨髓基质细胞在体内有较强的辐射耐受性,表明它们是一个相对静止、更新率低的群体。如果用于基因治疗,其疗效可以维持较长时间。

1994 年 Fukushima 提出了基质细胞基因治疗(gene therapy of stromal cells)的设想,认为将造血生长因子或微环境中缺损的基因转入基质细胞,使其能表达所缺损的成分,将它与造血干细胞一起进行骨髓移植,可以加速骨髓移植的造血与免疫功能的重建。这种转基因基质细胞单独输入造血微环境缺损的患者,可以重建其造血微环境,在再生障碍性贫血等血液病及某些由于微环境障碍的白血病治疗上,可能有广阔的应用前景。

用基因转染的基质细胞修饰造血微环境更接近造血的生理状态,避免了全身应用造血因子的副作用,具有明显的优越性。骨髓基质细胞通过与造血细胞直接接触或分泌细胞因子来调控造血。细胞因子基因修饰过的骨髓基质细胞可以在局部,较持久地分泌细胞因子,避免了细胞因子全身应用带来的副作用。

照射剂量偏大的极重度骨髓型急性放射病多采用异基因 HSC 移植进行治疗。异基因 HSC 移植时,由于移植物中含有免疫活性细胞,供体和受体的组织相容性不同,因此供体的免疫细胞会对受体的组织细胞产生 GVHD,是异体 HSC 移植后的主要并发症和死亡原因。与单纯 HSC 移植相比,输入骨髓基质细胞可避免 GVHD,同时由于受体受到照射后免疫功能低下,对移植的骨髓基质细胞不产生移植排斥反应或仅产生弱的反应。因此,机体受到辐射时,输入骨髓基质细胞等造血细胞增殖所必需的微环境成分,尽可能地刺激机体内自身残留的造血干细胞增殖,是一个有效的、理想的治疗放射病的新方法。

目前还需要解决骨髓基质细胞移植至受体的归巢和生存活力以及基因治疗的靶向性、转染效率、可控性等问题,随着理论认识的深入和科学技术的进步,有望在骨髓型放射病,大剂量放疗、化疗等改善造血微环境中得到应用。

思考题

1. 大剂量辐射损伤骨髓和脾脏的规律性有哪些?
2. 辐射导致细胞周期改变与 DNA 修复的关系有哪些?
3. 急性放射病时骨髓巨核细胞和血小板的变化为何不同步?
4. 急性放射病时红系造血干细胞和红细胞的变化为何不同步?
5. 骨髓型放射病人白细胞的变化规律,为何有早期增高时相?
6. 造血微环境在辐射损伤后恢复重建中的作用有哪些?
7. 辐射所致造血功能障碍的特点有哪些?
8. 根据外周血细胞的变化如何判断急性放射病病情的轻重?
9. 放射损伤时如何选择骨髓移植进行造血重建?

(苏燎原)

参考文献

[1] 陈家佩,毛秉智. 辐射血液学-基础与临床. 北京:军事医学科学出版社,2002.
[2] 刘树铮. 医学放射生物学. 北京:原子能出版社,2006.
[3] 苏燎原. 淋巴细胞及其辐射效应. 北京:原子能出版社,2000.

[4] 韩瑞刚,彭瑞云．电离辐射对骨髓损伤的研究进展．中华放射医学与防护杂志,2005,25(6):586-588.

[5] Mitchell SA, et al. The bystander response in C_3H 10T1/2 cells: the influence of cell-to-cell contact. Radiat Res,2004,161:397-401.

[6] Lorimore SA, et al, Radiation-induced genomic instability and bystander effects: inter-related nontargeted effects of exposure to ionizing radiation. Oncogene,2003,22:7058-7069.

[7] 马杰,明霞,李炳宗,等．放射损伤对小鼠骨髓间充质干细胞成骨潜能及造血干细胞龛位的影响[J]. 西安交通大学学报(医学版), 2009,30(3):295-300.

[8] 胡培华,等．电离辐射对人体造血和免疫系统的影响及防治．人民军医,2006,49(6):361-363.

[9] 王明科,罗成基．造血干细胞在辐射损伤中的应用．疾病控制杂志,2006,10(3):295-298.

[10] EI-Sayed MH, et al. Liver disease is a major cause of mortality following allogenic bone-marrow transplantation. Eur J Gastroenterol Hepatol,2004,16(12):1347-1354.

[11] 侯殿俊,等．X射线诱发外周血淋巴细胞TCR基因突变研究．中华放射医学与防护杂志, 2009,29(2):151-154.

[12] Redon CE, Dickey JS, Bonner WM, et al. r-H_2AX as a biomarker of DNA damage induced by ionizing radiation in human peripheral blood lymphocytes and artificial skin. J Advances in Space Research, 2009,43:1171-1178.

[13] Vershenya S, et al. Dose response for T-cell receptor (TCR) mutants in patients repeatedly treated with ^{131}I for thyroid cancer. Mutat Res. ,2004,548(1/2):27-33.

第七章

电离辐射对免疫系统的作用

免疫系统在生物体内具有十分重要的作用，电离辐射对免疫系统的效应受到生物医学界的高度重视。关于大剂量辐射和低剂量辐射效应的基础性研究和临床观察已积累了大量资料，对理解放射损伤的临床经过、发病机制和治疗原则有重要依据，对低剂量辐射的有利效应提供了重要的科学意义。

第一节　免疫系统的组成

免疫系统由免疫应答相关的分子、细胞和器官组成，免疫器官分为中枢和外周淋巴器官两种。中枢淋巴器官包括骨髓和胸腺。来自于造血组织的淋巴细胞在中枢淋巴器官生长发育成熟为具有抗原特异性的淋巴细胞，称为免疫活性细胞。哺乳动物中，T淋巴细胞在胸腺内发育成熟，B淋巴细胞在骨髓内发育成熟。外周免疫器官有脾脏、淋巴结、扁桃体和其他淋巴组织。体液性免疫因子为免疫细胞的产物，如抗体、补体及各种调节性因子(包括淋巴因子)。血管和淋巴管系统将免疫器官、细胞、体液因子联系起来，共同发挥免疫功能。

一、中枢免疫器官

来自于造血组织的淋巴细胞在中枢淋巴器官内发育成熟为抗原特异性的淋巴细胞，称为免疫活性细胞(immunocompetent cell)。

(一) 骨髓

骨髓是造血干细胞进行自我更新及分化发育的部位，也是B淋巴细胞成熟之处。

造血干细胞分化为各种细胞系，如红细胞系、巨核细胞系、粒细胞系、单核细胞系和淋巴细胞系。造血干细胞表达CD34和干细胞抗原－1两种特异性标志分子。骨髓基质细胞和巨噬细胞可产生集落刺激因子，以刺激骨髓前体细胞增殖和成熟。骨髓中还有大量浆细胞，它们来自外周淋巴组织中经抗原刺激后的B淋巴细胞，可在骨髓中持续产生抗体。

(二) 胸腺

胸腺是T淋巴细胞成熟的场所，淋巴干细胞进入胸腺后在胸腺激素和微环境的作用下，发生复杂的基因调控，使胸腺发生表型和功能的变化。胸腺内有各种不同发育阶段的T淋巴细胞，未成熟T淋巴细胞通过血管进入胸腺皮质，在此成熟移至髓质，只有成熟的T淋巴细胞离开胸腺，通过血流到外周淋巴组织。

二、外周免疫器官

外周淋巴器官所独有的，明确的功能是启动免疫应答。

(一) 脾脏

脾脏是全身最大的淋巴器官。脾脏是血液滤过的重要器官，抗原和淋巴细胞通过血管窦进入脾脏，在趋化因子的作用下，T 淋巴细胞移至靠近动脉的 T 淋巴细胞区，而 B 淋巴细胞进入滤泡。红髓的巨噬细胞清除血液中的微生物和其他颗粒，同时脾脏也是吞噬微生物的主要场所。

(二) 淋巴结

每个淋巴结包括外层的皮质和中央的髓质，T、B 淋巴细胞离开血循环进入淋巴结，各自到达皮质的 T 淋巴细胞和 B 淋巴细胞区。淋巴结分布于全身各处，经过网状结构的过滤，其流出的淋巴液最后汇集于胸导管，再进入全身血液循环。巨噬细胞、树突状细胞、淋巴细胞和粒细胞缓慢通过淋巴结。在此巨噬细胞和树突状细胞可吞饮和处理由组织液中进入的抗原物质。

(三) 皮肤相关淋巴组织

皮肤是机体和外环境之间的物质屏障，皮肤免疫系统由角质细胞、黑色素细胞、表皮朗格汉斯细胞和表皮内 T 淋巴细胞组成。该系统参与局部免疫和炎症反应。

(四) 黏膜相关淋巴组织

黏膜上皮是内外环境的屏障，是微生物进入机体的部位。在胃肠道黏膜，表皮层内 T 淋巴细胞大部分为 $CD8^+$，其中 10%表达 γδT 淋巴细胞受体(TCR)。黏附固有层的 T 淋巴细胞大多为 $CD4^+$，具有活化的 T 淋巴细胞表型，还有大量活化的 B 淋巴细胞、巨噬细胞、树突状细胞、嗜酸粒细胞和肥大细胞，还有淋巴样组织，如小肠的皮氏小结。淋巴滤泡也存在于消化道和呼吸道的组织，如阑尾、扁桃体等。

中枢和外周免疫器官与淋巴和血液循环处于不断地交换之中，形成一个十分复杂的免疫网络。图 7.1 示意骨髓、胸腺、外周血和淋巴组织间细胞成分的关系。

三、固有免疫与获得性免疫

(一) 固有免疫

动物机体天生的抵御微生物侵袭的功能称为固有免疫(innate immune)或者天然免疫(natural immune)。当微生物进入机体之后免疫细胞和体液分子产生即刻应答。其可溶性体液分子以补体为代表，由数十种血清蛋白组成的补体系统能直接使微生物外膜穿孔，并能对它们进行“标记”，使之容易被免疫细胞识别。

固有免疫细胞包括肥大细胞、巨噬细胞、自然杀伤细胞(natural killer cell, NK cell)、粒细胞、树突状细胞。肥大细胞识别微生物后通过释放胞质颗粒中的炎症因子给免疫细胞发出信号，使得白细胞聚集到炎症部位发挥作用，巨噬细胞能吞噬并消化侵入的病原微生物。中性粒细胞在趋化介质的趋化下穿出血管壁，抵达感染的组织部位，进行吞噬与消化微生物或其他异物。树突细胞在组织中捕获抗原后，通过血液或淋巴液进入淋巴器官，将抗原递呈

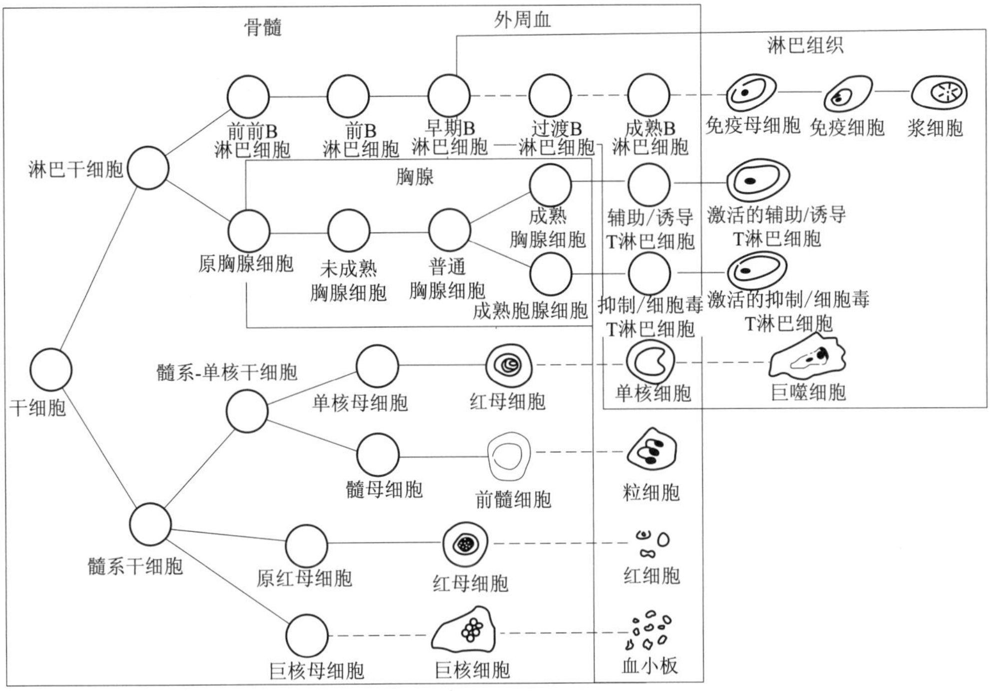

图 7.1　骨髓、胸腺、外周血和淋巴组织间细胞成分的关系

给 T 淋巴细胞。

(二) 获得性免疫

动物由低等向高等进化，到了脊柱动物出现了具有高度特异性和记忆功能的获得性免疫(acquired immune)，又称适应性免疫(adaptive immune)，是使免疫系统在接受了环境中微生物或者其他外来物质的刺激后机体状态发生变化，获得了针对该种微生物或抗原的免疫力，能更有效地完成防御的功能。T、B 淋巴细胞是获得性免疫的主要细胞。T、B 淋巴细胞通过各自表达的 T 淋巴细胞受体和 B 淋巴细胞受体识别抗原。获得性免疫应答可以分为细胞免疫应答和体液免疫应答，分别由 T、B 淋巴细胞介导。

T 淋巴细胞分为 CD4 和 CD8 两大类。前者为辅助性 T 淋巴细胞(T helper lymphocyte，T_h)，通过膜表面分子和所分泌的细胞因子辅助 B 淋巴细胞和巨噬细胞活化。$CD8^+$ T 淋巴细胞为杀伤性 T 淋巴细胞(cytotoxic T lymphocyte，CTL)，能够直接杀伤微生物，清除病原体。成熟的 B 淋巴细胞的膜免疫球蛋白与抗原的相互作用，可诱导特异性 B 淋巴细胞克隆的活化和分化，经过增殖和分化，产生浆细胞和记忆细胞。

第二节　电离辐射对免疫组织和细胞的效应

一、电离辐射对免疫组织的效应

(一) 胸腺受照后的变化

小鼠受 1.5～2.0 Gy 全身照射后，胸腺重量迅速减少，约 1 周后即开始回升，2 周内可恢复。4.0～5.0 Gy 照射后胸腺重量降低更剧，5～12 d 可有回升，但有第二次下降和回升(图 7.2)。胸腺细胞的有丝分裂指数也有类似的双谷改变，在胸腺分化并获得免疫活性的 T 淋巴细胞受照后可发生凋亡和坏死，出现核固缩和崩解，胸腺细胞数量减少，代之以脂肪细胞和纤维细胞，胸腺小体消失。凋亡细胞的核碎片和破碎的淋巴细胞被巨噬细胞吞噬清除，胸腺内残留网状细胞等基质细胞。

胸腺皮质的胸腺细胞辐射敏感性高于髓质的胸腺细胞，其原因可能是皮质的胸腺细胞较幼稚，细胞逐渐成熟向髓质迁徙，致髓质的胸腺细胞较成熟有关。

胸腺细胞在其分化过程中由未成熟的 $CD4^-CD8^-$ 双阴性细胞经 $CD4^+CD8^+$ 双阳性细胞向成熟的 $CD4^+CD8^-$ 和 $CD4^-CD8^+$ 单阳性细胞分化。胸腺细胞总体上对射线十分敏感。X 射线全身照射后胸腺细胞及其亚组的计数呈剂量依赖性下降(图 7.3)，4 个亚组中，$CD4^+CD8^+$ 双阳性细胞和 $CD4^-CD8^-$ 双阴性细胞辐射敏感性高，两个单阳性亚组 $CD4^+CD8^-$ 和 $CD4^-CD8^+$ 辐射敏感性较低。

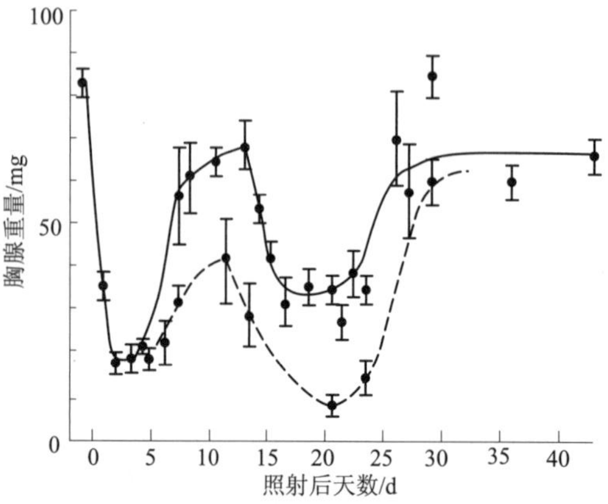

图 7.2　400 R 和 500 R 全身照射后胸腺重量的变化

—— 400 R；······ 500 R

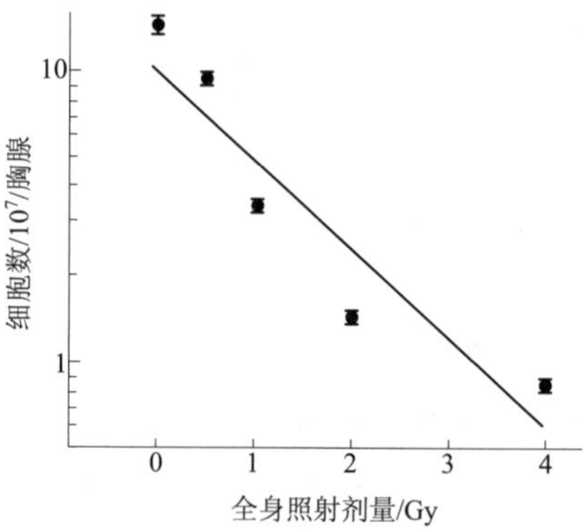

图 7.3　小鼠胸腺细胞剂量—存活曲线

全身或体外照射很快引起胸腺细胞凋亡。0.2 Gy 以上即可诱导剂量依赖性的凋亡增多，1 Gy 可使凋亡发生率增高约 50%。

小鼠全身照射 1～4 Gy 导致 S 相细胞的比例下降，G_1 和 G_2/M 时相细胞的比例升高，表明胸腺细胞的 DNA 合成受抑，出现 G_1 和 G_2 阻滞。2 Gy 全身照射 12 h 后 p16 表达增高，cyclin D 和 CDK4 蛋白表达下降，照射后 2 h 开始即可见 p16mRNA 转录上升，cyclin D 和 CDK4mRNA 转录下降，为 G_1 阻滞的发生提供了分子生物学基础。

(二) 脾脏受照后变化

由于小鼠脾脏淋巴细胞占 60%～70%，其他属巨噬细胞、浆细胞和各系分化程度不同的造血细胞。这些细胞对电离辐射的敏感性不如淋巴细胞高，因此同样剂量照射后，脾重的下降幅度不如胸腺明显。如 5.0 Gy 照射可使胸腺重量 80 mg 降到 20 mg 以下(照后 3 d)，而同样剂量照后 3 d 只使脾重减轻 60%，脾内 T 淋巴细胞和 B 淋巴细胞数迅速减少，相比之下，照射后 B 淋巴细胞变化较 T 淋巴细胞敏感。

4 Gy 全身照射后 24 h 脾指数和脾有核细胞计数分别降至对照的 32% 和 14.8%。在

$C_{57}BL/6J$ 小鼠脾细胞测得其不同细胞及其功能的相对辐射敏感性，可见表 7.1 的 D_{37} 值，表明 B 淋巴细胞及相关功能辐射敏感性最高(D_{37} 值小于 1)，T 淋巴细胞及相关功能辐射敏感性居中，而 ADCC 活性和 NK 活性具有很高的辐射抗性。

表 7.1 脾脏几种免疫指标的放射敏感性

免疫指标	D_{37} 值/Gy
对 LPS 的反应	0.65
B 淋巴细胞计数	0.72
PFC 反应	0.95
有核细胞计数	1.03
IFN-γ 的分泌	1.04
T_s 细胞计数	1.30
T_h 细胞计数	1.53
对 ConA 的反应	1.60
IL-2 分泌	2.53
ADCC 活性	11.15
NK 活性	16.40

二、电离辐射对免疫细胞的效应

免疫细胞包括 T 淋巴细胞、B 淋巴细胞、巨噬细胞、抗原处理及抗原递呈细胞和自然杀伤细胞等。各种细胞放射敏感性差异很大。

(一)淋巴细胞的放射敏感性

T 淋巴细胞是重要的免疫细胞，在外周血中占淋巴细胞的 65%～80%。

T 淋巴细胞和 B 淋巴细胞均为小淋巴细胞，这两群细胞表面结构或成分有一定的差异，其膜表面或成分称为表面标志，包括表面受体和表面抗原。近年来对各种表面标志抗原制备了相应的单克隆抗体(monoclonal antibody)。国际已建立一套命名规则，均以分化簇(cluster of differentiation，CD)排号。主要介绍如表 7.2 所示。

表 7.2 淋巴细胞膜抗原及其单克隆抗体

抗　原	单克隆抗体	其反应的主要细胞
CD1	Leu-6	胸腺细胞
CD2	Leu-5b	T 淋巴细胞和 NK 细胞
CD3	Leu-4	T 淋巴细胞
CD4	Leu-3a	T 淋巴细胞亚群和单核细胞
CD5	Leu-1	T、B 淋巴细胞亚群
CD6		T 淋巴细胞亚类，某些 B 淋巴细胞
CD7	Leu-9	T 淋巴细胞和 NK 细胞
CD8	Leu-2a	T 淋巴细胞亚群和 NK 细胞亚群
CD 11a		白细胞

续表

抗　原	单克隆抗体	其反应的主要细胞
CD 11b		粒细胞，单核细胞，NK 细胞
CD 11c		粒细胞，单核细胞，NK 细胞
CD 16	Leu-11	NK 细胞和中性粒细胞
CD 19	Leu-12	B 淋巴细胞
CD 20		多数或全部 B 淋巴细胞
CD 56	Leu-19	NK 细胞，T 淋巴细胞亚群
CD 57	Leu-7	NK 细胞

全血淋巴细胞接受^{60}Co γ 射线照射后，分别用^{125}I 标记的 CD4、CD8、CD20 单克隆抗体与其结合测定结果如表 7.3 所示(n=6)。

表 7.3　γ 射线对淋巴细胞亚群的效应(cpm，$\bar{x}\pm s$)

		剂　量/Gy				
		0.0	0.5	1.0	4.0	8.0
CD4	cpm	7 609±611	6 373±424	5 870±410	5 082±222	4 078±463
	%	100.0±0.0	83.8±5.6#	77.1±5.4#	66.8±2.9#	53.6±6.1#
CD8	cpm	5 990±320	4 823±185	4 350±140	3 476±235	2 486±312
	%	100.0±0.0	80.9±3.1#	72.6±2.3#	58.0±3.9#	41.5±5.2#
CD 20	cpm	1 884±165	1 306±135	1 133±73	1 033±73	963±43
	%	100.0±0.0	69.3±7.1#	60.1±2.6#	54.8±3.9#	51.1±2.3#

注：# $P<0.01$(与对照组比较)。

由表 7.3 可见在 0.5～4.0 Gy 范围内，B 淋巴细胞膜抗原敏感性高于 T 淋巴细胞，当剂量为 8.0 Gy 时，CD8> CD20 >CD4。在相同剂量照射下，抑制性 T 淋巴细胞膜抗原损伤程度大于辅助性 T 淋巴细胞。

自然杀伤细胞(natural killer cells，NK 细胞)，它既不须经抗原刺激，也不需要抗体参与，即能杀伤某些靶细胞。NK 细胞发源于骨髓干细胞，人类和小鼠 NK 细胞主要分布于外周血和脾脏。人体外周血中 NK 细胞约占淋巴细胞总数的 5%～10%。NK 细胞体积较大，胞浆内有许多嗜苯胺颗粒，因此又称 NK 细胞，为大颗粒淋巴细胞(large granular lymphocyte，LGL)。NK 细胞杀伤靶细胞的机制：首先是识别靶细胞，为非特异性的。已知淋巴细胞功能相关抗原-1(LFA-1)与靶细胞表面的细胞间黏附分子-1(ICAM-1)参与 NK 细胞的识别过程。抗 LFA-1 或抗 ICAM-1 单抗均可抑制 NK 细胞的杀伤活性。NK 细胞的杀伤效应由其所释放的一种介质，即穿孔素(perforin)介导，其作用机制与 Tc 细胞相同。此外，NK 细胞有 IgG 的 Fc 受体，因此也可通过抗体发生抗体依赖性细胞介导的细胞毒作用(antibody dependent cell-mediated cytotoxicity，ADCC)。

IL-2、IFN-γ、IFN-α 对 NK 活性有增强作用，特别是 IL-2 可提高 perforin 基因的转录。NK 细胞表面还表达 FcγR，由此介导的 ADCC 作用与其抗肿瘤、抗感染效应有关。

NK 细胞是一类重要免疫调节细胞，它对 T 淋巴细胞、B 淋巴细胞、骨髓干细胞等均有调节作用，并通过释放淋巴因子(如 IFN-α、IFN-γ 和 IL-2)对机体免疫功能进行调节。

NK 细胞的放射敏感性低于 T、B 淋巴细胞，后面 2 种细胞受 0.25 Gy 照射即已显著抑制 ^{3}H-TdR 和 ^{14}C-UR 掺入的效应，NK 活性受 1.2 Gy 照射后还不受影响，辐射损伤使淋巴细胞丧失其归巢功能(homing ability)，显然与照射后数小时内发生的细胞膜损伤有关。有些长寿命再循环的 T 淋巴细胞当其处于休止状态时可在照射后存活较长时间，但若受到丝裂原刺激则发生增殖死亡(有丝分裂死亡)。

(二) 单核吞噬细胞(单核-巨噬细胞)和多形核吞噬细胞(小噬细胞)

两者均起源于骨髓。单核细胞存在于血液中，经血液循环至组织中定位，并分化为成熟的巨噬细胞，在肝脏血管内皮中的巨噬细胞被称为枯否(kupffer)细胞，在结缔组织中称为组织细胞(histiocyte)，在中枢神经系统中名为小胶质细胞(microglial cell)，在皮肤内则称为朗格汉斯(Langerhans)细胞。在腹腔、肺、脾和淋巴结等处一般称为巨噬细胞，并冠以部位名称，如肺泡巨噬细胞等。分化成熟的树突状细胞失去吞噬能力，但有很强的抗原递呈能力。巨噬细胞和树突状细胞一般具有较高的辐射抗性。

第三节　急性全身照射后免疫功能的变化

一般在 0.5 Gy 以上的剂量照射即可导致电离辐射对免疫系统的抑制作用，剂量越大，抑制越严重，持续也越久。低剂量照射则可导致免疫刺激效应。

一、全身照射后固有免疫的变化

致死剂量(lethal dose)照射后固有免疫的许多成分严重受抑。皮肤黏膜的屏障作用下降，阻挡及杀灭病原微生物的功能削弱，增加了细菌入侵组织的机会。更大剂量照射后肠道上皮细胞大量死亡，绒毛裸露，使肠壁通透性增高，导致菌血症和毒血症的产生。细菌侵入组织后，放射损伤病人炎症反应异常，炎症灶白细胞游出减少，炎症屏障削弱，肉芽不易形成，组织容易坏死，此种炎症反应表现为乏细胞反应和坏死、出血的特征，细菌易于播散。中性粒细胞的吞噬率下降，其幅度随剂量而增大(图 7.4)。网状内皮系统的吞噬作用，消化功能和增殖反应均受抑制，其阻留和清除异物的功能减弱。例如家兔受 7.5 Gy X 线射线全身照射后血流清除 ^{32}P 标记的鸽红细胞的功能减弱；小鼠受 4.5 Gy 全身照射后腹腔巨噬细胞吞噬和消化异物(鸡红细胞)的功能下降。

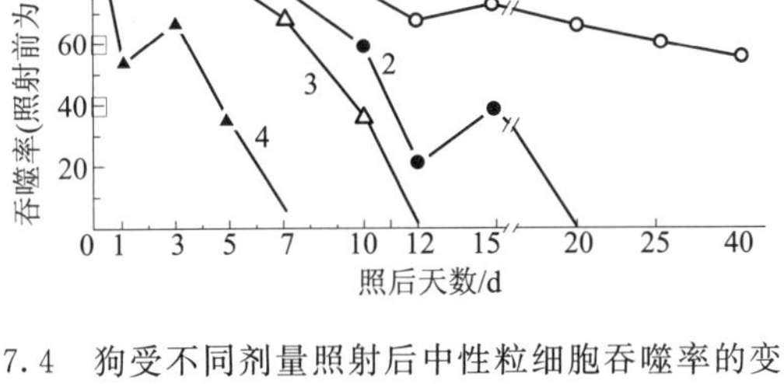

图 7.4　狗受不同剂量照射后中性粒细胞吞噬率的变化

1～2.5 Gy(存活动物)；2～2.5 Gy；3～3.5 Gy；4～4.5 Gy(2，3 和 4 为死亡动物)

NK 细胞是固有免疫的重要组成成分，与其他淋巴细胞比较，具有相对辐射抗性，0.05～0.8 Gy 照射后 NK 活性增强，1.2 Gy 照射后 NK 活性还不降低。它所释放的 γ 干扰素(IFN-γ)淋巴因子对机体的免疫功能调节有重要作用。小鼠受 X 射线全身照射后脾细胞分泌 IFN-γ 的功能变化呈双相剂量-效应关系，0.1 Gy 剂量以下的剂量使之增强，1 Gy 以上的剂量引起剂量依赖性抑制。IFN-γ 是最重要的固有免疫体液因子。在 0.5～8 Gy 全身照射后脾细胞分泌 IFN-γ 的剂量-效应关系呈线性，如下式：

$$Y=1.9686-0.2095X$$

式中，Y 代表 IFN-γ，X 代表剂量，以 Gy 为单位。若相关系数 $\gamma=-0.9852$，计算的 D_{37} 值为 1.91 Gy。

巨噬细胞也有相对的辐射抗性，4.5 Gy 全身照射后小鼠腹腔巨噬细胞的吞噬指数到第 10 d 才降至对照水平以下，但其消化功能在照射后 3～5 d 显著低于对照，8～12 d 趋于恢复。小鼠抗体依赖性细胞毒性细胞(antibody dependent cytotoxic cell)和 NK 细胞活性的 D_{37} 值分别为 11.15 Gy 和 16.40 Gy，一般需 4 Gy 以上的全身照射才会降低其抗肿瘤的细胞毒效应。ADCC 活性的实现需要特异抗体的存在。图 7.5 为昆明系和 C_{57}BL/6J 系小鼠脾细胞溶解 S180 肉瘤细胞的 ADCC 活性的剂量-效应关系。

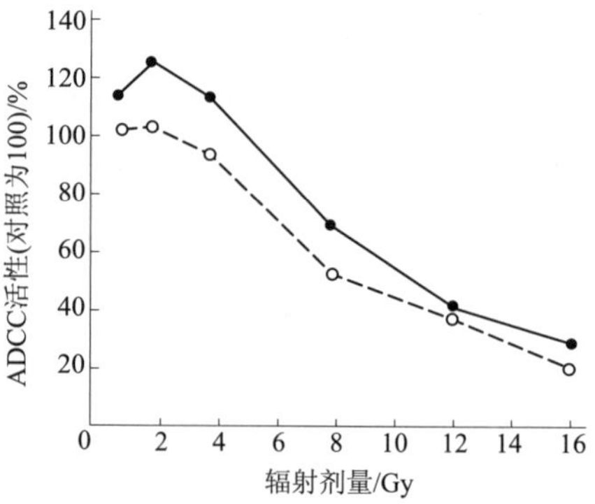

图 7.5 小鼠全身照射后脾细胞 ADCC 活性的变化

——昆明系小鼠；……… C_{57}BL/6J 系小鼠

二、全身照射后获得性免疫的变化

大剂量照射时淋巴细胞迅速大幅减少，因此照射后接受抗原刺激引起的特异性免疫反应严重受抑，抗体形成反应受抑最深，机体易发生感染。测定抗体水平是反映获得性免疫的重要指标。抗体形成反应研究最多的是以羊红细胞为抗原，测定外周血溶血素效价或脾细胞空斑形成细胞(plaque forming cell，PFC)反应。照射后均急剧下降，抗原注射与照射时间间隔对抗体形成抑制的程度影响很大。例如，家兔受亚致死剂量(500～700 R)照射后 1/2～3 d 注射抗原时，抗体形成反应受抑最深，表现为抗体形成的潜伏期最长，抗体效价平均上升速率最慢，抗体峰值效价最低，抗体效价总上升时间延续最长。当照射剂量减小时，上述变化减轻，在 25～700 R 的范围内该效应呈现明显的剂量依赖性。

抗体形成涉及抗原递呈细胞与 T、B 淋巴细胞的协同作用，其放射敏感性较高，其中 B 淋巴细胞的损伤起关键的作用。B 淋巴细胞系列不同成分放射敏感性的顺序也是遵循 Bergonie 和 Tribondeau 的定律：潜在免疫活性细胞＞激活免疫活性细胞＞成熟效应细胞。即未经抗原刺激的 B 淋巴细胞对辐射十分敏感，受抗原激活后其放射敏感性降低，当其转化为浆细胞(分泌抗体的效应细胞)后则有很高的放射抗性。大剂量急性照射后 B 淋巴细胞迅速减少，于 24 h 降至最低值，2～3 d 内维持在极低水平。因此，在照后这段时间能够感受抗原刺激的 B 淋巴细胞很少，抗体形成反应严重受抑。经过这一阶段后，造血及淋巴组织中存留的干细胞开始产生新的淋巴细胞，也随之恢复抗体生成。若在注射抗原后接受照射，由于激活的淋巴细胞逐渐增多，其放射敏感性较低，故抗体形成反应受抑制的程度亦较轻。当照射剂量较小时，注射抗原后接受照射甚至可刺激抗体生成。

获得性免疫还涉及特异性细胞毒活性。C_{57}BL/6J 小鼠接受 1.75 Gy X 射线全身照射，每周一次，连续 4 周，照射后 6 个月约有 43.3%小鼠发生胸腺淋巴瘤，免疫功能抑制，细胞毒活性降低。

表 7.4 列举了几种重要的抗肿瘤免疫指标在各种剂量全身照射后的变化幅度，反映其辐射敏感性。NK 活性和 ADCC 活性有较高的辐射抗性，IFN-γ，IL-2 分泌和 PFC 反应具有较高的辐射敏感性。在低剂量(0.075 Gy)全身照射后 5 项指标均明显增高。反映低剂量辐射的兴奋效应。

表 7.4　重要的抗肿瘤免疫指标在各种剂量全身照射后的变化幅度

免疫指标	0.075 Gy	2 Gy	4 Gy	6 Gy	8 Gy	12 Gy	14 Gy
NK 活性	+19%	+5%*	−25%	−24%	—	−50%	−67%
IFN-γ 分泌	+75%	−68%	−85%	−95%	—	—	—
IL-2 分泌	+72%	−71%	−78%	−85%	—	—	—
PFC 反应	+74%	−87%	−99.5%	—	—	—	—
ADCC 活性	+42%	+26%	+13%	—	−31%	−59%	−71%

注：表内数值与相应对照比较 $P<0.05\sim0.001$，* $P>0.05$。

三、全身照射后机体免疫功能的变化

大剂量急性照射后，机体红细胞、白细胞均显著减少，以淋巴细胞降低最迅速，抗体生成减少，溶菌力下降，中性粒细胞和大单核细胞也减少，降低吞噬和杀菌功能以致机体免疫功能急剧下降，对微生物的抵抗力极度减弱，导致感染并发症。

原子弹爆炸受照者的晚期及上海“6.25”辐射事故病人的免疫功能有下列变化。

(一) 细胞免疫

T 淋巴细胞对 PHA 的反应降低，$CD3^+$ 泛 T 淋巴细胞数减少，其中特别是 $CD4^+$ $CD45RA^+$ 幼稚(naive)T 淋巴细胞数减少，而 $CD4^-CD8^-$T 淋巴细胞增多。NK 细胞随年龄增长而增多。但在年老的幸存者 T 淋巴细胞的再生过程不全，导致其减少，甚至持续至照射后 40 年。

上海“6.25”^{60}Co 辐射事故中，4 例重度骨髓型放射病人，受照后 1～8 周期间，出现 $CD4^+$T 淋巴细胞下降，$CD8^+$T 淋巴细胞上升，NK 活性下降，PHA 刺激的淋巴细胞转化能力下降。

(二) 体液免疫

1987—1989 年检查了 2 000 名广岛与长崎的原子弹爆炸幸存者血清的免疫球蛋白，发现女性中 IgA 水平和两性中 IgM 水平随照射剂量增加而升高，而 IgG 和 IgE 水平没有变化。这种抗体形成紊乱可持续相当时间，同时类风湿因子水平也随照射剂量增加而升高。1961 年检查原子弹爆炸时胎内受照者对流感病毒的抗体形成几乎完全受抑制。上海“6.25”^{60}Co 辐射事故病人在急性期 IgA、IgG 和 IgE 水平明显升高，有时可持续到受照后 4～7 周。

第四节 电离辐射对免疫系统作用的机制

电离辐射对免疫系统作用的机制比较复杂，涉及的分子基础及整体的免疫调节，下面扼要作些介绍。

一、分子基础

(一) 细胞因子

细胞因子包括白细胞介素(interleukin,IL)和各种生长因子，几十年来的不断研究，陆续发现淋巴细胞和巨噬细胞等分泌的体液因子在免疫调节中的重要作用。

1) IL-2 是机体最重要的 T 淋巴细胞生长因子，它主要由 $CD4^+$ T 淋巴细胞产生，其他如 $CD8^+$ T 淋巴细胞、NK 细胞等也可生成 IL-2。IL-2 的主要功能有：① 刺激 T 淋巴细胞生长和克隆扩增；② 诱导或提高细胞毒细胞的杀伤活性，这些细胞包括 NK 细胞，细胞毒性 T 淋巴细胞(CTL)，淋巴因子激活的杀伤细胞(lymphokine activated killer cell,LAK)和肿瘤浸润淋巴细胞(tumor infiltrating lymphocytes,TIL)等；③ 协同刺激 B 淋巴细胞，促进抗体形成；④ 促进活化的 T 淋巴细胞分泌 IFN 和 CSF；⑤ 诱导 T 淋巴细胞表达 IL-2R，当 IL-2R 受到 IL-2 的激活后，非受体酪氨酸蛋白激酶被活化，迅即发生蛋白质的酪氨酸磷酸化，并诱发一系列反应，涉及细胞增殖的基因序列。

表 7.5 表明受 0.075 Gy 全身照射后 IL-2 和 IFN-γ 的分泌增多，而 2 Gy 照射后则分泌降低，从而引起相应的效应。

表 7.5 胸腺和脾细胞分泌细胞因子的电离辐射效应

细胞种类/细胞因子	0.075 Gy		2 Gy	
	起始时间	峰值/低谷	起始时间	峰值/低谷
胸腺细胞				
IFN-γ	4 h	175.4(8 h)*	24 h	31.7(48 h)*
IL-4	24 h	77.6(24 h)	24 h	123.9(24 h)
脾细胞				
IFN-γ	4 h	243.4(4 h)**	24 h	43.0(48 h)**
IL-2	24 h	172.3(24 h)*	24 h	28.6(24 h)*
IL-10	2 h	39.4(16 h)*	2 h	155.5(16 h)*

注：表内数值均未对照的%；$n=4\sim6$；* $P<0.05$，** $P<0.01$，$P<0.001$(与对照比较)。

2) IL-4 和 IL-10；参与调节 B 淋巴细胞的增殖和分化，两者间属于 Th2 型细胞因子。IL-10 主要抑制 Th1 型细胞分泌 IL-2，IFN-γ，TNF-α 和 IL-1β 等细胞因子，从而抑制细胞免疫反应。IL-10 还可抑制 NO 的形成而干扰 IFN-γ 对巨噬细胞的活化作用。IL-4 也有抑制巨噬细胞分泌 IL-1β，TNF-α 和 IL-6 等细胞因子的作用。0.075 Gy 全身照射引起 IL-4 和 IL-10 的分泌降低，而 2 Gy 全身照射则使其分泌增多。这些变化从细胞因子调控的角度说明低剂量辐射有利于 TH 细胞向 Th1 细胞分化。

3) 干扰素：干扰素(IFN)既有免疫调节作用，又有抗病毒作用，干扰素可分为三大类，即 IFN-α、IFN-β 和 IFN-γ。IFN-α 由巨噬细胞产生，IFN-β 由成纤维细胞和 TH1 淋巴细胞产生。IFN-γ 又称免疫干扰素，由 TH 细胞和 NK 细胞产生。三者的共同特性，在低浓度时激活 CTL 和 NK 细胞，诱导 MHCI 决定簇的表达。此外 IFN-γ 还刺激 IL-1 和 IL-2 分泌，促进抗体形成。在高浓度时干扰素抑制细胞分裂，从而防止进一步克隆扩增，停止效应细胞的产生。

（二）免疫细胞表面分子

免疫细胞间通过表面分子的相互作用引起效应细胞的功能激活或抑制。其中最重要的是抗原递呈细胞（APC）的 MHC 抗原肽与 T 淋巴细胞的 TCR/CD3 之间的相互作用提供免疫激活的第一信号，确定免疫应答的特异性，APC 的 CD80/CD86（B7.1/B7.2）与 T 淋巴细胞的 CD28/CTLA-4 之间的相互作用提供免疫激活的第二信号，又称为共刺激信号，确定免疫反应是否实现。

应用损伤样受体（toll-like receptor，TLR）作为辅助免疫去增强 T 淋巴细胞抵抗肿瘤的能力是当前研究的热点。局部注射 TLR 结合放疗能加强抗肿瘤的 T 淋巴细胞的效应。Zheng L. 的研究工作提示 TLR9 能抑制 γ 射线照射后 CD4 淋巴细胞的凋亡，使细胞聚集在 G_2 期，增加 DNA 双链断裂的修复率，并说明与其增加细胞周期的关键激酶的活性有关。

迄今已发现人体 TLR1～11，已发现小鼠 TLR1～9。这些表面分子是启动固有免疫机能的重要分子，同时诱导 IL-12、IL-18 等细胞因子的分泌，调节获得性免疫。

全身受照 0.075 Gy 照射后胸腺细胞 CD28 的表达于 4 h 开始升高，48 h 达峰值，为对照的 272.8%（$P<0.01$），而全身受 2 Gy 照射后其 CD28 的表达于 4 h 开始下降，72 h 达低谷，为对照的 51.9%（$P<0.05$）。CTLA-4 为 CD28 的反向调节分子，其变化与之相反。全身受 0.075 Gy 照射后胸腺细胞 CTLA-4 的表达于 4 h 开始下降，24 h 达低谷，为对照的 51.9%，而全身受 2 Gy 照射后其表达于 4 h 开始升高，72 h 达峰值，为对照的 518.6%（$P<0.01$）。脾细胞的反应与此相似。这种淋巴细胞表面分子的表达对高、低剂量反应的差异为照射后免疫反应的升降提供重要的分子基础。

（三）核蛋白酶

整体或离体接受照射或糖皮质激素处理后，淋巴细胞染色质 DNA 和组蛋白（histones）降解，导致细胞死亡。组蛋白和其他染色质蛋白降解主要是由于蛋白酶基因激活。射线产生 DNA 降解或断裂，激活组蛋白 H1-特异性蛋白酶（histones H1-specific proteinase）。γ 射线照射的大鼠胸腺细胞核的 H_1、H_{2A}、H_{2B} 组蛋白特异蛋白酶活性升高，升高幅度与照射剂量相关。

（四）Kras 基因

最近于雷等探讨 Kras 基因与辐射诱发小鼠胸腺淋巴瘤的相关性。用 X 射线全身照射小鼠，照射剂量 1.75 Gy/周×4，剂量率 0.287 Gy/min。6 个月后胸腺淋巴瘤发生率为 48.15%。淋巴瘤 Kras 基因 mRNA 表达量为（2.66±1.51），比正常胸腺组织（0.93±0.30）非常显著增高。胸腺淋巴瘤 Kras 基因蛋白表达水平也高于正常胸腺组织。Kras 基因是 ras 癌基因家族成员之一。有些作者认为突变活化的 Kras 可能在内胚层促进干细胞/祖细胞群增殖发挥致癌活性。

二、神经内分泌调节

20 世纪 90 年代,大量工作研究神经内分泌系统与免疫活性细胞及细胞因子的联系,提出了丘脑-垂体-肾上腺轴与免疫调节彼此相互影响的设想,并证实了促肾上腺皮质激素(ACTH)受 IL-1 调节。Girinsky 等对 26 例骨髓移植病人施行全身照射,大剂量(10 Gy、4 h)一次或小剂量分次(12 Gy,2 Gy×6,3 d 或 14.8 Gy,1.35 Gy×11,5 d)照射后即刻采血样,检测 ACTH、IL-1、IL-6、TNF-α,结果表明,11 例接受小剂量 1.35～2.0 Gy 照射后 3～6 h,ACTH 升高为照前值的 130%,其他细胞因子未见明显改变。大剂量累积照射 5 Gy,照后 2 h,ACTH 平均比照前升高 158%。照射 10 Gy 结束时(4 h)升高到 567%,照射结束后 4 h 回降到 218%,8 h 回复到照前水平。与此同时,IL-6 和 TNF-α 分别升高到 1 271%和 434%,回复到照前水平的时间也与 ACTH 相同。

大剂量照射组中有两例病人 TNF-α 增高时间早于 ACTH,而接受小剂量照射后 ACTH 增高,IL-6 和 TNF-α 未见明显改变。因此尚不能确定 TNF-α 与 ACTH 的关系。下丘脑是神经内分泌的传导途径中最重要的部位,ACTH 受控于促皮质激素释放因子(corticotropin releasing factor,CRF),接受 10 Gy 照射的 7 例病人中有 6 例血液 CRF 中等水平(204%)升高。根据以上推测免疫调节因子与 ACTH 的关系可能如图 7.6 所示。

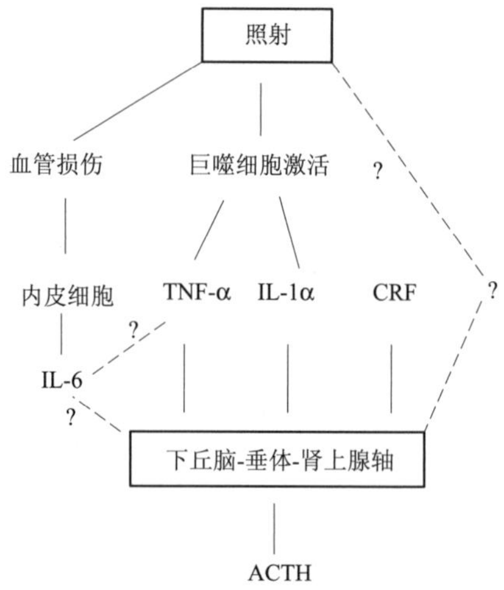

图 7.6　辐射对神经内分泌与免疫活性因子的影响示意图

有些实验研究揭示,大剂量辐射引起肾上腺皮质功能上调,并具有剂量依赖性,表现为肾上腺分泌皮质类固醇增多和血浆皮质酮含量升高,而且血浆皮质酮的游离部分(未与血浆蛋白结合,可立即对组织、细胞发挥作用的部分)显著增多,以及淋巴细胞内糖皮质激素受体表达升高,从而抑制免疫功能。

第五节　慢性照射的免疫效应

慢性全身照射对免疫功能的影响,取决于每次照射剂量、剂量率,以及动物种类和所观察的免疫学指标。当照射剂量较小,累积剂量不大,可能出现免疫刺激效应(见第七节)。反之,则可导致免疫抑制效应。小鼠每日受 0.01～0.04 Gy 全身照射,当累积剂量达致死剂量范围时,对某些抗原刺激的抗体形成反应受抑。

小鼠受 6 R/h 的持续照射,当总剂量达 1 000 R 时,脾脏对羊红细胞的空斑形成细胞(PFC)反应降至最低点,于照射后 4 个月恢复到正常水平的 40%～50%,以后长期维持于此水平。照射后 60～144 d 脾脏内 T 淋巴细胞和 B 淋巴细胞数已恢复正常,用过继性转移方法证明,T 淋巴细胞和 B 淋巴细胞在照射后 1～2 个月仍有功能缺陷,而在照射后 100 d 则恢复正常或接近正常。

对放射职业工作者 100 人进行检查，设对照组、低剂量组(0.015 Gy/a)、高剂量组(0.03 Gy/a)。结果表明白细胞计数、淋巴细胞绝对数随累积剂量增加而趋下降，大小淋巴细胞比值趋于上升，反映剂量效应关系。0.1 ml 血内淋巴细胞^{3}H-TdR 掺入率，在两剂量组的均数都非常显著低于对照组($P<0.01$)。

对接触 X 射线工作的医务人员免疫功能的检测表明，与同一医院环境下年龄和工龄相当的医务人员比较，周围血液淋巴细胞总数、T 淋巴细胞和 B 淋巴细胞计数，淋巴细胞对 PHA 刺激的^{3}H-TdR 掺入反应以及血清 IgG、IgA 和 IgM 的含量。两组之间未发现有统计学意义的差别。此组受检的 X 射线医务人员所受辐射剂量平均为 0.395 cGy/a，平均累积剂量为 7.39 cGy，平均工龄 16.7 a，在职业性照射的限制水平以下。虽然总体未能检出其明显的免疫功能变化，若按不同累积剂量进行分组，则可发现如图 7.7 所示的趋势。它显示 4 个剂量分组的平均数值，其中小于 1 cGy 组平均累积剂量为 0.22 cGy，而 1～5 cGy，5～10 cGy 和 10 cGy 以上 3 组的平均累积剂量分别为 2.76、6.86 和 17.82 cGy。但在正常情况下细胞免疫功能具有明显的年龄性变化，而累积剂量较大者又多在年龄较高的分组内，因此还必须对年龄因素的影响进行分析。如图 7.8 所示，对照组(医务人员)和照射组(X 射线医务人员)的细胞免疫功能呈现基本一致的年龄性变化，但还能看出年龄较高的 X 射线受照组，其 T 淋巴细胞对 PHA 的反应性较对照的相应年龄组下降更明显。各年龄组内又包含有累积剂量不同的 X 射线医务人员，其中累积剂量超过 5 cGy 者亦显示出有加重年龄性变化的趋势。可以认为，从总体上看，X 射线医务人员在现有防护条件下所受平均累积剂量不大，免疫功能未出现显著异常，但累积剂量较大时，是否有可能加速或加重细胞免疫功能随年龄增长而下降的趋势，值得进一步观察。

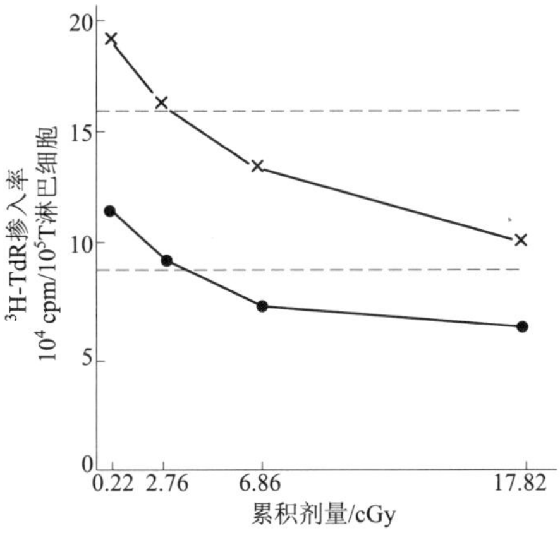

图 7.7　接触 X 射线医务工作者不同剂量组的细胞免疫水平

●—cpm/10^5 淋巴细胞；

×—cpm/10^5 T 淋巴细胞；………—对照均值

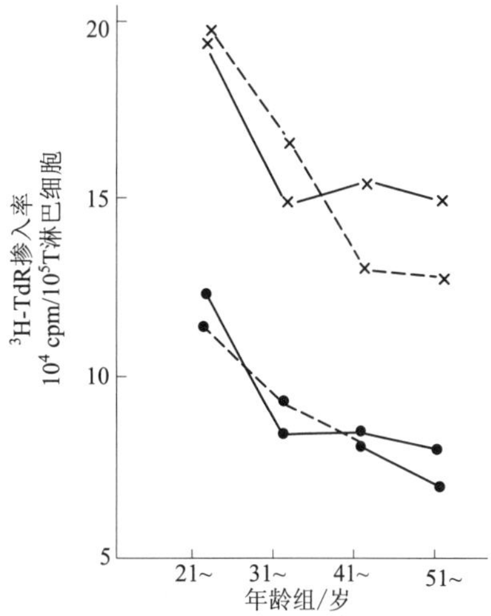

图 7.8　接触 X 射线医务人员与对照医务人员的细胞免疫功能的年龄性变化比较

——对照医务人员；

………接触 X 射线的医务人员

前苏联某国立医院 Baharel I. 对切尔诺贝利核事故的清理工 377 人，进行临床和免疫学检查，说明他们比对照组更易患传染或非传染病。免疫学分析表明是由于 T、B 淋巴细胞数减少的免疫系统的变化所致。回归分析证实 B 淋巴细胞数和辐射剂量成负相关，$r=-0.54$。

乌克兰放射医学研究中心 Bazyka D 报道切尔诺贝利事故 1986—1989 年受照的工作人员和核工厂的工人，受照剂量为 250 mSv 和 100 mSv，与同期在流行病学注册的人员($n=$42 000)进行比较。受照的最初反应时期的特征是 T 淋巴细胞亚群的免疫学缺损。淋巴细胞膜改变，由于自由基生成增加脂质过氧化以及提高中性粒细胞过氧化物酶和过氧化氢酶活性。在免疫功能抑制的恢复时期伴有淋巴细胞亚群的改变；减少 $CD3^+$ 和 $CD4^+$ 细胞数并增加 TCR 部位的体细胞突变数。抗氧化防御酶改变，胆固醇量增高和脂质过氧化过程的激活是此期的特征。切尔诺贝利事故急性照射的后期 $CD8^+$ 抑制细胞功能及增殖力降低，受照超过 0.5 Gy 有发展为白血病的危险，表现为异常细胞增殖。Stepanova EI. 研究了 1986 年切尔诺贝利事故后 14 年 1 104 个儿童(第一组处于重污染区的孕妇生育的儿童 340 名，第二组在放射性污染区居住地出生的 169 名，第三组对照 595 名)。受照组出生后免疫障碍分为三种类型：第一类 $CD8^+$ 减少，$CD16^+$ 和 $CD72^+$ 含量和免疫调节指征增高，IgG、IgM 含量增高(激活型)。第二类 $CD3^+$、$CD4^+$、$CD16^+$ 和 $CD72^+$ 细胞减少，IgG、IgA 减少(抑制型)。第三类免疫参数呈现各种变化。

Proshin AD 报道布良斯克是切尔诺贝利核事故污染最严重的地区，其最明显的效应是甲状腺癌发生率增高。该地区 1975—1985 年诊断为甲状腺癌 308 例。1981—1982 年发病率 2.6 例/10 万人。在切尔诺贝利事故后 1986—2000 年诊断为甲状腺癌 1 561 例。发病率 1986 年 3.3 例/10 万人增至 2000 年 13.8 例/10 万人。而全苏联的发病率 1998 年只有 4.4 例/10 万人。以上反映受照人员的免疫功能下降。

马绍尔群岛受放射性落下灰影响，剂量为 1.75 Gy，在照射后 16 年检查时，与对照相比，其血清 IgG 和 IgA 含量下降，但淋巴细胞对 PHA 的反应、抗体反应、血清补体等均未见改变。

第六节　局部照射的免疫效应

放射治疗是对肿瘤临床治疗的重要措施。经常与手术治疗合用或单独使用。合理的放射治疗既要考虑对肿瘤细胞的最大杀伤作用，又要尽量减少对临近正常组织和全身的损伤，以取得最大的治疗比值。在损伤中最重要的方面就是免疫功能的抑制。临床上经常以外周血白细胞计数及分类计数作为监测放疗的全身反应的重要指标。白细胞的极度减少常常限制放疗的进行。在外周血中淋巴细胞的减少更为突出，其功能也呈明显下降。编者选择了 50 例肿瘤病人，其中食管癌 17 例，鼻咽癌 8 例，乳腺癌 8 例，肺癌 4 例，脑瘤 4 例，硬腭癌，下颌癌，上颌癌，喉癌，扁桃体癌，精原细胞瘤，输卵管癌，脊索瘤和霍奇金病各 1 例。接受一个疗程的 ^{60}Co 放射治疗，放射源与皮肤距离 70 cm，平均皮肤表面总剂量为 103.48 ± 29.22 Gy，平均照射野为 209 cm^2。每个病人受照前后各采血 1 次供测定，并以健康献血者作对照。应用 PHA 激活 ^{3}H-TdR 和 ^{14}C-UR 做掺入实验，结果如表 7.6 所示。

表 7.6　放射性标记化合物掺入 T 淋巴细胞的 cpm($\bar{x}\pm s$)

		^{3}H-TdR		^{14}C-UR	
组　别	例　数	0.1 ml 血	10^5 淋巴细胞	0.1 ml 血	10^5 淋巴细胞
正常对照	214	37 656±10 715	22 494±8 858	27 803±9 835	16 423±6 472
肿瘤病人(照前)	50	26 999±9 792**	19 428±7 826*	17 973±7 318**	12 554±5 235**
肿瘤病人(照后)	50	9 818±8 526**	12 909±7 773***	6 684±5 975***	8 660±5 191***

注:与正常对照比较,* 为 $P<0.05$,** 为 $P<0.01$,*** 为 $P<0.001$。

表中 P 值系正常对照与各组比较的结果。照前 T 淋巴细胞 ^{3}H-TdR 和 ^{14}C-UR 掺入比正常人显著降低,照后又比照前显著下降。从淋巴细胞的 DNA 和 RNA 合成能力都反映其功能在照后显著降低。

正常对照的淋巴细胞在 1 ml 血中的绝对值平均 1 674,肿瘤病人照前为 1 389,照后为 760,其数量也显著减少。

为了解照射剂量和照射野与辐射效应的关系,编者设计以照射剂量和照射野的乘积作为辐射作用因素的重要依据。选择同样的照射部位的病例,胸部 29 例(包括食管癌 17 例,乳腺癌 8 例,肺癌 4 例),头颈部 17 例(包括鼻咽癌 8 例,脑癌 4 例,硬腭癌,下颌癌,上颌癌,喉癌,扁桃体癌各一例),分别比较两者乘积的大小与 T 淋巴细胞掺入的关系,数据处理如表 7.7 所示。

表 7.7　照射剂量和照射野的乘积与放射性掺入的关系(cpm,$\bar{x}\pm s$)

照射剂量×照射野/(Gy·cm^2)	$<1\times10^4$		$>1\times10^4$	
掺入的同位素	^{3}H-TdR	^{14}C-UR	^{3}H-TdR	^{14}C-UR
胸部照射的病例数	15		14	
照前	16 139±7 514	10 966±5 214	17 791±8 234	11 287±5 138
照后	10 666±6 377	6 713±3 548	9 510±5 405	6 504±3 650
比值	0.660 8	0.610 5	0.534 5	0.576 2
P	>0.05	<0.05	<0.01	<0.01
头颈部照射的病例数	6		11	
照前	25 262±6 291	16 259±5 168	21 619±7 463	13 177±3 998
照后	23 527±7 991	16 110±5 656	15 325±8 359	10 670±5 574
比值	0.931 3	0.990 8	0.708 8	0.809 7
P	>0.05	>0.05	<0.01	<0.05

表中的 cpm 以 10^5 淋巴细胞计算。照后与照前的两项掺入放射性的比值:大于与小于 1×10^4 Gy·cm^2 的病例比较,差距更大。P 值为配对资料的比较结果,胸部照射的小于 1×10^4 Gy·cm^2 的一组照射前后 ^{3}H-TdR 的 $P>0.05$,而大于 1×10^4 的一组的 $P<0.01$。头颈部照射的剂量小的一组 P 值均大于 0.05,而剂量大的一组 P 值均小于 0.05,甚至 0.01。提示相同部位受照剂量与照射野乘积越大损伤越明显。经过一个疗程的 ^{60}Co 治疗后,^{3}H-TdR 和 ^{14}C-UR 掺入 T 淋巴细胞比照前非常显著减少($P<0.01$),反映辐射对 T 淋巴细胞转化的抑制效应。从以上提示放射治疗肿瘤在保证疗效时控制一定的照射剂量和照射野能够减轻辐射反应。

有实验研究证明,给 C_{57}BL/6 小鼠后肢移植的恶性肿瘤用两种放疗方案治疗,第一种方案每周 3 次，每次 4 Gy 照射，共 3 周。第二种方案，每周 3 次，每次 7 Gy 照射，共 1 周。结果第一方案的疗效远远高于第二种方案，因为接受第一种方案治疗的小鼠抗肿瘤的细胞毒功能保持于较高水平，而第二种方案治疗者此种功能受抑制。进一步分析发现，第二种方案中脾脏由散射而来的剂量超过 0.12～0.15 Gy，从而导致细胞毒活性降低。如果剂量为 0.05～0.10 Gy 则细胞毒活性高于对照。因此，最优化的治疗方案应当能够最大限度地杀伤癌细胞，尽可能小地损伤临近正常组织，不影响免疫功能。

第七节　低剂量辐射的生物效应

高剂量或中等剂量电离辐射对生物机体是有害的，从整体水平到分子水平都表现为明显的损伤效应。低剂量的效应早先一般是根据高剂量的损伤效应外推。1965 年以后，法国 Planel 实验室对草履虫和果蝇卵的实验，苏联 Kyзин 在高、低等植物和幼鼠的实验以及美国 Argonne 实验室在原生动物的实验均发现低于天然辐射本底（natural radiation background，NRB）的环境中，细胞分裂及机体生长发育过程减慢；若在实验对象处放置放射性核素以达到 NRB 水平时仍然保持正常发育，说明生物在地球上一定的天然辐射下生存和进化，已经适应了这种照射并且能加以利用，这是生物存在的必要因素。辐射也和许多其他因素一样，在天然条件或略高的本底水平时将有助于生命过程，只有超过一定水平才出现对生物的有害作用。

兴奋效应（hormesis）是指某因素在大剂量时有害，而在微小剂量时对机体产生有益作用。当生物机体进行生长繁殖而利用某些因素并已适应于该因素的天然水平时，兴奋效应表现得特别明显，例如土壤中的微量元素，太阳的紫外线及环境温度的变化等，这些因素的水平提高不大时可被机体接受并产生有利效应。机体暴露于低剂量有害毒物时，能刺激有利于机体的一些天然防御功能，如对酒精饮料、镇静剂等。生物在长期进化中，天然辐射亦会对其产生兴奋效应，这对过去认为原子辐射只有损害的一面提出了新的挑战。许多学者认为在估算低剂量辐射（low dose radiation，LDR）危险度时运用辐射损伤无阈假说是不适当的，根据高剂量效应外推低剂量效应也是不合适的。

LDR 系指＜0.2 Gy 的低传能线密度（LET）或＜0.05 Gy 的高 LET 辐射而剂量率＞0.05 mGy/min。若以上辐射剂量其剂量率＜0.05 mGy/min 时，则称为低水平辐射。

辐射兴奋效应可表现于许多基本生命活动，如促进生长、繁殖，延长寿命，提高适应能力，增强防卫，刺激修复等。低水平辐射诱导的适应性反应泛指低水平辐射引起的各种刺激性效应。在 UNSCEAR 1994 年报告中即将低水平辐射增强免疫功能的作用包括在适应性范围之内。狭义的适应性反应则指低水平辐射（诱导剂量，D_1）诱导对随后高剂量辐射（攻击剂量，D_2）的抗性。

一、刺激效应

低剂量辐射可引起人外周血淋巴细胞及小鼠脾细胞的 DNA 非周期合成增强，可促进 DNA 聚合酶和核糖核酸还原酶的活性，反映了 DNA 受低剂量照射的兴奋效应。DNA 是遗传的物质基础，在 DNA 的模板基础上合成 RNA，又在 RNA 的模板基础上合成蛋白质。因此辐射兴奋效应对细胞的生长发育起了重要的刺激作用。人血淋巴细胞在离体受

10 cGy $^{60}Co\gamma$ 射线照射后 T 淋巴细胞 DNA 合成增加。有的学者观察到 7.5 cGy X 射线照射后，小鼠脾脏 T、B 淋巴细胞在离体培养转化过程中，DNA、RNA 和蛋白质合成均明显增加。

Lorenz 研究了低剂量长期照射对小鼠寿命的影响。小鼠在常规饲养条件下接受 γ 射线照射 0.12 mGy/h，每天 8 h，结果受照雄性小鼠存活 783 d，而未受照雄鼠存活 684 d，受照小鼠寿命延长 99 d；受照射雌鼠比对照延长 19 d，同时体重也增加了。Sagan 指出辐射的兴奋效应表现在延长寿命、刺激生长、减少癌发病率等。Newcombe 报道受照精子孕育的胚胎生育力增强。Nambi 报道低水平电离辐射对人体有利，印度某些高本底地区癌的发病率降低，每年天然本底辐射剂量增高 1 mSv，可减少癌发病率 $0.03/10^5$。国内学者亦有类似报道，翟少剑调查了广东高本底地区，发现居民的恶性肿瘤标化死亡率降低，刘树铮发现广东高本底地区居民的 T 淋巴细胞数目减少，但 T 淋巴细胞群体本身对 PHA 的反应有增强的趋势。

从以上资料可见应用辐射效应的线性无阈假说估计低剂量照射产生肿瘤和后代遗传损害危险度是没有根据的。Кузин 认为其根据不足在于低剂量照射可活化 DNA 修复酶，导致细胞突变的发生率下降，低剂量所致免疫增强导致癌的发病率下降。而且只根据个体死亡概率推论低剂量对群体的危险度是不可能的。他指出只在急性照射 1 Gy 以上才能缩短平均寿命，慢性照射则需要累积超过 2 Gy。

淋巴细胞是机体免疫中最重要的细胞，也是对辐射最敏感的细胞之一，并且容易采自活体，因此淋巴细胞是研究辐射效应最适宜的细胞，也最能反映免疫功能的变化。编者研究了 LDR 对淋巴细胞及其亚群的效应。

(一) LDR 对人血淋巴细胞的刺激效应

淋巴细胞接受 LDR 后，在含 PHA 的培养液中培养，^3H-TdR（成人）或 ^{14}C-TdR（儿童）做掺入实验，液体闪烁计数器（Beckman）测定，实验结果如表 7.8 所示。

表 7.8　LDR 对人血淋巴细胞的刺激效应（cpm%，$\bar{x}\pm s$）

剂　量/cGy	成　人	>3 岁儿童	<3 岁儿童	营养不良儿童	脐 带 血
n	6	9	8	9	10
0	100±0	100±0	100±0	100±0	100±0
2	113.0±6.4	107.7±14.5	107.8±13.4	104.6±6.8	122.1±9.0*
5	127.9±11.4*	125.5±21.2**	131.3±14.6**	120.3±14.1*	143.8±14.5**
10	139.2±12.2**	133.8±19.6**	128.9±13.6**	111.6±15.0*	133.6±14.1**
20	93.3±4.3	99.2±13.8	99.5±14.9	99.9±13.6	120.4±13.4*
50	71.9±10.2*	88.8±24.1	87.4±16.6*	87.5±16.9	106.9±7.0

注：与 0 cGy 比较，* $P<0.05$，** $P<0.01$。

由表 7.8 可见成人组 5 cGy 照射后，刺激效应明显增高，10 cGy 照射刺激效应最明显，儿童和婴幼儿与成人基本相似。营养不良儿童的细胞免疫功能本来已经降低（数据未列出），LDR 对其亦有刺激作用，但效应强度低于正常组。脐血受 2～20 cGy 照射均有增强效应，至 50 cGy 仍未见抑制，可能由于富含原始淋巴细胞及幼稚淋巴细胞，因而对辐射表现出更强的敏感性。

(二) LDR 对人血淋巴细胞亚群的刺激效应

用单克隆抗体的 Panning 直接法分离 CD4、CD8 和 B 淋巴细胞，3 种细胞分别接受 LDR 后，在含 PHA(CD4、CD8 细胞)或 LPS(B 淋巴细胞)的培养液中培养，^{3}H-TdR 掺入实验，液体闪烁测量结果如表 7.9 所示。

经单克隆抗体分离的 CD57(NK)细胞作为效应细胞，^{3}H-TdR 标记的 K562 细胞作为靶细胞，NK 细胞活性测定结果如表 7.9 所示。

表 7.9 LDR 对人血淋巴细胞亚群及 NK 细胞活性的刺激效应(cpm,$\bar{x}\pm s$)

剂 量	CD4		CD8		CD19		CD57
/cGy	成人($n=6$)	脐血($n=5$)	成人($n=6$)	脐血($n=5$)	成人($n=6$)	脐血($n=5$)	成人($n=6$)
0	100±0	100±0	100±0	100±0	100±0	100±0	100±0
2	168.4 ±25.3**	113.7 ±13.4	143.3 ±30.1**	125.0 ±15.4**	159.0 ±23.2**	119.1 ±8.3*	
5	176.6 ±31.5**	146.9 ±21.4**	169.6 ±25.4**	145.4 ±15.3**	175.4 ±15.6**	157.9 ±8.6**	
10	179.3 ±31.6**	148.3 ±20.3**	163.7 ±24.2**	142.7 ±14.8**	182.5 ±10.3**	156.0 ±23.6**	102.7±6.7
20	145.4 ±19.7**	134.0 ±18.4**	126.7 ±17.2**	117.9 ±12.6*	139.6 ±21.8**	123.0 ±19.3*	
50	38.4 ±2.0**	116.3 ±16.0	38.6 ±9.2**	78.9 ±8.5**	89.7 ±11.3	99.8 ±6.9	128.5±8.7**
80							134.2±12.3**

注：与 0 cGy 比较，* $P<0.05$， ** $P<0.01$。

由表 7.9 可见，成人组 2～20 cGy 范围内均有明显刺激作用($P<0.01$)，在相同剂量点上对 CD4 细胞的刺激效应均＞CD8 细胞(除 5 cGy 点外，其他剂量点两组比较均 $P<0.05$)。说明 LDR 对辅助/诱导细胞的功能增强幅度大于抑制/细胞毒细胞，使得机体免疫在以 CD4 细胞的功能相对为主的情况下得以增强，这一点可能在 LDR 诱导的免疫增强效应中起一定作用。

LDR 在 2～20 cGy 范围内对脐血淋巴细胞亚群均有明显的刺激效应，B 淋巴细胞的^{3}H-TdR 掺入率略高于其他两亚群，但无明显差异。

经分离的成人 NK 细胞受 50～80 cGy 照射后，NK 细胞活性非常显著增高，反映了 NK 细胞是一种辐射抗性细胞，因为在 50 cGy 照射后 CD4、CD8 细胞已经出现明显的抑制，B 淋巴细胞的掺入也有所下降。

张力元报道，对小鼠体外骨髓细胞进行不同剂量的照射，用^{3}H-TdR 掺入法确定产生最佳刺激增殖效应的照射剂量，然后用该剂量(6 cGy 和 8 cGy)照射的小鼠骨髓细胞进行骨髓移植，受体小鼠骨髓单个核细胞数和外周血细胞数普遍高于相应的对照组。表明 LDR 更有利于小鼠骨髓移植后受体造血功能的重建。

二、适应性反应

近年来，许多实验发现了低剂量照射预处理细胞或机体后可产生对相对高剂量照射诱发损伤的抗性，称为适应性反应(adaptive response)。某些药物、化学致突剂也可诱导适应性反应，例如低剂量烷化剂可诱导大肠杆菌对相继较高剂量烷化剂的抗性。

关于低剂量照射(D_1)在一定条件下能产生对相继高剂量照射(D_2)诱发损伤的抗性的实验报道很多。实验表明，75 mGy X射线照射小鼠后 6 h 再照射 1.5 Gy，可明显减轻单照 1.5 Gy 时对免疫系统的损伤程度，表现为胸腺和脾细胞的^{3}H-TdR 掺入率、脾细胞对 ConA 反应性和脾细胞 IL-2 活性在 D_1+D_2组均明显高于 D_2 组。用 X 射线照射敏感的小鼠淋巴瘤 L_{5178}y 细胞 0.003～0.025 Gy/h，累积照射 35 d，再分别培养 5 d、33 d 和 70 d 后，用 0.5、1.5、2.5 Gy X 射线照射，发现 D_1+D_2 组的存活分数明显高于单纯 D_2 组。对小鼠低剂量 γ 射线预照射可减少随后 γ 射线急性照射产生的骨髓细胞染色体畸变的频率。人淋巴细胞受 2 cGy X 射线照后再用氡照射引起染色体丢失仅为单独氡照射的一半。人和兔外周血淋巴细胞在 G_0、G_1、S 和 G_2 期受 0.01 Gy X 射线照射后再以 1.5 Gy X 射线照射引起的染色体畸变数显著低于单纯照射 1.5 Gy 的淋巴细胞染色体畸变数。人淋巴细胞在 PHA 激活后 24 h 受 1 cGy X 射线照射，然后用 300 cGy X 射线照射所引起的突变数相当于单纯 300 cGy X 射线照射所引起突变的 70%，这样的变化亦见于基因突变。小鼠受 4 cGy γ 射线预照射可减少随后大剂量照射引起的 DNA 链断裂。人淋巴细胞在 G_1 期受 2 cGy X 射线照射则不易感受在随后受 3 Gy X 射线照射所引起的染色体畸变，但在 G_0 期则无此现象。

脏器的重量可以反应细胞的总体水平。例如以 5 cGy X 射线照射小鼠后 3～4 h，再次照射 8 Gy X 射线，发现胸腺、脾脏、睾丸重量明显高于单纯 8 Gy 照射组，即从脏器水平也可以表达适应性反应。

有学者的实验表明，先对小鼠照射 5 cGy X 射线后再照射 8 Gy，其 30 d 死亡率与单纯 8 Gy 照射组相比则明显降低，$LD_{50/30}$ 的剂量分别为 8.86 Gy(D_1+D_2 组)和 6.60 Gy(D_2 组)，说明 5 cGy X 射线预照射可使小鼠 $LD_{50/30}$ 提高 2.26 Gy。30 d 内死亡小鼠的存活时间，在 6.0、8.0、10.0 Gy 照射前预先小剂量处理组明显长于单纯照射组。

Mortazavi SMJ 报道，10 mGy/a 本底地区的居民对 1.5 Gy 照射引起的淋巴细胞染色体畸变有适应性反应。Sakai K 报道，ICR 鼠受^{137}Cs 照射 3、1、0.3 mGy/h，照射 35 d 后注入 0.5 mg 甲基胆蒽，继续上述条件照射 216 d 后，肿瘤发生率分别为 89%、76%、94%。对照组亦为 94%，各组均与 1 mGy/h 组有显著差异，表明该组为适应性反应的最佳剂量。Cheda A 用 X 射线照射 BALB/c 小鼠 0.1、0.2、0.5、1.0 Gy，然后静脉注射 L_1 肉瘤细胞，脾克隆分析肿瘤结节数，0.2 Gy 组显著少于 0.5 Gy 和 1.0 Gy 组。该效应显著激活了脾 NK 细胞的活性。

两月龄的 SHK 雄鼠受 0.1 Gy 或 0.2 Gy(0.125 Gy/min)可对抗 1.5 Gy 冲击剂量引起的微核变化，亦可减少自发突变率。Lavrenchuk GI 认为，受低剂量照射细胞的后代对高剂量辐射也有适应性反应。Morgan W 报道，LDR 可导致生理性辐射防护过程，显著减少受高剂量辐射引起的染色体畸变、微核、突变、新生物转化、凋亡、细胞杀伤，且随个体而变异，可由剂量率调节。Sainz C 报道，CD34$^+$ 造血干细胞在溶有^{222}Rn 及其子体^{218}Po 和^{214}Po

培养液中受 α 粒子照射 0.3～0.6 Gy，与对照组比较增加细胞存活，减少凋亡和死亡。

（一）DNA 链断裂

淋巴细胞接受 LDR 后，培养 24 h，冰浴下大剂量照射（15 Gy），FADU 法测 DNA 断裂程度（Q_d），适应性反应见表 7.10。

表 7.10 DNA 链断裂对低剂量照射的适应性反应（$\bar{x}\pm s$）

	D_2	D_{1+2}（D_1/cGy）				
		0.5	1.0	2.0	4.0	8.0
Q_d	57.2±6.4	49.6±8.1	40.1±10.1	32.6±7.3	38.1±5.3	56.3±9.7
S[3)]	1	86.7[1)]	75.3[1)]	57.0[2)]	66.6[2)]	98.4

注：$n=6$，1）$P<0.05$；2）$P<0.01$（与 D_2 对比，F 检验）；3）$S=\frac{D_{1+2}}{D_2}$，D_{1+2} 为 D_1 照后 D_2 照射的 Q_d 值；D_2 为单独大剂量照射的 Q_d 值。

0.5～4.0 cGy 的 γ 射线均可诱导淋巴细胞 DNA 对 15 Gy 大剂量照射的抗性，以 2.0 cGy 和 4.0 cGy 剂量照射诱导的适应性反应最明显。8.0 cGy 则无效。

（二）染色体畸变

应用 4 号全染色体探针进行荧光原位杂交技术分析淋巴细胞的染色体畸变，实验表明，预先接受 7.5 cGy 照射后对各种大剂量照射的适应性反应（表 7.11）。

表 7.11 LDR 对冲击剂量照射引起染色体畸变的适应性反应[畸变数（%）]

剂 量/Gy	组 别	计数细胞	无着丝粒	双着丝粒	环	移 位
0.0	非适应性	3 947	3(0.08)	0(0.00)	0(0.00)	4(0.10)
	适应性	3 946	3(0.08)	0(0.00)	0(0.00)	4(0.10)
0.5	非适应性	3 571	14(0.39)	12(0.34)	1(0.03)	20(0.56)
	适应性	4 000	10(0.25)	8(0.20)	1(0.03)	12(0.30)
1.0	非适应性	1 924	20(1.04)	14(0.73)	2(0.11)	28(1.46)
	适应性	2 539	16(0.63)	11(0.43)	1(0.04)	17(0.67)**
2.0	非适应性	1 041	30(2.88)	28(2.69)	4(0.38)	50(4.80)
	适应性	1 372	20(1.46)*	23(1.68)	4(0.29)	36(2.62)**

注：与非适应性比较，* $P<0.05$，** $P<0.01$。

应用计算公式：

$$总畸变下降率=\left(1-\frac{适应性细胞畸变率之和}{非适应性细胞畸变率之和}\right)\times 100\%$$

可以得到各种攻击剂量引起畸变的下降率分别为：0.5 Gy 组 41%，1.0 Gy 组为 46%，2.0 Gy 组为 44%。表明在 1.0 Gy 时，适应性细胞的修复能力最强。

三、低剂量辐射对生物体的治疗效应

许多试验或临床表明 LDR 与肿瘤化疗有协同作用。傅勤报道用 C_{57}BL/6J 小鼠后下肢接种 Lewis 肺癌细胞作为肿瘤模型，在 MMC 全身化疗前 9 h 接受 75 mGy 照射的化疗，效果明显提高，表现为肿瘤生长明显减慢，脾细胞数、NK 及 CTL 活性较单纯化疗组显著提高。

王宝胜将大鼠 NK 细胞在体外扩增培养接受 75 mGy 照射，然后回输给肝癌大鼠，与单纯 NK 细胞输入组对比，前者可以增加 NK 细胞的增殖指数，加强对肿瘤细胞的杀伤活性，明显延长荷瘤大鼠的生存时间，减小肿瘤体积。

杨丽云等从小鼠体内提出 NK 细胞，经 $^{60}Co\gamma$ 射线照射 75 mGy，再经 IL-2 扩增培养，然后回输到 K562 荷瘤小鼠体内，这种 NK 细胞过继免疫后对肿瘤生长的抑制作用见表 7.12。

表 7.12　体内 NK 细胞过继免疫后对肿瘤生长的抑制作用

组　别	肿瘤体积 (cm^3, $n=8$)	肿瘤重量 (g, $n=8$)	生存时间 (d, $n=12$)	生存率 (%, $n=12$)
对照组	4.12±1.21	3.01±0.09	29.5±8.4	12.56±1.45
NK+IL-2 细胞组	1.54±0.29*	1.25±0.03*	60.2±10.5*	72.64±10.39*
LDR 后 NK+IL-2 组	0.98±0.09*#	0.58±0.01*#	81.5±14.8*#	92.82±11.71*#
IL 对照组	3.47±0.98	2.47±0.04	41.8±9.6*	39.61±3.37*

注：与对照组比，* $P<0.05$；与 NK+IL-2 细胞组比，# $P<0.05$。

由表 7.12 可见，经 LDR 后的 NK 细胞比未受照的 NK 细胞治疗效果明显，表现肿瘤体积和重量减小，生存时间延长，存活率增高。

李艳博观察了多次 LDR 对 12 周糖尿病大鼠的脾细胞凋亡、免疫因子和淋巴细胞亚群的影响。照射剂量分别为 25、50 和 75 mGy，隔日照射，共照射 15 次，与单纯糖尿病组相比，前者（三组）均能够适当调节以减弱糖尿病所造成的大鼠体重减轻和血糖升高现象，纠正淋巴细胞亚群和免疫因子失衡，IL-2 含量和 $CD4^+/CD8^+$ T 淋巴细胞比值均升高，降低脾细胞凋亡，从而达到保护机体的作用。

坂本澄彦曾用于临床治疗恶性淋巴瘤，应用全身吸收剂量为 0.1～0.15 Gy，隔日照射一次，经全身照射五周，淋巴瘤局部还并用大剂量直接照射，结果 80% 患者癌灶消失，三年没有复发。其疗效是由于提高了淋巴细胞的增殖能力，增加了外周血 $CD4^+$ 细胞、NK 细胞活力、IL-2 分泌及 DNA 修复能力，降低电离辐射诱发自由基等，从而显著提高放疗效果，Takai 报告，在放疗前用 100～150 mGy/次，每周 2～3 次，全身或半身照射，LDR 总剂量达 1 500 mGy 治疗非霍奇金恶性淋巴瘤有一定疗效。李涛用 LDR 照射脾区能提高食管癌放疗患者的细胞免疫功能。

Muckerheide J（Worcester 综合技术研究所）成功地将弱辐射的有益效应用于感染炎症及癌等，因为 LDR 激活免疫、酶、内分泌和其他阳性生物学反应。Hattoris 综合报道了日本 14 所大学 12 年有关辐射兴奋效应的研究成果：有关兔的兴奋效应，大鼠和小鼠的酶反应和 p53 基因的反应以及病人的辅助性 T 淋巴细胞的反应等试验得到的辐射兴奋效应可应用于下列临床病人：① 难治之症。风湿性关节炎、神经痛、脊椎炎、腰痛、滑囊炎、肌萎缩、腱鞘炎、骨质疏松症、哮喘、肝炎、糖尿病、帕金森病症、阿耳茨海默病症和过敏性或特异反应性湿疹；② 癌。增加辅助性 T 淋巴细胞及 p53 基因的反应，表明 LDR 可用于癌的治疗，若干周期性全身照射 10 cGy 或 15 cGy，根据 IL-2 反映的情况，LDR 全身照射成功地治疗非霍奇金淋巴瘤，该治疗可结合热浴；③ 人免疫缺陷病毒。LDR 治疗的有效性基于以下理由：

增加超氧化物歧化酶和谷胱甘肽过氧化酶，增强辅助性 T 淋巴细胞，破坏病毒活性；抑制性 T 淋巴细胞减少；内分泌合成；LDR 增强甲硫氨酸-脑咖啡，β-内啡呔和肾上腺素等，从而增强免疫系统包括辅助性 T 淋巴细胞活性。

Moriarty M 应用 LDR，利用精确的靶放疗，高剂量率的精制放射源插入体内任何部位进行非癌症病治疗，如眼科的突眼性甲状腺肿(需避开晶体的照射)，循环性疾病阻止心瓣再狭窄等，在某些特定部位有抗炎症作用，有些情况显示低剂量比高剂量更为有效，可以安全地表明放疗将对非恶性疾病起重要作用。Oliveira JD 报道巴西地区含放射性(^{226}Ra 2.2 mBq/L，^{228}Ra 3.7 mBq/L，^{222}Rn 1.9×10^{-1} Bq/L)的矿泉水可治疗运动性器官和皮肤性疾病，有利于康复。

四、低剂量辐射生物效应的机制

(一) 低剂量辐射诱导蛋白类物质

Wolff 等报道人外周血淋巴细胞在体外接受 1 cGy X 射线照射后用双向电泳分析发现有新的蛋白产生，其中两种能与辐射损伤的 DNA 结合，低剂量诱导蛋白的功能，可能有修复 DNA，调节细胞周期，抑制辐射诱导的细胞凋亡，保护细胞免受继发损伤分子如自由基等的作用，参与 DNA 复制，细胞分裂等。Morqan W 报道 LDR 可导致基因转录和诱导蛋白合成，从而显著减少受高剂量辐射引起的染色体畸变，微核、突变，新生物转化，凋亡和细胞死亡。

将分离的淋巴细胞接受低剂量照射后，培养于含 PHA 的培养液中 24 h，收集上清液(其中含有 LDR 诱导蛋白)，加至 CD4、CD8 的亚群细胞培养物中(含 PHA)、^{3}H-TdR 掺入的 cpm 反映 LDR 后两亚群均比对照组显著增高，其中 CD4 细胞比 CD8 细胞受 LDR 的刺激效应的剂量范围较宽，效应更强。在相同剂量点上，CD4 辅助诱导细胞的功能增强幅度大于 CD8 抑制/细胞毒性细胞的功能增强幅度，使得机体免疫在以 CD4 细胞的功能相对为主的情况下得以增强，这一点可能在辐射诱导的免疫增强效应中起一定作用。

(二) 低剂量辐射激活抗自由基、抗氧化损伤系统

徐府奇应用 LDR(100 mGy)预照射大鼠，6 h 后攻击性照射(25 Gy)，与单纯 25 Gy 照射组相比，脑组织匀浆的超氧化物歧化酶(SOD)活力显著升高，丙二醛(MDA)显著下降，表明 LDR 可诱导细胞的抗氧化机制，减轻自由基和活性氧的损伤作用。

刘自民的实验发现 LDR 能够提高红细胞免疫功能及超氧化物歧化酶的活性，从而促进荷瘤鼠的抗肿瘤作用。

Bravard 用 γ 射线 0.02 Gy 照射成人淋巴细胞系 AHH-1 细胞 6 h 后再照射 3 Gy，发现细胞中主要抗氧化酶如超氧化物歧化酶 2(SOD_2)，谷胱甘肽 S 转移酶(GST)，谷胱甘肽过氧化物酶(GPX)，过氧化氢酶(CAT)等活性高于单照 0.02 Gy 或 3 Gy 组。

YamaoKa 等也证明 LDR 可以激活细胞中 GPX 及 SOD 活性，降低高剂量的辐射损伤。有的实验还发现 LDR 后细胞的 MTmRNA 表达水平明显增高。

(三) 低剂量辐射激活某些信号传递系统

蛋白激酶 C(PKC)是细胞信号转导通路的关键酶，LDR 可激活 PKC 的活性。如果抑制 PKC 可阻断适应性反应，而适量 PKC 激活物可诱导对高剂量辐射的抗性。用 0.02 Gy

的X射线照射培养的小鼠细胞可激活 PKC-α。LDR还可激活有丝分裂原激活蛋白激酶(P38MAPK),然后与磷脂酶 δ(PLC-δ)结合,使磷脂酰肌醇二磷酸水解为二酰甘油,再进一步激活 PKC,如此形成反馈通路,诱导适应性反应。

Coleman M 研究发现 5 cGy 预照射人淋巴细胞产生 145 种转录基因,可上调蛋白合成基因,下调代谢、信号传导基因,这些基因与适应性、非适应效应,包括 DNA 修复、应激反应、细胞周期调控及细胞凋亡密切相关。

(四)低剂量辐射下调下丘脑-垂体-肾上腺轴的功能

低剂量X射线全身照射后,下丘脑神经肽含量减少,血浆睾酮水平上升,促使下丘脑-垂体-肾上腺轴处于功能下调状态,使血清 ACTH 与皮质酮含量减少,为免疫功能增强提供了适宜的神经内分泌环境。

思考题

1. 如何理解在辐射损伤中免疫功能变化的重要性?
2. 高、低剂量辐射的界限及其辐射效应的差异有哪些?
3. 电离辐射对正常人体是否有害? 如何利用它有利的一面?
4. 通过淋巴细胞的放射敏感性差异来理解受照后免疫功能的变化。
5. 乏细胞反应的炎症如何出现?
6. 如何理解B淋巴细胞在抗体形成各个阶段的辐射敏感性?
7. 什么是局部放疗方案的最佳选择?

(苏燎原)

参考文献

[1] 高晓明. 医学免疫学. 北京:高等教育出版社,2006.
[2] 刘树铮. 医学放射生物学. 北京:原子能出版社,2006.
[3] 苏燎原. 淋巴细胞及其辐射效应. 北京:原子能出版社,2000.
[4] 夏寿萱. 放射生物学. 北京:军事医学科学出版社,1998.
[5] 陈家佩. 辐射血液学-基础与临床. 北京:军事医学科学出版社,2002.
[6] Zheng L, et al. TLR9 engagement on CD4 T lymphocytes repress γ-radiation-induced apoptosis through activation of checkpoint Kinase response elements. Blood, 2008, 111(5):2704-2713.
[7] 于雷. Kras基因与辐射诱发小鼠胸腺淋巴瘤的相关性研究. 辐射研究与辐射工艺学报, 2010,28(3): 190-192.
[8] 2nd International Conference. The Effects of Low and Very Low Doses of Ionizing Radiation on Human Health Abstract Book. DUBLIN(Ireland) June 2001.
[9] Coleman M, et al. Low-dose irradiation alters the transcript profiles of human lymphoblastoid cells including genes associated with cytogenetic radio adaptive response. Radiat Res., 2005, 164(4Pt1): 369-382.
[10] UNSCEAR 1986 年报告. 电离辐射:躯体效应与遗传效应. p224.
[11] Su Liaoyuan, Du Zeji, Tian Hailin, et al. The effects of low dose radiation(LDR) on lymphocytes. 辐

射研究与辐射工艺学报，2001，19(3):169-176.

[12] 苏燎原．低剂量辐射的兴奋效应研究工作的进展．辐射研究与辐射工艺学报，2003，21(2):88-90.

[13] 李艳博，郭彩霞，王志成，等．多次 LDR 对 12 周糖尿病大鼠脾细胞凋亡及免疫的干预作用．辐射研究与辐射工艺学报，2009，27(2):101-105.

[14] 杨丽云，林美雄，罗敏，等．低剂量辐射对 NK 细胞生物学活性的影响 放射免疫学杂志，2006，19(6):529-535.

[15] 徐府奇，王琛，谢红，等．低剂量辐射预处理对放射性脑损伤自由基的影响．苏州大学学报(医学版)2006，(6):950-952.

[16] 张力元，扬顺．低剂量照射对小鼠骨髓移植造血功能的影响．中华放射医学与防护杂志，2007，27(4):331-333.

[17] 刘自民，于洪升，崔复宪．低剂量辐射适应性反应的研究进展．齐鲁医学杂志，2007，22(3):280-281.

[18] 赵智惠，扬彦文，程亚梅，等．低剂量辐射兴奋效应及其生物临床意义．中国辐射卫生，2005，14(2):151-152.

[19] 封丽，邓大平．低剂量辐射抗肿瘤治疗的研究进展．中国辐射卫生，2006，15(3):377-378.

[20] ShanKar B, Sainis K. Cell cycle regulators modutaling ConA mitogenesis and apoptosis in low dose radiation exposed mice Environ Pathol Toxicol Oncol. , 2005，24(1):33-43.

第八章

电离辐射所致的感染和出血并发症

造血组织属电离辐射高度敏感的组织。当全身或大部分机体受到较大剂量射线照射后，造血损伤是最早出现的基本损伤之一。一般地讲，0.5 Gy 全身照射后就会发生血液学变化。随着照射剂量的增大，造血组织损伤表现得更加明显和严重。在短时间（数分钟、数小时或数日）内全身照射剂量在 1.0～10.0 Gy 时，可发生以造血损伤为基本病理变化的急性放射损伤，即骨髓型急性放射病。造血损伤是此型放射病发生、发展的关键损伤，是影响其临床表现、病程经过和预后的最重要的环节。当照射剂量在 10～50 Gy 时，肠道损伤变得十分突出，成为发病的基本病变，引起肠型放射病并可造成早期死亡。此时造血损伤虽更加严重，但往往因死亡发生早而使造血损伤得不到充分展现。当照射剂量增大到 50 Gy 以上时，脑等中枢神经系统损伤非常严重，受照者可发生脑型放射病并多在照后 2 d 内死亡，此时造血损伤虽极为严重，同样不能充分展现。许多研究证实，在肠型放射病和脑型放射病时，造血损伤已达到不能自身恢复的程度，在两型放射病的发病学上仍具有重要作用。

生理条件下，由于造血活动处在血细胞新生和老化死亡的动态平衡，血细胞的数量得以保持相对的稳定，以维持其正常的生理功能。在大剂量射线照射后，造血组织中具有增殖能力的造血干/祖细胞因对射线高度敏感，往往发生增殖性死亡，从而导致造血功能障碍，临床上主要表现为全血细胞减少。全血细胞减少的发生机制主要有：① 来源减少：射线照射引起造血细胞增殖、分化和成熟过程的抑制，不能生成新的血细胞，使外周血细胞来源中断而得不到补充；② 寿命缩短：射线照射和毒性物质作用使外周血血细胞寿命缩短；③ 消耗增加：因炎症、出血等原因造成血细胞的消耗增加。外周血液有形成分的变化与照射剂量、病情有密切的关系。外周血白细胞减少并由此引起的机体免疫功能降低易发生感染；而严重的血小板减少可导致全身出血，因此，感染和出血是电离辐射所致造血功能障碍的主要并发症。

第一节 感染并发症

大量实验动物和临床资料表明，在亚致死剂量和致死剂量射线作用后，感染是最常见的严重并发症之一。它是放射病极期的一个重要症候群，本身就是加重病情、增加治疗难度的因素；如若发展成败血症，则更成为主要的致死原因之一。此外，感染还会促进其他症候群的发生发展，它能加重出血、造血障碍和物质代谢的紊乱，阻碍并延缓造血功能的恢复。因此感染是决定放射病病情和预后的一个重要影响因素。了解急性放射病时感染并发症的特点和病理生理学基础对指导治疗、减轻病情乃至挽救生命十分必要。

一、感染并发症的发生机制

病原体侵入机体后的散播增殖和结局与其数量和毒力有关，但决定性的因素是机体的抵抗力，是机体的防御机构和防御能力。正常时，肠道和呼吸道的条件致病菌偶尔也会引起暂时性菌血症，但很快在血液中被消灭，或在脾、肝、骨髓、肺等脏器中被单核巨噬系统细胞所吞噬、消化而死亡。照射机体的防御功能被破坏，抑杀细菌的能力下降，细菌得以繁殖而诱发菌血症甚至败血症，其主要病理生理学基础有如下几方面。

（一）电离辐射所致的全血细胞减少

正常时，人外周血中的血细胞主要有粒细胞、红细胞、单核细胞、淋巴细胞、血小板等几种，其中粒细胞、单核细胞和淋巴细胞统称为外周血白细胞。外周血中性粒细胞、单核细胞和淋巴细胞在机体防御细菌等病原体感染的炎症反应、免疫反应等不同环节起到核心作用，因此，电离辐射所致的全血细胞减少尤其是白细胞减少是急性放射病感染并发症发生的内在因素；促进白细胞生成的药物如造血因子等也是目前防治急性放射病感染并发症最为有效的措施。

1. 全血细胞减少的特点和规律

全血细胞减少是造血功能全面抑制的表现。全血细胞减少是骨髓型急性放射病时的关键病变，也是放射病其他并发症的重要诱因。因此，自 1895 年伦琴发现 X 射线后，尤其是日本原子弹爆炸后电离辐射对血液系统的损伤效应的研究受到普遍重视。百年来的深入系统探讨，对全血细胞减少的特点和规律已有较清楚的认识。

(1) 损伤表现迅速明显，恢复相对滞后缓慢

根据放射生物学中 Bergonie 和 Tribondeau 定律，造血组织中的造血干细胞、祖细胞，消化器官中的小肠上皮细胞以及皮肤生发上皮和睾丸生精上皮等均属更新活跃、增殖旺盛的细胞和组织，均具有很高的放射敏感性。造血组织受射线作用后很快就有明显的损伤，导致迅速发展的全血细胞减少。但造血组织放射损伤的恢复较之肠上皮的再生却相对较慢。造血干细胞剂量存活曲线的肩宽明显窄于小肠隐窝干细胞，D_q 值也很小。小肠隐窝上皮损伤甚至部分剥脱后能通过缩短细胞周期和隐窝分叉分裂迅速增多细胞数量，3～5 d 就可代偿修复上皮。造血组织放射损伤常迁延数周甚至数月，甚或全血细胞较长时间在低水平波动；或某一系列血细胞数的持续低下，临床出现较长期淋巴细胞和血小板偏低、贫血、粒细胞缺乏症等。

(2) 损伤表现有时相性

造血系统放射损伤的表现有时相性，自造血干细胞直至成熟血细胞基本上都有数量进行性下降时期、降到最低值时期和回升恢复期。因细胞的不同，各时相的持续时间略有差别。造血干细胞照射后数量迅速减少，残存者增殖分裂受抑，因此在射线作用停止后，其数量有进一步的减少。造血祖细胞在受照后其数量亦有消长过程。但各系造血祖细胞、甚至不同亚群祖细胞的变化并不完全一致。骨髓内造血细胞的变化有初期减少、暂时回升、严重减少和渐次恢复 4 时相，与骨髓组织的初期破坏、暂时回升、严重抑制和恢复 4 阶段对应。照射后骨髓内造血细胞时相性变化，引起外周血细胞尤其是白细胞发生明显而又有规律的变化。中度和重度骨髓型急性放射病时外周血象变化比较典型，白细胞数的改变可分为早

期增高、初期下降、暂时性回升、最低值、恢复、过度增高和恢复正常 7 个阶段。

(3) 损伤程度与照射剂量平行

造血系统放射损伤的轻重与照射剂量的低高直接相关。全身照射后骨髓中造血干细胞平均数随照射剂量的增加而呈指数减少;骨髓中各系造血祖细胞的产率和含量均随照射剂量的增加而进行性减少,其剂量存活曲线与造血干细胞相似,唯斜率较大。骨髓的放射损伤程度也与照射剂量平行。剂量小时,损伤轻、变化小、历时短。照射剂量较大能引起中度或重度骨髓型急性放射病时,骨髓放射损伤重、时相性改变明显。照射剂量大到发生极重度骨髓型急性放射病时,骨髓损伤十分明显,骨髓腔内细胞数残余不多,造血细胞有丝分裂指数锐减到零,可无暂时性回升阶段和恢复阶段的征兆,时相变化不典型。射线剂量再增高到引起肠型急性放射病和脑型急性放射病时,骨髓损伤更剧,腔内细胞稀疏甚至荒芜空虚,加上微血管严重破坏造成的广泛出血,骨髓可呈血水样。

外周血血细胞在射线作用后的变化也因照射剂量的增大而加剧。一般而言,剂量越大,进行性减少时相开始越早,减少越显,最低值越低,所需恢复正常的时间也越长。以白细胞照后变化的时相为例,照后 1～2 d 出现的早期增高时相时,白细胞一度增多,照射剂量越大,增多越显,出现也越早。照射剂量较低时,早期增高时相可缺如。初期下降时相中,白细胞数开始下降,其下降的速度和程度与照射剂量成比例,照射剂量越大,初期下降越快,下降的曲线越陡,程度亦越重。照后 10～15 d,白细胞数暂停减少,而稍有回升,进入暂时回升时相。暂时性回升的出现和回升峰值与照射剂量呈负相关。照射剂量越大,回升峰值越低,甚至不出现暂时回升时相。然后,暂时性回升顿挫,白细胞数进行性减少并降低到最低值。白细胞进行性下降的速度、最低值出现时间和最低值水平都与照射剂量密切相关。照射剂量越大者,病情越重,最低值越低,出现时间越早。白细胞数恢复的速度与照射剂量有关,在一定剂量范围内,照射剂量较大者反而恢复较早较快。淋巴细胞数的变化亦有此规律。淋巴细胞对射线十分敏感,照后 24～48 h 的数量与射线剂量呈负相关。

(4) 损伤时相和程度与病程分期和病情轻重相关

骨髓型急性放射病的病情经过大致有初期反应期(初期)、假愈期、极期和恢复期 4 期。极期是病情最凶险、并发症最多、死亡率最高的时期,也是治疗的关键时期。极期的迁延时间和症状的轻重以及治疗措施的及时恰当与否对预后关系极大。造血组织严重损伤,骨髓损伤暂时回升阶段结束,严重抑制阶段开始以后,外周血白细胞数进行性下降时相中血液系统的剧烈变化的发生预示临床极期的即将来临,提示诊疗措施的需要迫切。白细胞变化的时相与临床分期的时间十分一致,其变化程度与病情轻重也颇平行。与照射剂量相关的血液学指标如白细胞数早期增高的发生和峰度、暂时性回升的缺如,以及初期下降和进行性下降迅速,最低值水平低等不仅是照射剂量高的结果,也是临床病情危重的表现。暂时性回升时相的缺和有通常被用以判断受照剂量的高低和临床病情的轻重及预后的好坏。照后 24～48 h 的淋巴细胞绝对数为 1.2×10^9/L、0.9×10^9/L、0.6×10^9/L 和 0.3×10^9/L 常提示患者的急性放射病分属轻度、中度、重度和极重度骨髓型急性放射病。照后早期淋巴细胞绝对数减少的这一规律,再结合临床早期神经和胃肠症状所绘成的早期分类诊断图已作为平时和战时有大批伤员时的分类诊断标准,作为决定后送、撤离以及医疗计划和施救范围的参考,且已作为放射损伤病人早期初步分型和分度诊断的简便方法以估算损伤程度以及筹划治疗方案。淋巴细胞的染色体畸变率和微核率的随射线剂量增高而增多的良好关系,已公认为“生物剂量计”，对放射损伤的诊断有极好的价值。任何能保护造血组织、减轻造血放射损伤或加速损伤恢复的措施都能有缓和病情、减少并发症、延长活存，甚至挽救生命的功效。由此可见，血液系统的变化与急性放射病的防诊治诸方面都有密切的关系。实际上造血损伤及恢复情况已作为临床判断病程、病情和预后的重要参考(图 8.1)。

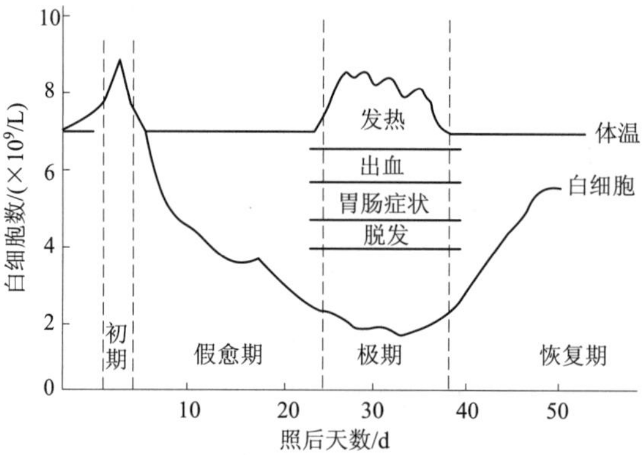

图 8.1　急性放射病各病期的外周血白细胞数和临床症状

(5) 放射造血损伤有可恢复性

造血干细胞不仅是维持机体稳态造血的重要细胞，还是造血系统受损后造血重建的关键细胞。理论上分析，射线作用后造血干细胞呈指数式减少，在小鼠受照 2、4、6、8、10、12 Gy……后，按计算应残留 10^{-1}、10^{-2}、10^{-3}、10^{-4}、10^{-5}、10^{-6}……个造血干细胞，不至于斩尽杀绝，无一生存。在有地形地物屏蔽、照射剂量全身不均匀分布时更有较多造血干细胞残留。只要环境良好条件许可，造血干细胞数即可开始回升。因此，造血系统放射损伤有自行恢复、自我重建造血的可能性。应充分估计并利用此可能性。当自行恢复、自我重建造血可能性较大时，应竭力去除恶化造血的影响因素，适时给予细胞因子等，加速造血干细胞增殖并促进其分化，争取提前恢复造血重建。虽然自行恢复自我重建造血的可能性存在，但需时良久，不能解决亟需时，因此除了创造良好造血环境外，应移植造血干细胞，并保证外源和本身造血干细胞增殖分化的必要条件，帮助造血重建，使全血细胞极度减少时期缩短、感染出血等严重并发症威胁减轻，使机体能渡过极期并且生存。

(6) 血细胞数量减少与形态、功能改变伴行

在外周血全血细胞数量减少之前或同时，在照后几小时内就可能观察到骨髓幼稚造血细胞的形态学变化。原红细胞、早幼红细胞、中幼红细胞等红系幼稚细胞最先出现核固缩、核肿胀、核碎裂、核溶解等变性坏死性变化。电子显微镜下可见核浓缩、核旁空泡、线粒体肿胀、嵴消失、核仁移位、胞浆网破坏、胞浆内大量空泡形成等改变。核分裂相减少甚至消失或出现异常分裂。其他系列幼稚造血细胞也相继发生类似病变和崩解。有时还出现分叶很多的巨型巨核细胞和中性粒细胞。淋巴细胞可有典型的凋亡改变。血液中血小板中 α 颗粒增多，且聚集于中央区，衰老血小板增多，溶酶体总数减少。用吖啶橙染色、荧光显微镜下可见血细胞照后很早就可出现荧光微坏死灶，并逐渐增多，到照后 3 h 内达峰值，随后渐次减少。这是细胞膜损伤的表现，是核及线粒体膜和核蛋白结构破坏的结果。膜也是射线作用的靶，骨髓造血细胞和血细胞都可有细胞质膜的超微结构损伤。

照后白细胞中碱性磷酸酶活性降低、过氧化酶颗粒减少，糖原积聚、巯基减少等变化，早期可发生在少量细胞。随着病情的发展，更多细胞内碱性磷酸酶和过氧化酶活性很低，糖原很少。这样的粒细胞业已失去其特殊吞噬功能。红细胞葡萄糖-6-磷酸脱氢酶、丙酮酸激酶、NADH-高铁血红蛋白还原酶活力明显下降。放射损伤后，中性粒细胞对金黄色葡萄球菌的吞噬活性受抑，而且随照射剂量的增大而受抑程度加深、加速。动物临死前中性粒细胞几乎完全失去吞噬能力，活存者可逐渐恢复。另外，中性粒细胞吞噬细菌后的消化能力也同时受挫，因而杀菌能力大大降低。

全身照射后单核-巨噬系统的细胞内消化能力亦见降低，对刺激发生增殖反应的能力减弱。造血细胞吞噬消化杀菌能力的抑制，使机体防御能力削弱，可导致感染的发生和发展，从而加重放射病病情，增加凶险程度。

2. 全血细胞减少的病理生理学

造血系统对射线作用十分敏感。照射后血细胞生成各阶段的细胞数量和功能以及其调控网络的各环节都可发生异常。根据目前的资料，放射病时全血细胞减少涉及的病理生理学有血细胞生成障碍、血细胞消耗破坏增多、分布异常和造血调控异常等几方面。

（1）血细胞生成障碍

外周血细胞是造血干细胞、造血祖细胞和骨髓幼稚造血细胞增殖分裂、分化成熟的结果。血细胞的直接放射损伤虽不重要，但其发源的细胞增殖更新、分裂分化的速度很快，代谢非常旺盛，对射线作用非常敏感，可很快出现凋亡坏死，残存者增殖功能亦受抑，在分裂1次或几次后亦可趋死亡，或丧失长久更新和分化能力。血细胞来源匮乏，必然减少。

造血干细胞死亡或增殖能力的丧失，使血细胞生成夭折于起始阶段是照后全血细胞减少的重要原因。造血干细胞残存并保留部分增殖分裂能力时，虽然在放射即刻效应和放射后效应以后大体以指数式回升，但外周血血细胞数的回升还有待时间的推移。造血干细胞在放射损伤恢复过程中增殖和分化功能是互相影响和互相制约的。造血干细胞数量明显减少，造血干细胞分裂池缩小时，必须通过干细胞的自我更新复制来填补不足，为加快干细胞数的恢复有时还需减少其多向分化的概率。当造血干细胞数减少不多时，造血干细胞自我更新和多向分化同时进行，而且有时分化概率可超过自我更新概率。因此，当自我更新概率大时，尽管造血干细胞有迅速恢复的潜能，但血细胞的恢复将滞后一段时间。

尤其重要的是，造血干细胞遭受放射损伤后，在放射后效应后到恢复前，还可能有1～2 d的分裂停滞期，以后才以24～30 h群体倍增时间的速度进行增殖和分化。造血干细胞历经造血祖细胞、骨髓造血前体细胞、再成熟为功能血细胞在正常时约需数十天；而经放射损伤的分裂细胞中途发生凋亡、坏死而退出各细胞分池，因而所需时间更长。照射剂量较大、造血干/祖细胞残存较少时，在极期前后相当长的一段时间内，造血干细胞和各系祖细胞虽有回升，全血细胞仍然低下，并发症威胁依然存在，病情危象未除，生命依然垂危。此期间治疗仍须坚持，直到血细胞数有明显回升、功能基本完善，无恶化造血功能的因素存在，健康状况大为好转时才可稍松警惕。

（2）血细胞消耗破坏增多，分布异常

田牛等根据大量实验结果认为，单用血细胞生成减少，难以解释照后早期血细胞数的急剧降低。血细胞的分布、消耗都是照后影响血细胞减少速度和程度的影响因素。

照后早期，肠系膜、皮肤、骨髓、淋巴结、脾脏、胰腺、唾液腺、肝脏和肾脏内粒细胞贴壁的数量增多。肺、脾、小肠和结肠的微血管内都抑留大量粒细胞。还有，皮肤、肌肉、肠、唾液腺、肺、肝、胰和甲状腺内有粒细胞浸润。由此可见，骨髓以外脏器中抑留大量粒细胞是照后早期粒细胞减少的加重因素。

小鼠小肠上皮层内，未接受抗原刺激的淋巴细胞数只有上皮细胞的 0.5%，接受过抗原刺激的淋巴细胞数可较多。依据淋巴细胞在该部有核细胞的比例，推算正常小鼠小肠上皮细胞层内约有 5.1×10^6 个淋巴细胞，相当于全身循环血中淋巴细胞总数的 18%。15 Gy 照后 1 h、6 h 小肠上皮细胞层内淋巴细胞数分别为 5.0×10^7 和 4.1×10^7 个，为循环中淋巴细胞数的 181%和 149%。但如果将结肠、胃等其他脏器内滞留消耗的淋巴细胞也计算在内，如此大量的淋巴细胞在脏器内贮留，必然是加剧淋巴细胞早期骤降的影响因素。

照后早期，机体微血管的内皮细胞可见退变，管腔内血小板聚集，并被覆在受损内皮细胞表面，微循环中可出现白色微小血栓，由此消耗了大量血小板。以后虽然微血管损伤暂时稳定，聚集的血小板数可望减少，但随着极期的到来，微循环障碍加剧，甚或 DIC（播散性血管内凝血）的发生，又将消耗大量血小板，这也是照后血小板数减少的原因之一。另外，以 ^{51}Cr 标记血小板静脉注射后 5 d 内的脏器分布来看，照射大鼠的脾、肝、肺、骨髓等处标记血小板分布明显多于未照射大鼠。这一现象提示，照后早期血小板的分布异常也可影响血小板计数结果。而且，肝、脾、肺等是破坏血小板的场所，在此分布过多，也将增加血小板被破坏的机会。

出血无疑是使红细胞丢失的附加原因，在极期大量呕血、尿血、便血时更成为红细胞数急剧减少的直接原因。还有，极期前后出现于微循环中的严重红细胞聚集，也是使循环红细胞数减少的因素。这种红细胞聚集一般情况下不易解聚，一方面增加微血管阻力，加重微循环障碍，影响造血组织血流灌注而恶化造血功能的抑制，另一方面也加速红细胞的破坏。

(3) 造血调控异常

参加造血调控的主要是造血微环境及细胞因子。造血微环境由微血管系统、神经成分和包含造血基质细胞在内的结缔组织成分组成。总的来说，造血微环境的放射敏感性低于造血干细胞，但引起急性放射病骨髓综合征发生的射线剂量亦足以造成造血微环境的损伤，且其损伤恢复缓慢。射线作用后，造血干细胞、祖细胞和造血微环境同时受损，造血细胞破坏崩解产物会加重微血管壁的损伤，造血细胞的空虚所形成的局部微小压力的变化也将影响微血管的结构和功能，而微循环的紊乱会加重造血组织的缺血、缺氧而恶化造血功能。血管壁的通透性增加和断裂所引起的水肿出血和血栓形成又将使血细胞摄食营养物质困难而造血不力、消耗增多。如此彼此加重相互影响，最后导致造血抑制，全血细胞减少。造血微环境的放射损伤随射线剂量的增高而加重，它在造血损伤中的意义也随之增大。在中、重度骨髓型急性放射病时，造血微环境的放射损伤是造血功能抑制的加重因素和造血功能恢复的滞后影响因素。造血微环境放射损伤极重又难以迅速恢复时，造血干细胞无论是屏蔽区的还是外源性输入的都无法在此生根、定居、增殖分化，无法重建造血。此时造血微环境的放射损伤将上升为长久性造血功能低下或造血干细胞移植失败的关键因素。

（二）正常屏障功能减弱

健康无损的皮肤黏膜筑成的天然屏障对微生物等外界因子不仅有机械的阻挡作用，皮肤分泌的长链脂肪酸、乳酸和黏膜分泌的溶菌酶、消化液及胃酸等对微生物还有抑杀作用。射线作用后皮肤黏膜的屏障功能明显减弱，微生物易于侵入体内。20 世纪 50 年代的实验即已证明，将大肠杆菌培养物涂抹在正常家兔皮肤表面，经 15～20 min 后即难以在皮肤拭子中培养出细菌，而受 10.32×10^{-2} C·kg^{-1}、20.64×10^{-2} C·kg^{-1}及 28.38×10^{-2} C·kg^{-1}(400 R、800 R 及 1 100 R)全身照射的家兔皮肤上涂抹相同数量大肠杆菌后 30 min，皮肤上仍有大量细菌生长繁殖。皮肤杀菌能力的削弱在照射后 1～2 d 即可出现，且可持续一段时间。照射也可使胃肠道黏膜分泌的杀菌物质减少。胃酸分泌量降低时，注入胃内的绿脓杆菌得以长时间生存，而正常动物胃中的绿脓杆菌可被迅速杀死。正常动物鼻腔内注入大量细菌不会引起肺炎；照射动物鼻腔注入较少的细菌也能有肺炎的发生。这是射线抑制呼吸道分泌杀菌物质的功能和削弱上皮细胞纤毛运动的结果。唾液中溶菌酶含量在照后减少和胃酸及消化酶的分泌不足，使消化道屏障杀菌能力降低，口腔内溶血性链球菌的数量增多，甚至可出现大肠杆菌。正常皮肤、黏膜屏障功能减弱的结果是微生物易于通过机体第一道防御防线而侵入机体。虽然如此，由于照后早期机体其他防御机制尚未遭到严重破坏，感染尚难发展，极期时方明显猖獗，危及生命。

组织通透性增高是射线损伤时的常见变化，这也是正常屏障功能减弱的表现之一。研究者们用注射染料、荧光色素、放射性物质或抗原物质观察组织通透性和血液组织屏障(血眼屏障、血脑屏障等)的结果表明，照后早期和动物死亡前均有组织通透性的增高，其结果是促使外来物质，包括细菌及其产物进入组织，为感染的发生大开方便之门。正如上面所述一样，组织通透性的增高必须同时有机体免疫器官免疫细胞结构和功能严重破坏和抑制的条件下，感染才进行迅速并剧烈。极期时，组织通透性未有进一步发展，而感染越演越烈的原因就是因为免疫功能的抑制已达高峰。组织通透性照射后增高的原因不十分清楚。有实验证明，射线引起的透明质酸酶激活而致的透明质酸解聚、组织胺及其类似物的释放和积聚等可能参与其发生机制。

(三) 正常防御功能破坏

炎症反应本是机体对抗侵入组织局部的致病因子特别是微生物的一种正常防御功能。炎症反应可使致病因子局限于入侵部位并被消除。它包含充血、渗出、白细胞趋化及吞噬杀菌、代谢增强、组织增生等变化。当然，炎症亦有变性、出血、坏死、代谢和血循环障碍及器官功能障碍等对机体有损害的负面作用。放射损伤时异常的炎症反应的特点是负面损害作用增强，如炎症的坏死、出血明显，易成溃疡且经久不愈；而防御作用大为削弱，细胞反应缺如，炎症屏障薄弱，炎症难以局限化，细菌大量繁殖并极易扩展入血，诱发菌血症、败血症、毒血症等而导致机体死亡。

机体内许多细胞对异物(包括微生物)有吞噬消化功能，这是机体正常防御功能的一种表现。参与机体这一防御功能的细胞有中性粒细胞、单核细胞、巨噬细胞、肝枯否细胞、肺泡巨噬细胞等单核-巨噬细胞系统的细胞。巨噬细胞借微丝和微管的作用，趋向被吞噬物体，将其吞入胞浆，靠其中的 pH(偏酸，pH 3.5～4.0)、溶菌酶及 H_2O_2 等，最终杀灭微生物。射线作用后骨髓造血功能受抑，来源于骨髓的中性粒细胞和单核细胞随照射剂量的增大数量剧降，吞噬消化功能锐减。脏器中的巨噬细胞的吞噬活性也见显著降低，吞噬指数大幅度下降，消化功能急剧受抑，对被吞噬的细菌的杀伤作用渐见减弱，对刺激发生增殖的反应能力受抑。当然，并非所有报道均获得完全一致的结果，有关的研究还有待继续和深入。

单核-巨噬细胞系统除上述吞噬消化方面的防御作用外，还承担特异性抗原的处理和递呈，直接参与抗原识别、免疫细胞激活和抗体生成活动。另外，它们还能分泌多种细胞因子，成为机体整个免疫反应调节网络中的一个环节。它们的放射敏感性不算太高，受照后损伤不如敏感细胞那样快捷和剧烈。但其位于增殖分裂池的前体细胞和祖细胞的放射敏感性较高，受照后生成单核、巨噬系细胞的能力可明显抑制，使其后代细胞数量减少，分泌释放TNF-α 和 IL-1 量减少，致使机体与感染的斗争力削弱，正常防御功能降低。

（四）非特异性体液因子影响削弱

照射常招致正常动物体液（含血清）的杀菌力下降。有实验表明，中等以上致死剂量照射后第 5 天起，家兔血清的杀菌力即见降低，3 周后可恢复。低于此照射剂量则几无变化。照后血清非特异性杀菌力削弱的机制尚不十分清楚。以往研究较多的是溶菌酶、备解素、补体、干扰素等体液因子，发现它们在机体受照后活性降低，并认为是血清杀菌力减弱的部分原因。近年来还注意研究了炎性趋化因子、黏附分子、TNF 和 IL（白介素）系列的可能影响。

实验发现，血清溶菌酶含量在全身照射后明显减少，其程度与射线剂量有平行关系。放射病极期降到最低值，而后或随病情的恢复而恢复，或持续波动在极低水平直至动物死亡。其他部位的溶菌酶如泪液、唾液和组织中的溶菌酶亦有类似的减少。照射后溶菌酶含量减少的原因除射线对蛋白质和酶合成的抑制影响外，白细胞数量的剧减可能是重要因素之一。因为一般认为，血清溶菌酶主要来自多形核粒细胞，巨噬细胞也能分泌溶菌酶。溶菌酶活力的照后变化与血中白细胞数的减少相当一致。

致死性射线全身照射后血清备解素效价急剧下降。各种实验动物均有类似但规律不尽相同的变化，其程度与射线剂量有关，剂量越大，下降越快，恢复亦越慢。照射后血清备解素水平的降低在非特异性体液因子影响削弱中的意义有多大尚难说明。照射后炎性趋化因子中的巨噬细胞炎性蛋白（macrophage inflammatory protein，MIP）和单核细胞趋化蛋白-1（monocyte C protein 1，MCP-1）、黏附分子 ICAM-1、TNF、IL-1、IL-12、干扰素等近年来研究报道不断增多，但多注重在其与放射后器官纤维化发生的关联及其对放射损伤的防治作用方面。这些因子照后的消长规律及其与菌血症发生、发展的关系报道尚不多。它们在放射病感染并发症中的实际意义尚未判定。

上述正常屏障功能的减弱、正常防御功能的破坏及非特异体液因子影响的削弱共同使机体对抵御微生物入侵的层层天然防线削弱甚至崩溃，感染原得以长驱直入，内源性及外源性感染从而滋生。

（五）细胞与体液免疫功能受抑

一般认为，轻度以上的急性放射病都有免疫反应的抑制和抗体生成的障碍。

1. 放射影响抗体生成

放射对抗体生成的影响是抑制还是增强，抑或无影响，除照射条件外，与受照时间及免疫刺激时间有关。一般来说，对已形成的抗体没有明显影响，也就是说，照前已有的免疫刺激反应大多不受影响。照射之后免疫的则多被抑制。在抗体形成的第一阶段，即抗原被抗体生成细胞固定时期，其放射敏感性较高，而抗体生成的第二阶段，即抗体生成时期，则放射抗性较大。放射对抗体生成初次反应和二次反应的抑制水平的强弱可能与以下因素有关：经初次抗原刺激的动物具备潜在反应能力的免疫活性细胞比未经抗原刺激的动物多得多，因此受照后体内残留的这类细胞多，从而减轻了放射对抗体生成二次反应的抑制效应。体内其他影响因子也可能发挥作用。

2. 放射损坏免疫器官

胸腺、法氏囊、骨髓等中枢免疫器官对射线十分敏感;淋巴结和脾脏的放射敏感性更高于骨髓。中等剂量全身照射后,中枢和周围免疫器官中的淋巴样组织的破坏极为严重。小鼠受1.5～2.0 Gy全身照射后,胸腺重量迅速减少,约1周即开始回升,2周内可恢复正常。4.0～5.0 Gy照后24 h,小鼠胸腺重量急剧下降,5～12 d间可有回升,但有第二次下降和回升。胸腺细胞的有丝分裂指数亦有类似的双谷改变。在胸腺内分化并获得免疫活性的T淋巴细胞放射后可发生凋亡坏死以及免疫功能的损伤效应。骨髓中的淋巴细胞的放射敏感性更高于髓系造血细胞,在24 h内即见破坏减少、1～2 d可完全消失。脾脏和淋巴结中以生发中心的放射敏感性为最高;照射后可发生广泛坏死,其中细胞极度减少甚至消失。生发中心的放射损伤后恢复较快。与胸腺相比,小鼠脾脏中淋巴细胞只占其总体积的60%～70%,因此同样剂量射线照射后,其重量的下降不如胸腺那样明显。分析淋巴细胞亚群的结果表明,B淋巴细胞减少比T淋巴细胞早而且加剧。脾脏的恢复先于胸腺,其中T淋巴细胞又比B淋巴细胞恢复得快。淋巴结内对放射敏感的T淋巴细胞比例比脾脏的低,照射后淋巴结内大部分皮质淋巴细胞和生发中心的分裂细胞都可发生凋亡坏死,淋巴结重量急剧下降。全身照射后淋巴结的恢复速度略逊于脾脏。

中枢性和周围性免疫器官的放射损伤导致免疫细胞增殖分化受抑,免疫反应及抗体形成障碍,导致机体对感染的抵抗力全面下降。

3. 放射杀伤免疫细胞

淋巴细胞对射线作用十分敏感,无论是全身照射或是局部照射,是离体照射或是整体照射,很小剂量都能引起淋巴细胞数量、形态及功能的变化,因此淋巴细胞被广泛用来研究DNA损伤修复、染色体畸变、细胞凋亡等放射诱发的重要事件;也被作为临床放射病分型、分度重要剂量学参考指标。淋巴细胞数量减少和功能抑制及其恢复的迟缓对放射后免疫障碍的意义十分重要。

(六) 影响和加重因素

照射条件不同时,感染的表现有异。并不是所有放射病人都会出现放射性菌血症,受照剂量较小,机体抵抗力尚存时往往没有感染发生;受照剂量过大,发生肠型尤其是脑型放射病时死亡很早,菌血症的发生也罕见。主要在引起中度骨髓型急性放射病到轻度肠型急性放射病的射线剂量照射后机体存活时间较长的情况下,才易于发生内源性和外源性感染的菌血症。而且,这种菌血症一旦发生就将加剧病情,增加死亡的危险。照射部位不同,感染发展亦不同。用相同照射剂量和同一感染原,如照射头部或腹部则感染后动物绝大多数死亡,而照射胸部或四肢者死亡较少。这可能是照射头或腹部后,由于局部屏障功能破坏,导致口腔咽部及肠道细菌易于侵入的缘故。另外,照射后不同时间,机体对感染的敏感性不同,照射后极短期内机体对感染尚有抵抗力;照后一段时间,机体防御能力进行性下降时,对感染的敏感性才明显提高。感染原的不同也影响照后感染的发生、发展。绿脓杆菌所致菌血症极为凶险,发生一昼夜就会引起动物死亡;变形杆菌和大肠杆菌所致菌血症使动物在48～72 h后才开始死亡,副大肠杆菌性菌血症时间可维持5 d。可见细菌的种类和毒力对照射机体感染的发生、发展关系重大。以抗菌药物控制放射病感染的效果是在机体保存一定的防御功能的情况下才能获得的。在长期大量应用抗生素后若有耐药菌株的出现、菌群失调和菌群交替症的发生则将加重放射病感染的复杂性，并发真菌感染将增加治疗难度和病情的凶险度。

照后造血功能的全面进行性抑制是感染发生发展的加重因素。中性粒细胞的数量剧减和功能骤降，加剧了机体防御功能的削弱。红细胞减少所致的贫血将恶化组织供氧，从而使机体重要脏器功能减弱，清除微生物等病原体的能力下降。血小板减少诱发的出血部位是细菌繁殖的好场所。感染反过来又加重照后造血功能的障碍和出血倾向。如此恶性循环形成后，感染日趋严重，造血更为不良，出血更为明显，危及生命。

二、感染并发症的发病特点

（一）感染发生率高，是主要的致死因素

感染是急性放射病，尤其是骨髓型急性放射病最常见的临床表现。中、重度骨髓型放射病如不治疗，感染的发生率可达75%～100%。骨髓型急性放射病的病情越重，感染的发生率越高、发生越早、程度越重（表8.1）。极期发热是全身感染的主要临床表现。日本原子弹爆炸受害者中照后15～42 d死亡的尸检所见各部位感染发生率依次为：坏死性扁桃体炎（100%）、局灶性肺炎（54.3%）、结肠炎（44.8%）、齿龈炎（43.5%）、皮肤溃疡或脓肿（39.5%）、小肠溃疡（12.2%）等。急性放射病的死亡往往是多种因素综合作用的结果，在早期急性放射病病例，感染是其中最重要的原因。

表8.1　骨髓型急性放射病狗感染发生率

病　情	动物数/只	发　热		体表感染灶	
		发生例数	发生率/%	发生例数	发生率/%
轻度	49	2	4.1	3	6.1
中度	43	22	51.2	7	16.3
重度	40	39	97.5	21	52.5
极重度	24	23	95.8	14	58.3

（二）内源性感染为主

机体的口腔、气管、肠道等部位存在许多菌群，正常时一般不致病；当机体抵抗力降低时则可致病，这些细菌称为条件致病菌。在受到大剂量射线照射后，机体的免疫功能严重低下，组织通透性增高，致使内源性的条件致病菌容易进入血液或内脏，造成全身性感染或局部感染。急性放射病动物和病人的细菌学检查证实，受照者血中查到的细菌多为自身的寄生菌，如大肠杆菌、产气杆菌、葡萄球菌、草绿色链球菌等。照后早期感染的细菌主要是来自呼吸道的革兰阳性球菌和杆菌；极期时感染的细菌多是来自肠道的革兰阴性杆菌。

（三）感染灶的炎症反应不明显，局部常伴有明显的出血和坏死

全身照射使机体免疫力低下，白细胞数明显减少且吞噬作用抑制，致使局部感染灶的红、肿、热、痛等炎症反应减弱，一般也无白细胞数升高的反应。病理组织学检查可见局部渗出不显著，炎性细胞浸润不明显，吞噬现象很少，肉芽形成减少，多可查到滋生的细菌。由于细菌的繁殖和毒素的作用，局部感染部位常出现严重出血和坏死。局部炎症反应微弱，使炎症不易局限，在得不到及时处理时往往扩散为全身性感染。了解局部感染的这一特点对感

染的防治十分重要。

(四) 大剂量照射后,真菌感染较多

在全身照射剂量大于 6 Gy 的重度或极重度骨髓型放射病病人,因病情危重,机体抵抗力极度低下,细菌被大量抗生素应用所抑制,可导致菌群失调而酿成真菌感染。真菌主要来自体内(肠道),也可由呼吸道进入机体。感染的真菌多为曲霉菌、酵母样真菌、白色念珠菌等。近年来,由于防治细菌性感染措施的长足进步,真菌感染已成为极重度骨髓型急性放射病治疗的难点之一。

(五) 感染发热是进入极期的主要标志

急性放射病人一旦出现感染发热,即可引起全身状况恶化,造血损伤和出血加重。一些临床表现,如腹泻、拒食、衰竭、酸中毒等多在感染发热后出现或加重,白细胞最低值和血红蛋白最低值也都出现在发热之后,因此,目前都把感染发热作为放射病极期开始的重要标志。

三、感染并发症的临床表现

临床上通常以体表感染灶和感染发热来确定感染的发生,血细菌培养阳性是全身性感染(败血症)的佐证。急性放射病感染发生率高,可累及机体许多组织和器官。感染并发症主要可分为局部感染和全身性感染。

(一) 局部感染

局部感染可是局部性的,也可是全身感染的局部表现或来源。常见的局部感染有皮肤感染灶,如皮肤疖肿、蜂窝织炎、皮肤溃疡等。口腔感染是局部感染中最多见的表现,可发生口腔溃疡和糜烂、扁桃体炎、咽峡炎、齿龈炎等,感染的病原体可为细菌、真菌或病毒。口腔损害如合并单纯疱疹病毒感染,常出现严重疼痛,影响进食和说话。此外还常见眼结合膜炎、甲沟炎等。在大剂量照射后,陈旧性炎性病灶,如中耳炎、慢性扁桃体炎、足癣及外伤是局部感染的好发部位,应注意观察和处理。局部感染灶可扩散为全身性感染。

(二) 全身性感染

在较大剂量射线照射后,造血和免疫功能严重低下,机体内部脏器均可发生感染且易波及全身。肺炎是最常见的全身性感染,多为细菌性炎症;在照射剂量大于 7 Gy 时,常并发真菌或病毒性感染(如巨细胞病毒、腺病毒等),预后不良。当照射剂量在 10 Gy 左右时,常发生放射性间质性肺炎,主要表现为呼吸困难、发绀、动脉血氧分压降低,干咳少痰。病理检查主要病变为肺泡萎缩、肺泡间隔水肿和增厚、肺泡内可见纤维素样渗出物和脱落肺上皮细胞,肺组织可见程度不同的纤维化。目前对放射性间质性肺炎尚无有效的治疗方法,死亡率很高。肠道感染、尿路感染、胆囊炎、腹膜炎在早期放射事故照射病人也常发生。在重度以上的放射病人全身感染多发展为败血症,细菌的来源主要有二,一是血循环内细菌滋生而来,二是局部感染灶的细菌扩展入血。败血症时,不仅血中可检出细菌,在内脏和一些组织也常可培养出病原体。败血症是急性放射病主要的致死原因,因此抗感染治疗是急性放射病对症治疗的重要环节。

肠型放射病时,偏轻的病例在对症治疗之后可度过肠型死亡期,而后因造血功能不能恢复,可发生多种严重感染并死亡。脑型放射病时,虽造血损伤极其严重,但多因中枢神经系统损伤，于照后 1～2 d 内死亡，造血障碍尚未充分展现，感染也不是主要临床问题。应该指出，近年来由于临床医学和抗感染治疗措施的不断进展，经过系统治疗之后感染并发症的临床表现有较大的变化。在中度骨髓型放射病，可不出现明显的感染和发热，在重度骨髓型病例也有部分病人不出现感染并发症。

第二节　出血并发症

生理条件下，血液在血管床内循环流动，执行其生理功能。当血管的完整性破坏，血液溢出到血管外称为出血。在血液流出血管的同时，在出血部位就会发生一系列复杂的反应，促使血液凝固而止血。正常时的止血、凝血过程是机体在进化中形成的适应性(保护性)反应，是一种复杂的生理生化过程。正常的止血过程主要是通过血小板、血液凝固和血管反应实现的。

出血并发症是急性放射病的主要临床表现，也是主要致死因素之一。了解出血并发症的发生机制、特点和主要表现，对其防治有重要意义。

一、出血并发症的发生机制

急性放射病出血的发病机制十分复杂。目前认为，主要包括三个重要环节：血小板数量减少和功能障碍；血液凝固机能失调；血管损伤，尤其是微血管脆性和通透性增强、抗力下降等。三者相互关联，交互影响。另外，代谢紊乱和感染等也会加重出血。

(一) 血小板数量和质量变化

放射病时，严重出血现象多发生在血小板明显减少之后，输注新鲜血小板悬液能有效防止急性放射病出血。不少出凝血观察指标的变化与血小板数的变化有平行关系，且在试管中加入新鲜正常血小板后可以逆转。这些结果明确指明，血小板是放射病出血发生的关键。

1. 照射后血小板数量减少

照射后外周血中血小板数逐渐减少并下降到最低水平。因人的血小板在外周血中的寿命为 9～10 d，所以血小板的减少较白细胞稍慢。血小板数量变化的程度和发生时间与受照剂量有关(表 8.2)。中度和重度病例在照后前 5 d 一般不发生血小板数的明显降低，此后可出现进行性下降，多在照后第 3 周末降至 10×10^9/L 以下，并维持 1～2 周后开始恢复，于照后 2 个月末基本回升至正常水平。临床上能观察到的出血症状一般多开始于血小板数减少之后，并随血小板数的进行性减少而渐趋严重广泛。待血小板数降低到 $(30\sim50)\times10^9$/L 并继续进行性下降时，出血点面积逐渐扩大并发展到高峰，还可出现衄血、尿血、咯血、便血等严重出血症状。临床出血严重的时期与外周血血小板数最低水平时期吻合。血小板数照后的减少和开始回升与放射病出血的发生、发展和开始消退在时间上相当一致。日本原子弹爆炸的幸存者和核事故病人的资料也表明，患者外周血血小板数降至 50×10^9/L 以下时，常能观察到临床出血症状。在一定剂量范围内，照射剂量越大，血小板数下降越显著，出血症状也越重。但超致死剂量照射后，有可能在临床可见出血前死亡，而血小板数尚未降到临界点以下。放射病早期出血时，血小板数亦无明显下降。此时出血另有其病理生理学机制。血小板数减少的直接原因是照射后骨髓造血功能受损，巨核细胞分裂成熟受抑。血小板的消耗增多，某些脏器中分布贮存过多，以及血小板寿命缩短也是加重因素。

表 8.2　3 例骨髓型放射病病人血小板的变化(1963)

血小板	剂量 4 Gy/例	剂量 6 Gy/例	剂量 8 Gy/例
最低值/($\times 10^9$/L)	1.1	2.4	1.4
降至 10×10^9/L 的时间/照后 d	25	20	14
维持<10×10^9/L 的时间/d	11	8	16
升至>50×10^9/L 的时间/照后 d	31	33	38
升至>80×10^9/L 的时间/照后 d	42	36	72

2. 照射后血小板功能减退

急性放射病时，血小板形态和功能的改变可能先于其数量的下降。照射后最初几小时内，外周血中出现含少量嗜苯胺蓝颗粒的较幼稚的血小板。估计这是机体在应激状态下骨髓加速释放其成熟贮存池中血小板的缘故。照射后 4～5 d，成熟衰老的血小板比例增高，还可出现巨型血小板，反映血小板系统造血功能已受损，血小板的生成和更新有了障碍。电子显微镜观察发现，血小板表面与其生理功能密切相关的伪足消失或短缩，5-羟色胺细胞器即致密颗粒减少，颗粒肿胀、液化。颗粒结构的变化随放射病的发展而逐渐加剧，直到颗粒溶解消失或形成大小不一形状各异的空泡。组织化学检测发现，受照后血小板中细胞色素氧化酶、糖原、巯基、类脂等含量剧减，分布异常，三磷酸腺苷酶和二磷酸腺苷酶的含量减少，而三磷酸腺苷、二磷酸腺苷和单磷酸腺苷的含量却见增多。血小板结构生化和代谢的照后异常，必然影响其功能，其表现有：

(1) 血小板的黏附聚集能力减退，血栓形成障碍，血块收缩不全

这是血小板数量剧减、残存者功能缺陷、血小板的止血凝血作用无法发挥的结果。这一变化有时可发生在血小板数量显著减少之前，随着血小板数的进行性下降而变化更重。

(2) 血小板的凝血作用障碍

由于血小板数量的减少、结构破坏，所携带各种凝血因子不足，尤其是参与凝血过程第一阶段凝血质生成必需的血小板因子Ⅲ的缺乏，使整个凝血过程无法畅通进行，血液凝固不良，甚者可能完全不凝固。在血小板减少前，就可观察到凝血酶原消耗率降低，提示凝血酶原向凝血酶的转变发生障碍。当血小板在极期降到最低水平时，凝血酶原消耗率降低更剧。当病情开始恢复、临床出血不再发生时，血小板数亦见回升，但其数量远未达到正常水平。血小板数达 100×10^9/L 甚至更低时，凝血酶原的消耗率已迅速恢复正常。由此可见，照射后反映凝血过程障碍的指标——凝血酶原消耗率的降低和恢复主要与血小板功能减退和恢复有关。

(3) 血小板携带 5-羟色胺的能力下降

5-羟色胺可使血管收缩，以利于止血。但游离的 5-羟色胺易于被单胺氧化酶破坏，正常时 5-羟色胺由血小板所携带。照射后血液中的 5-羟色胺含量有时相性变化，而这种变化与放射病出血症候群的发生发展过程有一致之处。临床出现出血症状时，血中 5-羟色胺含量明显降低，甚至检测不出其存在。一般来说，照射后血中 5-羟色胺含量的降低出现在血小板数明显减少之前，但两者有平行关系，是血小板功能缺陷的另一表现，结果是造成血管收缩无力，妨碍止血过程的进行。

(4) 血小板对毛细血管壁的支撑保护作用削弱

血小板作为毛细血管壁的“衬里”，在生理状态下起着机械支撑和保护毛细血管坚韧性的作用；在血管壁有破损时又是辅助修补的参与者。动物实验中发现，全身照射后胸导管淋巴液中红细胞数急剧增多，可成血性淋巴液，提示毛细血管壁有损，红细胞由此溢出，经组织间隙进入淋巴循环。若给动物输注新鲜血小板悬液，1 h内血性淋巴液即转清，红细胞数迅速减少。待24～36 h后，血小板数再度明显下降后，血性淋巴液可重现。若输注以超声波振荡破坏的血小板悬液就无此效果。由此可知，完整的、功能健全的血小板方有支撑保护毛细血管正常结构与功能的作用，而这种功能在受照后削弱。

由上述结果可以看出，血小板数量减少、结构破坏、功能缺陷是急性放射病出血发生发展，以及诸病理生理学基础中主要的、起重要作用的因素。根据实验动物和临床资料所见，出血症状和血小板功能缺陷多出现在血小板数量明显下降之前，出血症状的消退又常发生在新生血小板数量并不甚多而功能较佳之时。由此启示，临床检测血小板功能状况对预计出血症状的可能发生很有意义；单凭血小板数的结果将会忽视可能发生出血的警兆并贻误及时防治。

(二) 血管壁结构和功能缺陷

血小板质和量的改变是放射病出血发生发展的主要但非唯一的病理生理学基础。血管壁结构破坏和功能缺陷所致血管通透性增高和脆性增强在小动脉张力骤然增强时，可以是血管破裂的直接原因；也可以是机体内发生广泛渗血和出血的重要原因。

血管是体内具有生物学功能的管道系统。血管壁自内向外，由血管内皮细胞、平滑肌细胞、结缔组织和基底膜组成。不同血管段的组成成分有差别。中、小动脉平滑肌细胞多，使血管具有弹性并有利于将血液向微血管挤送。毛细血管管壁仅由一层内皮细胞和其下的基底膜组成，有时基底膜还不完整。这种结构十分方便于血液和组织间的气体交换和物质交换。血管内皮细胞或微血管壁结构和功能的完整性在机体正常止血凝血中有极为重要的意义。射线能破坏血管壁结构并损伤其功能，是急性放射病出血的重要发病环节。

1. 血管壁结构破坏

急性放射病时，全身各器官组织的血管均可发生营养不良性病理形态改变。由于不同血管壁的结构不全相同，各器官组织的特点各异，因此照射后血管壁病理变化的表现有所差别，程度也不全一致。血管壁放射后的变化有，血管壁内皮细胞肿大、空泡形成、核浅染或不着色、玻璃样变甚至内皮细胞凋亡坏死脱落，胶原纤维肿胀崩解，嗜银纤维部分破坏，剩下些许弹力纤维。血管壁的形态学变化很少弥漫性，多以“灶”的形式出现。这与临床所见点状、斑状、片状的散在出血现象颇为吻合。毛细血管壁的病变以骨髓、肺、肠、淋巴结为最显著，心、肾、膀胱、脾、子宫次之，神经系统及某些内分泌腺变化不明显。血管壁结构病变程度与临床或尸检出血的轻重情况具有一定的平行关系。晚期可出现微血管管壁增厚，纤维增生、管腔变窄甚至闭塞。骨髓的微血管壁只有带窗的内皮细胞和不完整的基底膜。这种结构虽有利于血细胞的钻穿入血，但十分脆弱，照射后极易发生血窦壁断裂和髓腔出血，以致成为造血功能抑制的加重因素。血管壁结构的损伤是射线直接伤害及血管内皮细胞及其他成分以及神经体液多因子间接伤害的综合结果。

2. 微血管代谢紊乱

离体和整体实验表明，中等致死剂量照射后，血管内皮细胞花生四烯酸代谢就有改变，合成具有抗凝作用的前列环素(PGI_2)的能力明显增强。其时血小板合成有强促凝作用血栓素 A_2(thromboxane A_2,TXA_2)的量却减少,机体凝血和抗凝血平衡向抗凝血方向倾斜。这种倾斜在照射后放射病早期和晚期都可出现,在时间上与放射病的两期出血的发生基本相近。

3. 毛细血管通透性增高

以染料、荧光、同位素、墨汁等方法均已证明,照射后毛细血管的通透性增高。这种变化在照后数小时已很明显。不同脏器微血管通透性的照后变化不完全一样。骨髓微血管通透性增高最明显,照后 6 h 即可发生,照后 3～4 d 发展到高峰,7～10 d 后仍维持高水平,以后才有恢复。与此同时,骨髓腔内因出血所致血红蛋白量的增多亦有同样规律。说明毛细血管通透性增高与出血几乎是同步的现象。与骨髓相比,小肠和甲状腺微血管通透性增高程度稍差,肾上腺和睾丸的变化更小。不同脏器变化的差异可能与各脏器中血管壁结构、血管的神经支配和受体分布,还有血管平滑肌细胞功能等有所不同有关。同时,内皮细胞形态也有变化,细胞内 F-收缩蛋白分布无序,并出现大量结晶体。内皮细胞形态和功能的照后变化是毛细血管通透性增高的重要原因。毛细血管通透性早期增高的原因主要是放射直接作用,组胺和缓激肽参与此损伤。毛细血管通透性极期增高的机制可能有微循环严重障碍和细菌内毒素的因素。

4. 血管脆性增加

照射后血管壁受损后,血管坚韧性降低,易破性增高,称为脆性增加。在负压吸力下或加压作用时,局部出现出血点。一般来说,照射后血管脆性的增加是血管内皮细胞松散、断裂、凋亡、坏死等血管壁结构损伤的直接结果。血小板数量减少且功能不佳,无力充分发挥保护血管壁而有效防止出血的作用受阻等情况恶化了血管壁的状况,是血管脆性增加的加重因素。另外,微血管周围结缔组织和内皮细胞间黏合质—透明质酸的解聚、细胞间隙变大,使血浆内容物外渗。细胞代谢障碍加剧,毛细血管结构和功能进行性破坏的结果,使血管通透性和脆性增加,促进出血的发生。

血管脆性和通透性两者有密切关系,但非一个概念。血管脆性增高,束臂试验阳性表示血管的坚韧性降低即易破性增高。血管通透性增强是指血管壁未见明显缺损,而蛋白质和液体的透过量增多或正常情况下不能透过的物质出现通透的现象。虽则它们的发病机制有相同之处,变化有一致之时,但不完全平行。在照射剂量较小时,血管通透性已见增高,但血管壁仍可维持正常的脆性。似乎血管壁通透性的变化稍先于血管脆性的增高;后者有可能是血管壁营养不良性变化进一步发展之后方出现。血管脆性在照射后早期可无改变,随后在接受负压的部位出现出血点或斑,有时还融合成小片状,这种变化逐渐发展,持续较久。

综上所述,血管壁结构以及通透性和脆性的变化是放射病出血的重要因素。血管壁通透性增高可造成广泛的小面积漏出性出血。血管脆性增加时,在外力挫伤,肌肉脏器剧烈运动或血管张力骤变或血压猛升的情况下容易引起血管破裂,导致极期的严重出血,尤其是空腔脏器的大出血而危及生命。

(三) 凝血系统紊乱

凝血和纤溶系统是正常机体内两个相互依存相互制约的蛋白酶解系统。它们的统一对立动态平衡使日常经常发生的小量凝血与纤维蛋白溶解适可而止、恰到好处,不致影响血液的正常循环,既无血栓又能有效止血。凝血系统紊乱,无论是凝血或是纤溶功能的亢进或低下是临床许多疾病的重要发病因素。

实验发现,放射病临床出血症状出现之前就可有血液凝固的障碍,随着病情的进展,凝血系统障碍也有发展,在极期出血症状最明显严重时期尤为突出。其表现有以下几方面。

1. 凝血时间延长

血液离体后与异物表面接触,凝血过程立即启动,级联反应开始,凝血质、凝血酶、纤维蛋白相继形成,最后血液凝固。由血液离体到完全凝固所需的时间即凝血时间。照射后凝血时间可明显延长,有时甚至不凝固,其原因是多种凝血因子的缺乏。

2. 再钙化时间延长

用抗凝剂结合血液中的钙后,凝血过程无法进行,往血浆中加入适量的钙则凝血继续。从加钙到血液完全凝固的时间为再钙化时间,照射后凝血障碍时,再钙化时间可明显延长。

3. 凝血酶原时间延长,消耗减少

照射后凝血过程中凝血酶原转变成凝血酶的时间常因凝血酶原、因子Ⅴ和因子Ⅶ的缺陷而有延长。血液凝固后,血清中残余的多量凝血酶原应能在凝血质的作用下消耗转变成凝血酶。但当血浆参与凝血质形成的因子缺陷或凝血酶原本身缺少时,凝血酶原的消耗率就降低。照射后出血症状严重时,可见凝血酶原时间明显延长、消耗率明显减少。

4. 血栓弹力图参数改变

血栓弹力图可以反映血液凝固速度和血凝块弹性高低。实验结果表明,大鼠受8.25 Gy全身照射后3 d,血小板数尚无明显减少时,血栓弹力图已见血液凝固速度变慢(反应时间r值和凝固时间k值延长)和血凝块弹力下降(血栓最大幅度ma值缩小)。狗5.5 Gy照后血栓弹力图的变化与大鼠相似,都是在假愈期末或极期初开始发生。血栓弹力图的变化程度与照射剂量呈平行关系。以反映凝血速度的$r+k$值为例,照射剂量越大,延长越显著,严重延长的开始时间也越早。血栓弹力图参数的变化发生在血小板数明显减少之前,参数的恢复也开始在血小板数显著回升之前。

5. 血栓形成能力减退

8.25 Gy照射后3 d即可见大鼠人工血栓的重量降低,启示血栓形成能力的减退,而此时血小板数尚处正常水平。以后血小板数和血栓形成能力均严重下降,临床出血也发展到明显时期。

6. 纤溶系统功能异常

血浆纤维蛋白原是形成纤维蛋白、保证血液凝固的主要必需成分之一。急性放射病极期时,纤维蛋白原的增多似为病情严重的凶兆。照射剂量越大、放射病病情越重,纤维蛋白原增多越显著。有时,纤维蛋白原含量在急剧增多后不久,动物濒临死亡。纤溶系统中纤维蛋白原和纤维蛋白降解产物(fibrin degradation products,FDP)的异常增多,会增加血液黏滞性,加重凝血过程的异常;在预后的推测及疗效的判定时有参考意义。纤维蛋白原含量增多提示纤维蛋白形成不利,凝血未能最后完成。FDP中部分有抗凝血作用,其含量增加也意味着血凝障碍。

总而言之,急性放射病出血的病理生理学基础有血小板、血管和凝血三方面。由于血小板通过黏附和聚集功能可使较松软的血小板止血栓子得以形成,又能支撑和保护血管壁的坚韧性和完整性,而它所携带的大量凝血因子也是凝血过程必不可少的成分。血小板集放射病出血发病的三个重要环节于一身，在急性放射病出血症候群发生发展中起主要的作用，因此，输注新鲜血小板悬液至今仍是控制出血的良法。血管壁的完整能在血小板数不足时保证血液不流出血管，针对强化血管壁的药物能减轻出血。说明血管壁的结构破坏和功能缺陷在急性放射病出血中也起重要作用，凝血障碍是加重出血的因素。此外，血管的神经-体液调节紊乱，物质代谢失调及感染并发症对出血的发生也起一定加重作用。

放射病早期出血和极期出血的病理生理学基础有所不同。极期出血中血小板质和量的改变是主要原因；早期出血似为血管壁直接被射线损伤及其后微循环障碍、血流停滞、微小血栓形成、局部缺血缺氧的继发损伤的综合后果的可能性更大。针对不同发病机制防止放射病出血可能减轻病情，减少因大量或广泛出血引起的死亡。

二、出血并发症的发病特点和临床表现

出血并发症是急性放射病的主要病变和临床表现，也是造成死亡的重要原因之一。了解出血并发症的发病特点对急性放射病的诊治是相当重要的。

(一) 出血的发生率高，累及的组织器官广泛

急性放射病的出血包括临床观察可见的出血和一般方法不能查及的机体内部出血。前者主要有体表皮肤和黏膜的出血，与外界相通的内部脏器出血流出体外而造成的咯血、呕血、尿血、便血、崩漏等。后者指体内组织间隙、浆膜腔及与外部不相通脏器的出血。骨髓型急性放射病出血的发生率与病情有关，各度病例体表出血的发生率分别为：轻度 30%左右，中度 75%～85%，重度 90%～100%，极重度 100%。体表出血开始时间随病情加重而提早，体表出血在极期来临前即可发生，常是极期来临的先兆之一。内脏的严重出血多发生在极期，可发生咳血、尿血、便血等。有些组织和器官的出血不易被发现，轻者可自行吸收，重者多在尸检时方可查及。据日本原子弹爆炸后 15～42 d 死亡病例的尸检资料，各部位出血的发生率(%)依次为：皮肤(91.5)、胃(62)、心外膜(60)、肾(59)、小肠(32.7)、结肠(24.1)、肺(19.3)等，心肌、脑膜、肾实质、心内膜部位出血的发生率也在 10%～20%。在极重度骨髓型急性放射病病人，因造血障碍严重，出血累及的组织器官更多。例如 1990 年上海事故受到 12 Gy 照射所致极重度病例“市”，照后 25 d 死亡尸检发现四肢和躯干皮肤、睑结膜、口唇黏膜、胰腺、胃肠黏膜、心内膜、心外膜、肾盂黏膜、膀胱黏膜、硬脑膜、肺、肾上腺皮质等部位均有斑点状出血、片状出血，肺部见大块出血，肾盂有积血。

(二) 出血的危害取决于出血的部位和出血量

出血可引起贫血，组织器官的出血可影响其代谢和功能变化，也是感染的诱因。出血的危害程度主要取决于出血的部位和出血量的多少。一般体表皮肤和黏膜出血，对机体的危害和影响并不严重；心肌出血严重者可引起心肌功能损害，如出血累及传导系统，可发生心律失常，传导阻滞，甚者心脏停搏。大面积肺出血可影响呼吸、阻塞气管、或发生肺水肿、或易诱发感染，严重者可致死。肠道的大出血可丧失血容量、影响肠的运动功能、诱发肠套叠，常并发细菌感染。肾上腺严重出血可引起肾上腺皮质功能衰竭，以至危及生命。脑出血可诱发脑水肿、颅内压升高、脑疝形成等严重后果。总之，机体重要生命器官的出血常是死亡的主要原因，应予充分注意。

（三）开始出血至开始发热的间隔时间与病情有关

实验研究和临床资料分析表明，照射剂量小，病情轻时，体表开始出血时间早于发热的开始时间；若发热早于出血或同时发生，则表明病情较重。如受照射剂量为 2～4 Gy 的事故病人，出血发生时间较发热的出现时间早 1～3 d；而 4～8 Gy 的病人，发热开始 2 d 后出现出血。这表明，开始出血至发热的时间间隔的长短，有助于病情的估计。

急性放射病出血与其他病理变化是相互影响的。造血功能障碍尤其是血小板数量减少和功能低下是发生出血的重要病理基础，出血则可加重造血损伤和加速贫血的发生；出血与感染、物质代谢紊乱等也会互相加重。

（四）急性放射病极期凝血障碍存在个体差异

急性放射病极期凝血障碍相当严重。早期凝血功能的变化也相当明显，血液凝固时间大为延长。值得注意的是，照后早期机体的凝血功能状态无论是血栓弹力图的参数改变或血栓形成能力的减退都可因个体而异。中、重度骨髓型急性放射病事故病人的资料亦表明，有些病人凝血功能低下时，另一些病人却凝血功能亢进。显然，不同病人的抗出血和凝血机制的照后变化不尽相同，或不同步。而且，同一病人不同病期的变化也可能不同，甚至相反。因此在治疗时必须谨慎根据患者的具体情况分别对待，做到个体化治疗。

（五）治疗技术的进展使出血并发症发生较大的变异

近十多年来，由于急性放射病综合治疗技术，尤其是新鲜血小板悬液的应用使中重度骨髓型急性放射病的出血并发症的临床表现明显减轻，主要出血表现如束臂试验阳性、出血时间延长、凝血时间延长、大便隐血阳性、血栓弹力图改变、血块退缩不良等实验室检查的改变减少；在临床表现中可仅见皮肤和黏膜的点状出血，一般都不发生尿血、便血等严重出血。

思考题

1. 大剂量射线照射后，全血细胞减少的发生机制有哪些？

2. 全血细胞减少是骨髓型急性放射病的关键病变，也是放射病及其并发症的重要诱因，其有哪些特点与规律？

3. 简要阐述急性放射病感染并发症的发病特点及其临床表现。

4. 简要阐述急性放射病出血并发症的发病特点以及临床表现。

（从玉文）

参考文献

[1] 陈家佩，毛秉智．辐射血液学-基础与临床．北京：军事医学科学出版社，2002.

[2] 毛秉智，陈家佩．急性放射病基础与临床．北京：军事医学科学出版社，2002.

[3] 吴德昌．放射医学．北京：军事医学科学出版社，2001.

[4] Dainiak N, Gent RN, Carr Z, et al. First global consensus for evidence-based management of the hematopoietic syndrome resulting from exposure to ionizing radiation. Disaster Med Public Health

Prep. 2011,5(3):202-212.

[5] Ding L, Saunders TL, Enikolopov G et al. Endothelial and perivascular cells maintain haematopoietic stem cells. Nature, 2012, 481(7382):457-462.

[6] DiCarlo AL, Poncz M, Cassatt DR, et al. Medical countermeasures for platelet regeneration after radiation exposure. Report of a workshop and guided discussion sponsored by the National Institute of Allergy and Infectious Diseases, Bethesda, MD, March 22-23, 2010. Radiat Res., 2011, 176(1): e0001-15.

第九章

电离辐射对消化系统的作用

消化系统由消化管与消化腺组成，主要功能是对食物进行物理性和化学性消化，将大分子物质分解为小分子的氨基酸、单糖、甘油酯等，吸收后供机体生长和代谢的需要。消化管是从口腔至肛门的连续性管道，依次分为口腔、咽、食管、胃、小肠和大肠。这些器官的管壁结构具有某些共同的分层规律，又各具有与其功能相适应的特点。电离辐射作用于机体使消化系统各器官受到损伤，出现消化和吸收功能障碍，产生一系列临床症状，在急性放射病时消化系统症状出现较早，也较典型，其中以胃肠道的反应比较明显。消化系统的损伤在放射病发生和发展过程中具有特殊的重要性，因为消化道黏膜上皮对射线较为敏感，受损面广泛、严重，消化系统可发生明显的形态和功能变化，影响病人的预后。

第一节　消化系统的结构、功能与放射敏感性

一、口腔、食管和胃的结构、功能与放射敏感性

口腔(oral cavity)是消化管的起始部，口腔黏膜上皮为未角化的复层扁平上皮，细胞更新速度较快，具有较高的放射敏感性。口腔周围有向口腔内分泌唾液的唾液腺，唾液腺细胞具有较低的有丝分裂速度，属于中度放射敏感的组织。扁桃体位于消化道和呼吸道的交汇处，是诱发免疫应答和产生免疫效应的重要部位，其黏膜面大，易受电离辐射的影响。舌的骨骼肌具有明显的辐射抗性，这可能是由于其细胞不进行分裂的缘故。动物实验证明，受 100～500 Gy 照射的骨骼肌可发生进行性轻度的纤维化和肌纤维萎缩。

食管(esophagus)是一前后扁平的肌性管状器官，食管壁较厚，其内壁黏膜上皮是复层扁平上皮，细胞更新快，放射敏感性较高。食管有食管贲门腺和食管腺两种腺体，属于中度放射敏感的组织。

胃(stomach)是消化管最膨大的部分，胃黏膜腔面及胃小凹表面衬以单层柱状上皮。胃底腺开口于胃小凹末端，分为颈部、体部和底部，由壁细胞、主细胞、颈黏液细胞、干细胞和内分泌细胞组成。胃底腺的颈部和底部的增殖带以及胃黏膜表面上皮具有较高的放射敏感性，易发生急性放射损伤，而迂曲的胃底腺体部及更新速率较低的壁细胞和主细胞以及在贲门和幽门部的黏液性腺细胞具有一定的辐射抗性。

二、肠的结构、功能与放射敏感性

(一) 肠的结构与功能特点

小肠是食物消化和吸收的主要部位,分为十二指肠、空肠和回肠。小肠腔面有环行皱襞,皱襞上有许多向肠腔突起的绒毛(intestinal villus),绒毛表面覆盖有单层柱状上皮细胞,其中大部分是吸收细胞,还有少量杯状细胞,主要功能为分泌黏液,其分泌的黏液起润滑和保护作用,可减轻肠上皮细胞的放射损伤。

绒毛根部的上皮细胞向黏膜固有层下陷形成肠腺,即肠隐窝(intestinal crypt)。构成肠隐窝的细胞除了吸收细胞和杯状细胞外,还有内分泌细胞、潘氏细胞(Paneth cell)和干细胞等。内分泌细胞分泌 5-羟色胺、生长抑素和多肽等物质。潘氏细胞是小肠腺(small intestinal gland)的特征性细胞,位于隐窝底部,常三五成群,细胞呈锥体形,胞质顶部充满粗大嗜酸性颗粒,内含防御素和溶菌酶等,具有一定的灭菌作用,可保护干细胞,构成干细胞的微环境。干细胞位于小肠腺下半部,胞体较小,呈柱状,胞质嗜碱性,可分化为上述四种细胞。近年研究揭示,隐窝底部可能存在两种干细胞(图 9.1),即位于+4 位置的长期标志的保留细胞(long-term retention cells, LRCs)——静止期干细胞和位于隐窝底部的柱状细胞(crypt-based columnar cells, CBCs)——活跃期干细胞,小肠绒毛上皮细胞正常的更新就是靠后者的增殖来补充。

肠上皮细胞更新速度很快,每 3～6 d 隐窝和绒毛要完全更新一次。首先,绒毛顶端的成熟细胞由于食物的机械作用或者细胞本身固着能力下降而不断脱落于肠腔。隐窝干细胞不断分化进入增殖状态,然后沿固定路线不断向上移行补充脱落的肠绒毛细胞。因此,从隐窝到绒毛的顶端表现出细胞增殖、成熟、功能和衰老、死亡的整个过程。根据上述更新过程,可把小肠黏膜上皮分为 5 部分(图 9.2),即潘氏细胞-干细胞部、增生部、成熟部、功能部、脱落带。

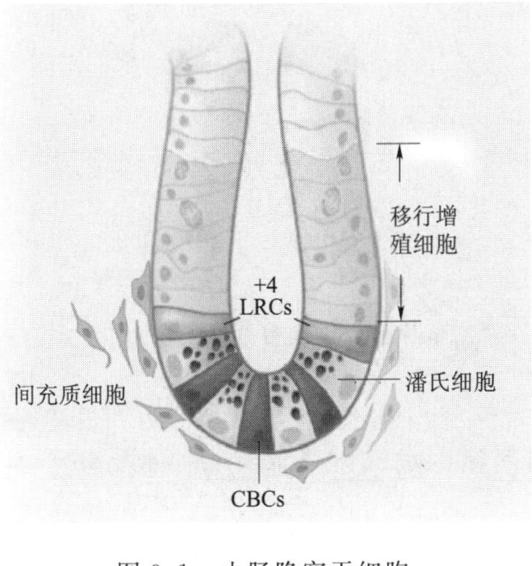

图 9.1　小肠隐窝干细胞

LRCs—静止期干细胞;CBCs—活跃期干细胞

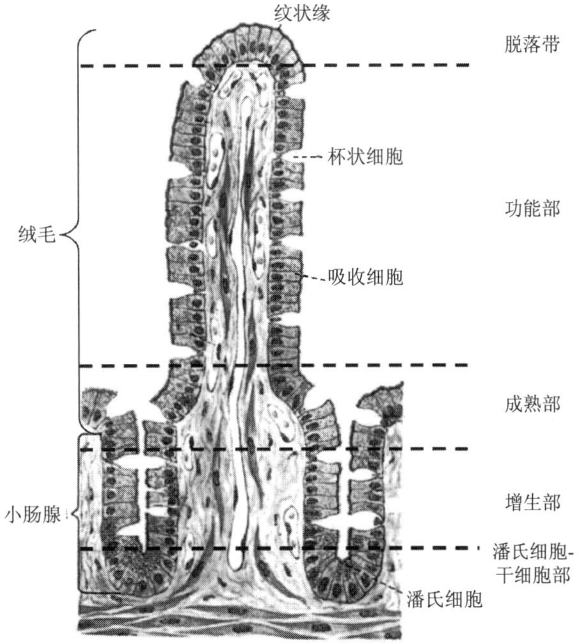

图 9.2　小肠绒毛和肠隐窝上皮更新分区

结肠是介于盲肠和直肠之间的一段大肠，其黏膜不形成环状皱襞和肠绒毛，黏膜上皮为单层柱状细胞，有大量杯状细胞。固有层内有上皮下陷而排列紧密的肠腺，即肠隐窝。结肠黏膜的增殖细胞分裂和迁移较为缓慢。

（二）肠的放射敏感性

肠的各部黏膜的放射敏感性是不同的，这主要取决于黏膜及腺体上皮的类型、更新率、血管分布及黏膜变异等因素。在一般情况下，小肠黏膜更新速度快，结肠黏膜没有绒毛，肠隐窝中的细胞有许多处于较长的间期，因而对放射损伤的易感性低于小肠。小肠三段结构中，十二指肠黏膜细胞的更新率比空肠和回肠快，放射敏感性较后两者高。肠壁结构中，黏膜层由于含有不断增殖的隐窝上皮细胞，辐射敏感性最高。隐窝部上皮细胞对射线的反应最为敏感，而绒毛部上皮细胞则抵抗力较强。如小鼠受 11～16 Gy 照射后 0.5 h 便出现损伤，隐窝细胞分裂相很快消失，而已分化的绒毛上皮细胞则无影响。

隐窝细胞在正常情况下亦存在细胞凋亡，平均每 5 个隐窝可检测到 1 个凋亡细胞，多位于隐窝基底部的干细胞区，这提示自发性凋亡可能是调节细胞增殖、维持干细胞数目的内源性机制。而电离辐射可快速、显著诱导隐窝前体细胞发生细胞凋亡，但从隐窝基底部（不包括潘氏细胞）到中上部，细胞分化状态的等级性对应着不同的辐射敏感性。以往研究表明，位于第 4/5 细胞位置的干细胞对辐射最敏感，其 D_0 值为 1.3～1.5 Gy，非常低的剂量（1～5 cGy），在几小时内就可以诱导此区域内的细胞发生凋亡，而且凋亡细胞数目在一定剂量范围（0.1～1 Gy）内呈线性增长，高于此剂量（1～15 Gy）呈现平台期（图 9.3）。不论高低剂量照射，均在照后 2～3 h 即出现凋亡，照后 3～6 h 出现凋亡细胞峰，24 h 恢复至本底水平。最近研究结果表明，隐窝底部活跃期干细胞对电离辐射最敏感，大剂量射线照射后迅速发生凋亡，而＋4 位置静止期干细胞可以耐受高剂量照射，且在高剂量照射的诱导下发生增殖，并再生整个隐窝和绒毛。

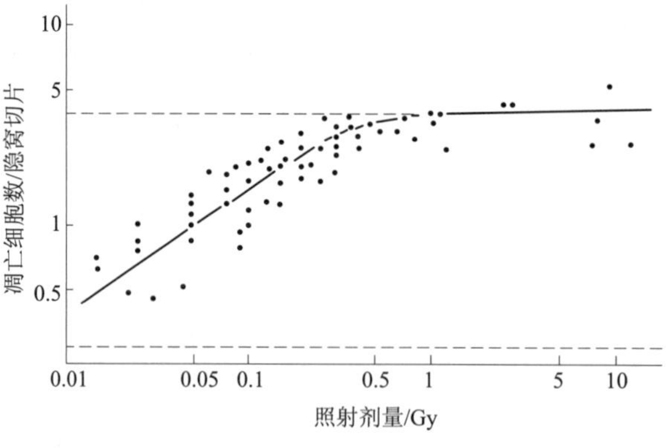

图 9.3　不同剂量 X 射线照射后 4 h 每一隐窝切片凋亡细胞数

虽然肠道属于辐射敏感组织，但其自身修复潜能亦较高，10 Gy 以下全身照射引起的肠损伤基本可以自身修复，隐窝保持再生能力的上限阈剂量因动物种系而异：人约为 40 Gy，犬为 29.3 Gy，啮齿类动物为 16～25 Gy。小肠上皮再生和修复的能力较造血组织为强，再生开始时间较早，修复速度较快，一般在全身照射后 48～72 h 就会出现代偿反应而开始恢复。

三、肝脏的结构、功能与放射敏感性

肝是人体最大的腺，它产生的胆汁经胆管输入十二指肠，参与脂类物质的消化，故通常将肝列为消化腺。但肝的结构和功能与其他消化腺有很大不同，例如：肝细胞的排列分布特殊，不形成类似胰腺和唾液腺的腺泡；肝内有丰富的血窦，肝动脉血以及由胃肠、胰、脾的静脉汇合而成的门静脉血均输入肝血窦内；肝细胞既产生胆汁排入胆管，又合成多种蛋白质和脂类物质直接分泌入血；由胃肠吸收的物质除脂质外全部经门静脉输入肝内，在肝细胞内进行合成、分解、转化、贮存。因此，肝又是进行物质代谢的重要器官。此外，肝内还有大量巨噬细胞，它能清除从胃肠进入机体的微生物等有害物。

肝表面覆以致密结缔组织被膜，并富含弹性纤维，被膜表面大部有浆膜覆盖。肝门处的结缔组织随门静脉、肝动脉和肝管的分支伸入肝实质，将实质分隔成许多肝小叶。肝小叶是肝脏的基本结构单位，肝细胞是构成肝小叶的主要成分，其寿命平均达 1 年左右，增殖率很低。肝脏参与体内合成、分解、转化、贮存、解毒和免疫等多种生理过程，因此，研究放射病时肝脏的变化有其重要意义。

一般多认为肝脏是辐射不敏感器官，但在肝脏部分切除或受化学损伤而使残留肝细胞分裂活跃时，其放射敏感性高于正常状态下的肝细胞。肝脏有强大的再生能力，肝细胞在正常生理条件下更新较慢，然而在放射损伤后剩余的正常肝细胞立即进入增殖过程。

四、胰腺的结构、功能与放射敏感性

胰腺表面覆以薄层结缔组织被膜，结缔组织伸入腺内将实质分隔为许多小叶，但人胰腺小叶分界不明显。腺实质由外分泌部和内分泌部两部分组成。外分泌部分泌胰液，含有多种消化酶，经导管排入十二指肠，在食物消化中起重要作用。内分泌部是散在于外分泌部之间的细胞团，称胰岛，它分泌的激素进入血液或淋巴，主要参与调节碳水化合物的代谢。人胰岛主要有 A、B、D、PP 和 D_1 5 种类型细胞，其中 B 细胞分泌胰岛素，主要参与糖代谢的调节。

胰腺组织细胞分裂率低、更新慢，一般认为属于放射低敏感组织。但近些年的研究表明，大剂量照射的早期即可引起胰腺形态和功能的改变。外分泌部胰腺腺泡较胰岛细胞对辐射敏感，胰岛的 A 细胞比 B 细胞敏感。在一定范围内，随着照射剂量的增加，胰腺重量随之减轻，胰酶活性也随之降低。

第二节　电离辐射对口腔、食管和胃的作用

一、电离辐射对口腔的作用

电离辐射引起口腔黏膜和唾液腺的损伤，早期黏膜充血、水肿，唾液分泌减少，临床表现口干舌燥，咽痛口苦。极期时，口腔黏膜可发生广泛的上皮剥脱和出血，严重者可在出血处形成溃疡，常可见牙龈出血、肿胀和牙齿松动。口腔黏膜常见菌团生长，多为球菌和杆菌混合感染，均伴组织坏死，其特点是坏死灶内及周围缺乏中性粒细胞浸润，水肿和出血严重。

此外，扁桃体淋巴组织萎缩，可发生程度不同的水肿、出血、细菌感染和坏死，咽壁也可

发生溃疡，出现感染、坏死灶，这种症状即为坏死性扁桃体炎（necrotic tonsillitis）及坏死性咽喉炎（necrotic angina），是放射病的常见并发症。此时，机体多表现为发烧、倦怠和食欲减退等全身性衰竭反应。

慢性放射病时，短期内口腔黏膜不出现明显变化，经过数个月，黏膜下层出现持续性纤维化，唾液腺常有间质纤维化和腺泡丢失，终前期可出现出血、溃疡及坏死性咽峡炎，唾液腺可发生完全的纤维化而不存在腺泡。

放射治疗口腔和头颈部肿瘤，尤以鼻咽、扁桃体、上颌、颊部、舌以及口底部癌症，经常合并放射性口腔疾病（radiation stomatic disease），主要包括放射性口腔黏膜炎、放射性涎腺炎、放射性龋齿和放射性骨坏死等。

二、电离辐射对食管的作用

10 Gy 以下照射后食管一般无严重形态学改变，但在更大剂量照射后食管可遭受严重损伤，而且很容易形成狭窄，造成严重后果。一次 30 Gy 照射后 3 d，小鼠食管基底细胞层完全空泡化，有丝分裂消失，角化的扁平细胞层变薄；照射后 7 d，黏膜层极度变薄，有些区域黏膜层脱落，黏膜下层有早期炎性浸润及水肿；照射后 14 d 出现基底细胞增殖灶和上皮再生区域，但不规则，而且其他区域完全裸露；照射后 21 d，存活的小鼠基底细胞层增殖活力增加及扁平细胞层增厚，食管表层已显示完全再生。一般在 20 Gy 以上剂量照射后 1 个月，食管黏膜恢复复层结构，但仍残留溃疡及中度纤维化；其后数月，由于黏膜易于破坏可再形成溃疡或坏死，或形成黏膜下和肌层的纤维化，造成管壁增厚和管腔狭窄，最后引起死亡。

早期形态学变化是指照射期间和照射后 3 个月内出现的形态改变。早期损伤作用的靶细胞主要是黏膜的基底细胞和血管内皮细胞，表现为急性食管炎，受照区出现上皮细胞肿胀、坏死、上皮细胞剥脱，食管黏膜有分散的溃疡，固有层、黏膜下层出现水肿和炎性细胞浸润。早期损伤的另一表现是异常食管蠕动波。

后期形态学变化是指照射后 3 个月以上出现的形态改变。其病理组织学改变主要在肌层，可出现肌细胞的凝固变性坏死和神经节细胞周围的炎性细胞浸润。后期损伤包括食管蠕动异常、狭窄、慢性溃疡、瘘及放射引起的肿瘤。照射区食管狭窄是最常见的后期并发症，放射损伤组织基质引起严重的黏膜下层纤维化是导致食管狭窄的主要原因，食管动脉外膜纤维化也起作用。

三、电离辐射对胃的作用

胃受到 15～20 Gy 照射后即可出现胃酸和胃蛋白酶分泌的抑制，可持续 1 年后恢复。当剂量≥50 Gy，损伤难以完全恢复，且易发生溃疡。

急性放射病初期，胃黏膜表面上皮及胃腺细胞有一过性损伤，数日即可恢复。胃液分泌也一过性增多，酸度增高，但很快就会回降，而过渡至极期时分泌受到顽固性抑制。大剂量照射后早期，前列腺素（prostaglandin，PG）分泌减少，而前列腺环素（prostacyclin，PGI_2）和血栓素 A_2（TXA_2）分泌增加，表明胃黏膜保护作用减弱。胃运动功能也由初期的增强而后明显减弱，排空迟缓。极期时，胃黏膜萎缩。胃底腺主细胞和壁细胞受损严重，故其分泌功能也明显抑制，胃蛋白酶及盐酸分泌均大幅度降低。胃运动能力减弱，排空时间延长，导致液体、气体潴留，胃显著扩张。由于胃黏膜退行性变及循环障碍（出血）等变化，胃小弯部常发生溃疡、出血。溃疡底部和边缘部呈黑色。镜下见溃疡边缘部有明显充血、水肿及渐进性坏死，但无炎细胞反应。恢复期时，胃黏膜再生，逐渐恢复正常结构与功能。

慢性放射病晚期，胃黏膜萎缩，并有严重的活动性慢性胃炎及黏膜内有淋巴小结形成。黏膜表面细胞形状不规则及核的极性消失。胃腺颈部存在不典型的、增大的、染色过深的细胞和有丝分裂相。壁细胞明显减少，腺体扩张。黏膜肌层由于纤维化而变形，黏膜下层水肿。小动脉内膜纤维化。肌层有灶状的，有时甚至是严重的间质纤维化。慢性溃疡可完全穿透肌层而引起浆膜的严重纤维化。终前期，常可发生胃黏膜的硬化性萎缩，此时消化机能也明显降低。

第三节　放射病时肠的变化

一、急性放射病时小肠的变化

（一）急性放射病时小肠结构的变化

急性放射病时小肠结构和功能的损伤均十分明显。小肠结构损伤主要累及黏膜层，尤以隐窝为著。黏膜病变一般经历 4 个阶段：

1）隐窝上皮细胞坏死期：宏观仅见小肠黏膜充血，镜下隐窝上皮坏死崩解，或胞核肿胀淡染，核分裂相消失，或偶见异常核分裂，早期尚见较多细胞凋亡，隐窝腔中充塞脱落的上皮细胞，但绒毛高度及其被覆上皮无明显异常。细胞周期中以 G_1 期较为敏感，G_2 期次之，S 期则抗性较高。于照后数分钟即见隐窝上皮变性，30～60 min 坏死增多，于 4 h 已较广泛，5 h 始见吞噬清除象，约于 24 h 坏死清除达到高峰，持续 1～2 d。

2）黏膜上皮细胞剥脱期：于照射后 3～5 d（实验动物）或 2 周（人），出现肠壁变薄，黏膜皱襞消失，表面平坦，弥漫渗出性出血，镜下小肠黏膜上皮广泛的坏死剥脱，绒毛萎缩变短秃，大量畸形细胞形成，短秃裸露的绒毛浅层小血管扩张充血，常伴血停滞、微血栓形成及出血。

3）隐窝上皮细胞再生期：宏观肠壁渐增厚，黏膜表面“绒状”感渐恢复，出血渐减轻，镜下见在上述黏膜严重破坏剥脱的背景上于黏膜深层出现新生的隐窝。新生隐窝形态特征是细胞排列紧密，每呈实心状或小腺腔样，胞浆嗜碱性，多见核分裂相。隐窝再生较迅速，实验动物资料表明微弱再生最早见于照后 3 d，中等再生最早见于 4 d，明显再生始于 5.3 d。人的微弱再生和中等再生分别始于照射后 9～11 d 和 12～14 d。

4）基本恢复期：宏观与正常黏膜难区分，镜下绒毛高度和结构接近正常，唯核分裂相尚较少。

急性放射病时除小肠黏膜层受损外，小肠壁常发生一系列血循环障碍病变。早期以充血水肿为主，极期则以出血为多见。研究表明，大鼠受到 20 Gy 全身照射后，肠壁微血管很快出现内皮细胞水肿、变性、坏死、增生，之后一些血管发生阻塞与半阻塞。小肠出血十分迅速，远较临床见到皮肤和黏膜出血为早。严重时肠腔积血量可达数百毫升，甚至 1 000 ml，可加重全身失血甚至导致死亡，并成为内源性细菌感染的重要途径之一。此外，小肠肌层还可发生平滑肌和肌间神经丛神经节细胞变性坏死的病理改变，这可能是肠型放射病易发生肠套叠的病理学基础。

(二) 急性放射病时小肠功能的变化

急性放射病时小肠功能损伤主要表现在分泌异常、吸收障碍和运动紊乱等。

1) 分泌异常：研究表明，6 Gy 照射犬在照后最初几天，肠分泌量增多，到极期时急剧减少，接近死亡前分泌几近竭止。同时肠液中所有酶的活力，如肠激酶、碱性磷酸酶、脂肪酶、蔗糖酶和肽酶等，都因合成抑制而降低。恢复期时，肠液分泌逐渐增多甚至超常，以后随病情好转而逐渐恢复；其中酶的活力也日渐正常，整个恢复过程比较缓慢。

2) 吸收障碍：大剂量射线照射后机体吸收糖、氨基酸和脂肪的能力均明显下降。模拟临床腹部放疗方案，每天给予大鼠腹部 2 Gy 照射，每周 5 次共 4 周，总受照剂量为 40 Gy。受照后小肠对葡萄糖的吸收降低，停止照射后虽有恢复趋势，但 9 个月内糖吸收能力仅为正常动物的 60%～65%，说明糖吸收能力下降的持久性。照射后小肠对氨基酸和脂肪的吸收率亦见减弱。

3) 运动紊乱：射线引起肠运动功能紊乱是急性放射病胃肠症状重要发病机制之一。受照后小肠运动的主要变化是收缩幅度及张力的增加和节律的改变。在一定剂量范围内，照射剂量越大，变化越明显，持续时间越长久。肠运动功能紊乱在肠型放射病表现得最为明显，该型放射病动物常因此而易发肠套叠、肠麻痹、肠梗阻等严重并发症。

综上所述，引起中度以上的急性放射病的射线剂量作用后，肠的分泌、吸收和运动功能抑制或紊乱，原有周期性活动遭受破坏，诱发许多临床症状和并发症。机体若能存活，小肠功能仍需经历一段时间波动后方可逐渐恢复。

二、肠型放射病时小肠的变化

肠型急性放射病(intestinal form of acute radiation sickness)是以急性肠黏膜损伤为主要特征的极严重的急性放射病，以频繁不止的呕吐(每天十几次或几十次)、顽固的腹泻(频次同呕吐，以血性便为主)和严重脱水为主要临床表现，具有初期、缓解期和极期 3 个病程阶段。若不予治疗，人员在照射后 1～2 周内(各种实验动物在照射后 1 周内)全部死亡。发生肠型急性放射病的剂量范围较大，一般为 10～50 Gy。

(一) 肠型放射病临床症状

肠型放射病表现出发病急、病程短、临床分期不明显的特征。犬的实验研究表明，照后数分钟至十几分钟就开始出现恶心呕吐，1 h 内几乎全部动物均发生呕吐。照射后 1 d 症状可稍缓解，2～3 d 后又出现频繁呕吐和腹泻。呕吐物多为胆汁样液体。腹泻多为血水便。病程发展快，动物很快出现全身衰竭、严重脱水、拒食和电解质紊乱等严重症状，照射后 3～6 d 全部死亡。除观察到呕吐、腹泻等临床症状外，胃肠道结构和功能损伤症状亦十分突出。肠型放射病犬均出现血水便、血便、柏油样稀便等血性腹泻，泻出物中常含有片状的肠黏膜脱落物。此外，在病程中其运动功能也发生紊乱和失调，频繁出现高张力高幅度的痉挛性收缩，有时又出现收缩张力和幅度极低甚至肠麻痹现象；有时同一肠段的纵行肌和环形肌的收缩频率和张力变化不一、运动方向有异而引发肠套叠；亦可在长期无收缩状态后突然出现高张力高幅度阵发性痉挛性收缩进而导致肠梗阻症状的发生。据 19 只受 9～12 Gy 照射所致肠型放射病犬的实验研究，6 只发生肠套叠、肠麻痹、肠梗阻等症状，发生率为 31.6%。此外，肠型放射病的造血功能损伤已不能自身恢复，但经治疗后可出现骨髓型急性放射病的主要临床表现。

(二) 肠型放射病小肠结构的变化

肠型放射病小肠黏膜的病理变化亦遵循急性放射病时黏膜病变的 4 个阶段，但又具有自身特点，如病变范围广泛，累及全小肠，并形成巨大创面；病变发生的时间恒定，尤其黏膜坏死剥脱于 10 Gy 以上照射时无例外地发生在照射后 3～5 d(实验动物)或 1～2 周(人)；全部发生坏死和剥脱，约 54%仅可出现早期微弱或中等再生；缺乏炎细胞反应，于裸露的黏膜表面，几乎不见中性粒细胞浸润。以 10～30 Gy 全身照射大鼠为例，照射后 1 h，小肠黏膜充血，隐窝底部细胞结构不清，可见核崩解，黏膜下层和肌层开始出现水肿。照射后 3 h，黏膜肥厚，水肿，隐窝细胞有丝分裂抑制，核崩解明显。照射后 1 d，隐窝上皮严重变性坏死，间质与腺体排列紊乱，血管扩张充血，内皮细胞肿胀，管腔阻塞。照射后 2 d，黏膜表面出现平浅的溃疡灶，绒毛部分裸露、变短，隐窝间结缔组织增厚，小血管变性，内腔阻塞。照射 4 d 后，肠绒毛和隐窝基本消失，大量脱落的绒毛上皮被清除，黏膜萎缩加重，只有少数再生的畸形细胞；固有膜严重出血水肿，小血管变性坏死，或血栓形成，管腔明显阻塞，血管外膜结缔组织增生，逐渐发生纤维化；小肠壁变薄，上皮糜烂，有众多的大肠杆菌和球菌菌落。图 9.4 显示小鼠受 11 Gy 全身照射后 72 h 和 96 h 空肠的切面，可见绒毛和隐窝基本消失。

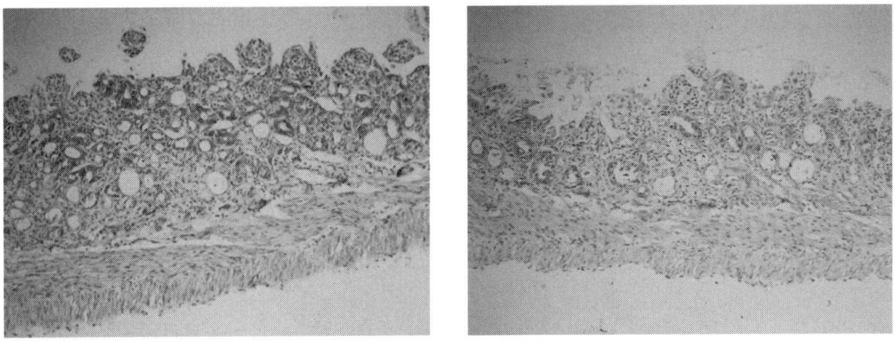

(a)　　(b)

图 9.4　11 Gy 全身照射后小鼠空肠切面(HE，200×)

(a) 72 h；(b) 96 h

(三) 肠型放射病发病机制

目前对于肠型放射病发病机制的研究尚不深入，这也是肠型放射病未找到有效治疗措施的主要原因。参与小肠放射损伤修复的信号途径较多，近年的研究主要集中在 p53 和核因子 kappa B(NF-kappa B)两条信号通路上。肠组织受到电离辐射后，上游信号通路通过对 p53 和鼠双微体基因 2(mdm2)的转录后修饰，减弱 p53 和 mdm2 的结合，抑制 p53 降解，使 p53 蛋白表达水平迅速上升，p53/p21 介导的生长阻滞对高剂量照射后的小肠上皮修复起保护作用。小鼠全身照射后除引起 p53 表达升高外，还可诱发 NF-kappa B 组织特异性表达，小鼠经 12 Gy 照射后只有隐窝细胞能快速激活 NF-kappa B，而绒毛细胞无 NF-kappa B，NF-kappa B 通路的激活可特异性保护辐射所致肠上皮细胞损伤。

肠型急性放射病时，病情危重、进展快、死亡早，目前尚缺乏可以收到治愈效果的有效治疗措施。对偏轻的肠型放射病有救治存活的可能,可尽早实施造血干细胞移植,辅以积极的对症支持治疗;对于偏重的肠型放射病,肠道损伤已不能自身恢复,只宜对症支持治疗。

三、慢性放射病时小肠的变化

慢性放射病时小肠在短期内不出现明显变化。晚期,绒毛常变粗短,上皮细胞变扁平、空泡化、核固缩,杯状细胞稀少,可见黏膜溃疡、出血,或萎缩、变薄,隐窝短缩等变化;固有层出现纤维化,可见淋巴组织萎缩或消失;肠壁肌层可能正常或纤维化,有时穿透性溃疡可达此层;浆膜常因胶原增多而增厚,其纤维细胞可呈畸形(图 9.5);肠消化功能常发生障碍,出现腹胀、消化不良、慢性腹泻及食欲不振等症状,也可并发感染或发生肠腔狭窄,出现肠梗阻等严重症状。

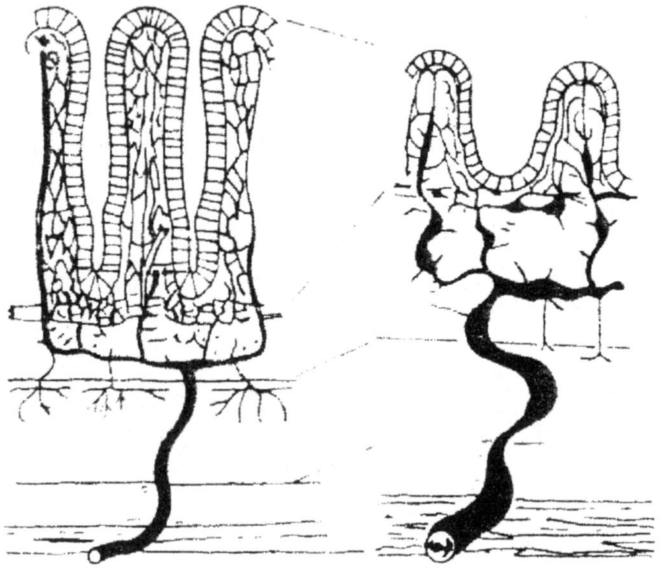

(a)　　(b)

图 9.5　慢性放射病晚期小肠病理变化模式图

(a) 正常小肠黏膜;(b) 慢性放射病晚期,肠黏膜萎缩,绒毛常变粗短,血液供应减少,血管扩张、肌层增厚及纤维化

四、放射病时结肠的变化

在放射损伤的急性期内,结肠隐窝中见到不典型的细胞,伴有核的极性消失,核增大,有丝分裂相减少,以及杯状细胞不能产生黏液而发生肿胀;也可见到浅表的黏膜溃疡,隐窝脓肿。黏膜下层可发生水肿,基质内有少数嗜酸粒细胞和其他白细胞;也可有不同数量的纤维蛋白,并引起严重的纤维化。

在慢性病变晚期,结肠变短、纤维化,管腔的锥形狭窄引起肠梗阻,黏膜出血、溃疡,有时也可见肠穿孔。显微镜下观察,黏膜可正常或萎缩,有杯状细胞丢失;黏膜表面覆盖有立方和扁平的上皮细胞,伴有核增大和极性消失;溃疡的肉芽组织中含有不典型的成纤维细胞和内皮细胞。黏膜下层显示透明性纤维化,有不典型的成纤维细胞及扩张的薄壁血管和淋巴管，其内皮细胞隆起，呈畸形。小动脉透明性变，内皮细胞不典型，内膜纤维化，变窄；小静脉内膜纤维化，或引起管腔狭窄。

第四节　电离辐射对肝脏和胰腺的作用

一、电离辐射对肝脏的作用

全身5～10 Gy照射后几小时，肝内动脉有不匀称扩张。电镜下显示，肝细胞内质网发亮，膜肿胀并出现空泡，嗜锇性增强，糖原减少；小叶中心部线粒体明显肿胀，有破碎，数量减少；胞内溶酶体增多。组织化学等方法证明，胞浆中RNA增加，DNA下降，以后两者均减少；核转录活性升高，18 h后降低；酸性磷酸酶及某些脱氢酶和氧化酶的活性增加；糖原减少，1～2 d后有恢复；中性脂肪、磷脂代谢障碍。以后，除了肝脏循环紊乱外，淋巴管、小胆管及窦状隙扩张，血管周围组织水肿；肝细胞变性，出现双核、巨核。肝功能也随之发生改变，如吞噬功能下降，清除胶体金的能力降低。

肠型放射病时，肝小叶中心静脉出现明显的弥漫性充血。极期时，肝小叶中心失去正常结构，肝小血管、中央静脉与门管区静脉均极度充血扩张。窦状隙和间质水肿，常有微小出血灶。有时细菌在肝内积聚，但无炎细胞反应。肝细胞中氧化还原酶和酸性磷酸酶活性下降，而碱性磷酸酶活性增高；肝糖原再次下降。电镜显示，细胞器破坏，胞内出现一些色素，胞浆空泡化，核固缩、肿胀及大小不等。恢复期时，肝细胞核分裂相增多，有双核。各种病变逐渐消除，大多肝功能逐渐恢复正常。

近年来对原发性肝癌和转移性肝癌采用局部三维适形放射治疗（three-dimensional conformal radiation therapy，3DCRT）或内照射治疗越来越广泛，因此而导致的肝脏损伤也逐渐引起人们的关注。放射性肝损伤（radiation induced liver injury，RILI）又称放射性肝病（radiation induced liver disease，RILD）或放射性肝炎（radiation hepatitis），是由于肝脏受到外或内的一定剂量的放射线照射而引起的损伤，受照剂量不同，损伤的严重程度不同，发病的时间也不同。放射性肝损伤（RILI）是肝癌放射治疗的常见并发症之一，病死率较高。Lawrence等对RILI的定义为放疗后4个月内出现碱性磷酸酶（AKP）值大于正常值4倍，有非肿瘤性腹水或转氨酶值大于治疗前或正常值上限的5倍。

放射性肝损伤的病理表现为一种静脉阻塞性疾病，肝静脉闭塞征（hepatic vein occlusive disease）病理特征为肝小叶中央区淤血，镜下可见损伤区的肝窦内淤血伴中心区域坏死。可分为四个阶段：① 急性放射性肝炎期：多发生于照后1个月内，此期肝内小静脉及肝窦扩张、充血及出血，电镜下肝窦血浆蛋白渗出，间隙水肿；② 肝纤维化前期：照后1～3个月，可见汇管区、肝窦及中央静脉周围成纤维细胞增多，呈条索状排列，肝细胞点状坏死，窦壁网状纤维增多，枯否细胞增多，电镜下可见肝窦壁增厚，基膜样物质出现；③ 肝纤维化期：常见于受照后半年，肝窦毛细血管化为其特征，大体可见肝体积缩小，肝细胞片状变性及坏死，窦壁及小血管增厚，电镜可见肝细胞内、间隙内和肝窦内大量成片、成束的胶原纤维；④ 肝硬化期：多发生于照射后9～12个月，小血管壁和窦壁网状纤维、胶原蛋白明显增加，肝细胞大面积坏死，电镜下见内皮细胞脱落、肝窦出血等。

严重的放射性肝损伤不可避免地要发展为肝纤维化，在此过程中伴随着炎症反应、肝细胞坏死、肝星状细胞激活、细胞外基质大量分泌并在坏死区沉积等一系列事件，细胞因子发挥了重要作用。

炎症反应是放射性肝损伤的初始事件，肿瘤坏死因子α（tumor necrosis factor α，TNF-α）是其重要的启动因子。肝脏受照射后，枯否细胞首先被激活，释放包括TNF-α在内的细胞因子。TNF-α作为炎性细胞因子可以趋化中性粒细胞和血小板向照射区聚集，并释放炎症介质作用于受损伤的肝细胞和内皮细胞，中央小静脉血管收缩，肝窦内血流缓慢，照射区内缺血缺氧加重，诱导肝细胞损伤，导致肝细胞坏死，照射区发生炎症反应。另外，受损伤的肝细胞也分泌多种细胞因子，如成纤维细胞生长因子、转化生长因子β1（transforming growth factor-β1，TGF-β1）、胰岛素样生长因子-1、白介素-1。炎症细胞分泌的细胞因子呈级联反应又促进肝星状细胞的激活，使其合成胶原和蛋白多糖等细胞外基质，并在照射区开始沉积，为肝纤维化形成奠定了基础。细胞外基质沉积和胶原酶及其胶原酶抑制物的分泌失衡是导致放射性肝纤维化发生的最终环节，细胞因子参与了分泌失衡的调节。早期肝细胞分泌的胶原酶可以将细胞外基质降解，但随着损伤的加重和肝星状细胞的激活，受损伤的枯否细胞和肝星状细胞分泌金属基质蛋白酶，其功能就是抑制胶原酶避免细胞外基质降解。TNF-α可增强肝星状细胞表达基质蛋白酶，TGF-β1不仅可以增强其功能，还可直接抑制胶原酶避免细胞外基质降解，致使细胞外基质聚集在受损伤区形成牢固的纤维连接，并在坏死肝细胞区重新构建，最终形成肝纤维化。

二、电离辐射对胰腺的作用

在急性照射的早期，腺泡有明显的充血水肿，细胞中分泌颗粒减少。稍后，可见核增大、多核和巨核细胞，细胞分裂相增多；部分区域有坏死和新生的腺泡细胞；导管、血管及间质也均有不同程度的变性。电镜下，照后30 min即有改变，并持续较长时间。线粒体呈球形；内质网出现空泡化和环形体，粗面内质网脱颗粒；胞质中溶酶体增多，有自噬小体、各种变性的细胞器，酶原颗粒减少；胞核染色质变粗、凝集及靠边，核仁增大，核膜出现不规则突起，核畸形和核固缩等；细胞间隙扩张。照射后胰岛也显示上述胰腺外分泌部的改变，但程度稍轻。由于形态上的改变引起功能的障碍。6 Gy照射大鼠后1～2 d胰淀粉酶和胰蛋白酶活性明显下降至正常的50%～60%，并持续处于较低水平，照后90～120 d恢复正常。7.5 Gy照射大鼠后3～9 d胰岛素明显降低。照射后晚期，胰腺有不同程度的纤维组织增生和粘连，可见胰腺萎缩。上腹部或胰腺局部多次大剂量（30～60 Gy）照射后，其变化规律基本同上，只是恢复时间后延。

思考题

1. 放射性口腔疾病主要包括哪些？各具有哪些病理特点？

2. 什么是肠型急性放射病？发生肠型急性放射病时小肠的病理学改变和功能变化有哪些？

3. 为什么说采取一系列措施减轻肠上皮及小血管的放射损伤是抢救肠型放射病最有希望的途径之一？

4. 目前对放射性肠损伤的治疗有哪些研究进展？

5. 什么是放射性肝损伤？其病理学进展可分为哪几个阶段？

6. 细胞因子在放射性肝损伤演进过程中的作用有哪些？

（杨　巍）

参考文献

[1] 刘树铮．医学放射生物学．第 3 版．北京:原子能出版社，2006.

[2] Hall EJ. Radiobiology for the Radiologist. 5rd ed. Philadelphia：Lippincott Williams & Wilkins，2000.

[3] 吴德昌．放射医学．北京：军事医学科学出版社，2001.

[4] 毛秉智，陈家佩．急性放射病基础与临床．北京：军事医学科学出版社，2002.

[5] 龚黎燕，马胜林．放射性食管损伤的中西医研究进展．现代中西医结合杂志．2009，18（33）：4164-4167.

[6] 周希法，王建华，许锡元．食管放射性损伤的病理学基础及其与照射剂量的相关性．蚌埠医学院学报．2005，30（5）：476-477.

[7] Yan KS，Chia LA，Li X，et al. The intestinal stem cell markers Bmi1 and Lgr5 identify two functionally distinct populations. Proc Natl Acad Sci U S A，2012，109(2)：466-471.

[8] Li LH，Clevers H. Coexistence of quiescent and active adult stem cells in mammals. Science，2010，327：542-545.

[9] Barker N，van Es JH，Kuipers J，et al. Identification of stem cells in small intestine and colon by marker gene Lgr5. Nature，2007，447：1003-1007.

[10] Booth C，Booth D，Williamson S，et al. Teduglutide ([Gly2]GLP-2) protects small intestinal stem cells from radiation damage. Cell Prolif.，2004，37：385-400.

[11] Sato T，van Es JH，Snippert HJ，et al. Paneth cells constitute the niche for Lgr5 stem cells in intestinal crypts. Nature,2011，469：415-418.

[12] Leibowitz BJ，Qiu W，Liu HT，et al. Uncoupling p53 functions in radiation-induced intestinal damage via PUMA and p21. Mol Cancer Res.，2011，9(5)：616-625.

[13] Garga S，Boermaa M，Wang JR，et al. Influence of sublethal total-body irradiation on immune cell populations in the intestinal mucosa. Radiat Res.，2010，173(4)：469-478.

[14] Komarova EA，Kondratov RV，Wang K，et al. Dual effect of p53 on radiation sensitivity *in vivo*：p53 promotes hematopoietic injury，but protects from gastro-intestinal syndrome in mice. Oncogene.，2004，23(19)：3265-3271.

[15] Kirsch DG，Santiago PM，di Tomaso E，et al. p53 controls radiation-induced gastrointestinal syndrome in mice independent of apoptosis. Science,2010，327(5965)：593-596.

[16] Wang Y，Meng A，Lang H，et al. Activation of nuclear factor kappa B In vivo selectively protects the murine small intestine against ionizing radiation-induced damage. Cancer Res.，2004，64(17)：6240-6246.

[17] Riehl T，Cohn S，Tessner T，et al. Lipopolysaccharide is radioprotective in the mouse intestine through a prostaglandin-mediated mechanism. Gastroenterology.,2000，118(6)：1106-1116.

[18] Egan LJ，Eckmann L，Greten FR，et al. I kappa B-kinase beta-dependent NF-kappa B activation provides radioprotection to the intestinal epithelium. Proc Natl Acad Sci U S A，2004，101(8)：2452-2457.

[19] 张坚，朱维铭，龚剑峰，等．基因修饰骨髓间充质干细胞移植对放射性肠损伤的修复作用．肠外与

肠内营养，2008，15 (3)：143-147.
[20] 王瑞娟，彭瑞云，韩瑞刚，等．IL-11 对中子辐射小鼠肠道损伤保护作用的定量病理研究．中国体视学与图像分析，2006，11 (2)：139-143.
[21] 马力文．放射性肝损伤研究进展．中国肿瘤临床与康复，2009，16 (5)：466-468.
[22] 高东伟，于甬华．细胞因子与放射性肝损伤．实用肝脏病杂志，2006，9(4)：249-251.

第十章

电离辐射对其他系统和器官的作用

本章主要介绍电离辐射对呼吸系统、心血管系统、泌尿系统、生殖系统、眼晶体、皮肤及其附属器和骨及软骨作用后引起的病理变化。

第一节　呼吸系统的变化

呼吸系统各器官的放射敏感性较低，但由于肺组织与外界环境相通，本身的血液循环很丰富，受照射后容易出血和感染，从而对机体产生严重影响。胸部肿瘤的放射治疗也可引起局部急性放射性肺炎(acute radiation pneumonitis)，甚至造成放射性肺纤维化。

一、急性放射损伤时肺的变化

急性放射损伤时，肺在照射后不同时间出现典型病变。

初期：全身照射时，如为最小致死剂量照射，照后 12 h 可出现间质充血、水肿，肺泡间弹性纤维变性，支气管周围平滑肌弹力纤维展平，肺泡内有水肿液。血管内皮肿胀，血管壁有血浆浸润。支气管黏膜上皮细胞分泌亢进，出现脂滴。

假愈期：肺充血、水肿减轻，弹性纤维复原，支气管中黏液分泌也见减少。

极期：肺变化最明显，可见充血、出血、水肿。出血常在肺的中、下叶，沿支气管行走。出血范围可由出血点、斑，甚至波及整个肺叶或全肺。严重的出血常成为死亡的直接原因。镜下见血管内皮细胞脱落，间质中胶原及弹力纤维变性。严重时，肺组织除有气肿、萎陷之外，常合并肺炎，其特点是出血、坏死，即所谓坏死性出血性肺炎(necrotizing hemorrhagic pneumonia)，炎症灶中有大量的浆液血性或纤维蛋白性渗出物，混有脱落的肺泡上皮细胞，但乏炎细胞反应，更没有局部组织增生，常有菌团存在。

恢复期：肺内急性病变逐渐消退，2～3 个月后肺组织结构基本复原，但局部结缔组织增生较明显。

二、慢性放射损伤时肺的变化

慢性放射损伤时，肺的病变特点主要是肺的纤维性硬化(fibrotic pneumosclerosis)和支气管上皮的非典型性增生(atypical hyperplasia)。长期小剂量外照射时，最初病变主要是肺泡上皮的大量脱落，小血管及小支气管周围发生单核细胞及多核巨细胞浸润，其后逐渐发生纤维性硬化，晚期可见出血及坏死。由于肺泡壁的纤维性增厚，致使肺泡腔也明显缩小，晚期常因肺泡完全纤维化而形成严重的纤维性肺不张。支气管上皮的非典型性增生，主要有鳞状上皮化生、角化和钙化等。

三、局部照射后肺的变化

Jennings 和 Arden 分析了 173 例胸部放疗引起肺放射损伤中照射剂量与时间因素的关系，发现照射 2 000 rad 以上剂量，6 个月至 2 年后 41％的病人在肺泡中渗出纤维素，浓缩成为透明膜。照射 3 000 rad 以上者，肺泡隔纤维化出现在照后 5 个月，照射 4 500 rad 者出现在照后 65 d。更大剂量照后 1～2 月肺组织可出现纤维化。

大鼠肺在大剂量局部照射后，可相继出现 3 种病变：① 剧烈的渗出性炎症；② 血管、支气管及肺泡上皮细胞的变性；③ 肺实质纤维化。由于这些病变的存在和发展，常导致肺不张与代偿性肺气肿交错存在，极易并发感染，甚至累及胸膜，形成放射性纤维素性胸膜炎(radiation fibrinous pleuritis)，最后肺出现放射性纤维性硬化。

四、氡及其子体对肺的照射

天然放射性气体氡(^{222}Rn)广泛存在于大气环境和工作场所建筑物中。在正常本底地区，人类所受天然辐射中，吸入氡及其子体所产生的辐射剂量约占全部天然辐射剂量的54％(1.3 mSv)，在一些地下坑道及使用含镭、氡建筑材料装饰的居室内氡的水平更高。氡及其子体进入呼吸道后，主要沉积在呼吸道表面的黏膜上，支气管上皮基底细胞，黏液细胞及肺上皮细胞成为其重要的作用靶点。肺癌危险度与氡及其子体的吸入密切相关。目前国际癌症研究机构(IARC)已将氡及其子体归为Ⅰ类致癌因素。相关研究工作以多功能生态氡室对 SD 大鼠进行氡及其子体染毒，染毒 60 工作水平月(working level month，WLM)大鼠肺组织出现充血、水肿和炎细胞浸润。染毒 120 WLM 大鼠肺组织损伤程度加重，肺泡大量融合，纤维素样蛋白增生加剧，肺毛细血管内血栓形成增加。

五、放射性肺损伤发生机制

放射性肺损伤限制了肿瘤的放疗剂量，也使放疗效果大大降低。其发病机制尚不清楚，缺乏有效的预测指标，成为胸部肿瘤得到有效治疗的难题。放射性肺损伤发病机制研究始于 20 世纪 50 年代，当时多为病理形态学观察，20 世纪 80 年代集中于“关键靶细胞”的研究。随着研究的深入，人们逐渐认识到单一靶细胞或靶组织受损的观念已无法解释放疗后肺组织发生的一系列的动态变化。大量动物实验和临床研究表明，放射性肺损伤不仅是单一靶细胞损伤的结果，而是一个有多种细胞参与，多种细胞因子调控的复杂过程。现在公认的细胞因子学说提出：细胞因子媒介的多细胞间的相互作用贯穿放射性肺损伤的全过程。

(一) 细胞因子在放射性肺损伤中的作用

肺内细胞因子可由肺泡巨噬细胞、肺间质细胞(成纤维细胞)、肺泡上皮细胞及淋巴细胞受到激活而产生分泌，在肺内发挥多种生物效应。基础和临床研究证实，与放射性肺损伤的发生发展密切相关的细胞因子主要包括促进成纤维细胞增殖分化、调节细胞外基质代谢的转化生长因子-β(TGF-β)、血小板衍化生长因子(plate-derived growth factor，PDGF)和介导炎性反应为主的肿瘤坏死因子(TNF-α)、白介素-1 (IL-1)、白介素-6 (IL-6)等。

放射性肺纤维化的发生是一个由多种细胞因子启动和维持的胶原蛋白代谢调控失调的结果。其中 TGF-β1 功能极其广泛，它对细胞增殖分化、细胞外基质基因表达、基质降解、细胞凋亡起重要的调节作用。TGF-β1 还通过对其他细胞因子的影响，间接促进成纤维细胞的增殖和细胞外基质基因表达、维持胶原在细胞外基质中的比例。在众多的促纤维细胞生长因子中 TGF-β 被认为是与放射性肺纤维化发生和形成关系最密切的介导因子，许多学者认为 TGF-β 可作为放射性肺损伤的危险预测因子。

TNF-α 是细胞因子调节网络的启动因子，在放射性肺炎的发生和维持过程中有着重要地位。在 TNF-α 的作用下，血管内皮细胞的反应性改变，前列腺素的合成增加，凝血酶原调节蛋白受抑制，引起微血管内凝血，同时 TNF-α 发挥阳性化学趋化作用，诱导中性粒细胞、淋巴细胞等炎性细胞的渗出，启动炎性反应。此外 TNF -α 引发 IL-1、IL-6 等其他细胞因子的合成释放，产生细胞因子的瀑布效应，因此 TNF-α 在放射性肺炎的发病机制中起着关键作用。

γ-干扰素是目前比较明确的负性调控因子，能够抑制成纤维细胞增殖，促进成纤维细胞的凋亡，下调Ⅰ、Ⅲ型胶原基因的表达，并且促进胶原酶基因的产生，从而抑制成纤维细胞产生细胞外基质。

（二）细胞间黏附分子及细胞外基质

在放射性肺炎期间，细胞间黏附分子-1（inter-cellular adhesion molecule 1，ICAM-1）表达持续性下降，当到达放射性肺纤维化时期时，肺泡上皮细胞完全不表达 ICAM-1 了。剔除 ICAM-1 基因小鼠在受照后发生放射性肺炎和纤维化的概率低于野生型同类小鼠。现在推论 ICAM-1 可能在放射性肺炎发生的早期大量表达，引导炎性细胞的黏附，参与放射性肺炎的发生和发展，然后被耗尽，但其引起肺纤维化的相关机制有待进一步研究。

基质金属蛋白酶-2 和基质金属蛋白酶-9 具有降解基底膜 IV 型胶原的作用，而研究发现，放射性肺损伤发生时基质金属蛋白酶-9 的活性减弱，使细胞外基质沉积，造成肺纤维化的形成。

第二节 心血管系统的变化

急性放射损伤时，心血管的机能和形态都发生一定的变化，对机体产生重要影响。

过去一直把急性放射病分为三大类型：骨髓型、肠型与脑型，近年来有些学者提出，当照射剂量介于肠型放射病与脑型放射病之间时可发生以心血管病变为主的一种新类型放射病——心血管型放射病。其主要依据是：① 此型病例的临床症状主要表现为循环动力学障碍，认为这是射线引起的细胞死亡后释放的血管活性肽所致，病人死于循环衰竭或休克，而脑型症状并不明显，因而有人称为“毒血型急性放射病”（toxemic form of acute radiation sickness）或“心血管型放射病”（cardiovascular form of acute radiation sickness）；② 尸检病例中无直接神经损伤的病理学依据，也未见小脑颗粒层明显的固缩变化，但出现严重而广泛的心脏、脑及全身血管损伤，且均有急性心肌炎、心包炎，甚至心肌变性死亡；③ 病程比脑型者略长，比肠型者短；④ 在动物实验中亦观察到同样规律性的临床和病理改变。下面将急性照射和胸部照射所致心血管损伤的病理学变化简述如下。

一、急性照射后心血管的变化

（一）心脏的变化

初期：心脏变化不明显，可见个别心肌纤维轻度肿胀，心肌小动脉及小静脉壁增厚，发生玻璃样变。内皮细胞肿胀，核深染，血管周围水肿，部分嗜银纤维或断裂。此时可出现心跳过速、期前收缩、传导阻滞和心房纤颤。心电图可见 T 波倒置和低平等。

极期：常见明显的出血点或出血斑，并多见于心房后壁。心室前后壁心外膜下或左室内膜也可发生出血，若出血发生在传导束和心房神经节时，对心脏机能将有重大影响。镜下可见心肌原浆肿胀，部分失去横纹。许多细胞核浓缩，也有些肌纤维发生脂变和褐色萎缩，甚至坏死。坏死区周围无典型的细胞反应。心内膜胶原纤维肿胀，内膜下轻度水肿，浦肯野纤维明显空泡变，心外膜出现水肿及出血。心肌内小血管内皮细胞明显肿胀，血管周围严重水肿，并有红细胞渗出管外。心内神经节和神经纤维均有退行性变，血管壁神经束也呈同样变化。

此时心电图变化也很明显，主要是 QRS 低电压与 ST 段下降，受照剂量越大 ST 段下降越明显，表明心肌缺氧。受照射后，由于低血压引起的反射性心动过速，使心搏量减少，冠脉循环不足，致心肌劳损。另外，交感神经兴奋，血液肾上腺素含量增多，使心肌氧化过程增强，耗氧量增多，更促使心肌缺氧，心肌细胞内钾含量减少，钠增多。

恢复期：度过极期的病例，心脏各种病变可逐渐减轻或消失，结构与机能也可逐渐恢复，但坏死的肌纤维则形成纤维性修复。

慢性放射病时，心脏长期不发生明显变化。至终前期，心脏结构和机能可发生上述一系列变化。

（二）血管的变化

急性放射损伤时，小动脉、小静脉及毛细血管的变化明显。

初期：小血管壁肿胀、玻璃样变，内皮细胞变性，坏死，形成放射性小动脉炎（radiation arteriolitis）。假愈期中，小血管病变也可暂时减轻或恢复。

极期：血管内皮细胞变性加剧、甚至坏死脱落阻塞管腔，继发该器官严重损伤，出现纤维蛋白样坏死。血管通透性极度增高，血管周围高度水肿。毛细血管常发生破裂，造成出血。

恢复期：度过极期后，血管病变可逐渐减轻或消失。

慢性放射病时，血管有时可发生硬化。

（三）血压的变化

全身或局部照射，内或外照射，急性或慢性照射，均可出现收缩压和舒张压的降低。这时血管的紧张性虽升高，但颈动脉窦的减压反应却增强。血中肾上腺素含量的降低也是间接的因素。假愈期内血压可恢复正常。极期时血压很快再次下降。

血压降低的机制比较复杂，可能与下列因素有关：

1）中枢调节障碍：遭受全身照射的病人，大脑皮层、皮层下及脑干中枢部均受损伤，出现机能不稳定。血管运动中枢的反射异常，加压反射减弱、消失或倒转以及减压反射所致血压下降期延长等，均易引起血压降低。

2）体液因素：受照后体内形成的某些毒性物质，在循环内也可引起血压降低，如组胺或类组胺等。血中肾上腺素含量的降低也可导致血压降低。

3）心脏机能减弱：由于心脏结构受损，机能发生障碍，收缩压明显降低。

二、胸部照射后心脏的变化

心脏损伤的临床阈值为 45～50 Gy，在乳腺癌、食管癌和肺癌等放疗时均可并发心脏损伤。胸部照射后心脏损伤可分为四类：① 急性心包炎；② 迟发性慢性心包炎；③ 心肌炎或全心炎（包括心包、心肌和心内膜纤维变）；④ 冠状动脉硬化和心肌梗死。辐射引起心脏损伤最显著的特征是心包积液。慢性期表现为缩窄性心包炎征象。

第三节　泌尿系统的变化

一、肾脏的变化

肾实质对射线较不敏感，在急、慢性放射损伤时见不到严重的肾功能不全的病变。早期肾组织可见肾微血管充血，特别是肾小球，其毛细血管有玻璃样变和血浆浸润，内皮细胞核固缩，细胞肿胀，内皮与基膜之间可见蛋白性液体，肾小管上皮细胞也有营养不良性变化。集合管中有玻璃样管型及出血。中期变化比较严重，肾小球及肾小管变性，肾功能可出现不同程度的障碍，有轻度蛋白尿、血尿。晚期可发展为放射性肾炎，肾实质广泛损伤，出现肾功能不全，甚至尿毒症。血管病变严重者，可引起高血压，肾表面凸凹不平，呈现萎缩，显微镜下可见肾实质减少，间质增生，炎细胞浸润很少。

上述变化，主要由于血管机能障碍所致，但放射病时机体的代谢障碍，组织破坏的分解产物经肾脏排出，也是造成肾实质损伤的原因。

慢性放射损伤时，肾脏病变发展缓慢，很久才出现明显的机能和形态改变。至终前期，常可发生肾纤维性硬化。

放疗时常规全肾照射 20 Gy，5 年内有 1%～5%的患者发生放射性肾炎，25 Gy 照射可上升至 50%。急性放射性肾炎多发生在放疗后 6～8 周。临床研究发现，放射性肾炎具有渐进性，全肾照射 40 Gy/5.5 周，肾小球和肾小管功能均受损害。双侧肾脏照射 17～18 Gy/3.5 周则未见肾功能损害。因此，全身照射不要超过 20 Gy，或减少每次剂量，总剂量可达 25 Gy/3～4 周，不得已时最好将部分肾脏用铅遮挡好，以降低放射性肾炎的发生率。在儿童，累计 10～15 Gy 剂量照射可减慢或停止肾脏的生长发育。

二、膀胱的变化

全膀胱照射一般不应超过 50～60 Gy/5～6 周，如超量可能发生膀胱挛缩和毛细血管扩张性出血。

第四节　生殖系统的变化

一、生殖细胞的放射敏感性

睾丸的生殖部分（包括生精小管中的精原细胞、精母细胞及精子细胞、精子）的放射敏感性非常高，而间质部分的睾丸间质细胞有一定的辐射抗性，放射敏感性较低。放射敏感性高的生殖细胞在各个发育阶段的敏感性也有差异，随着生殖细胞的发育分化，放射敏感性随之下降，雄性生殖细胞的放射敏感性从高到低依次为：精原细胞＞精母细胞＞精子细胞＞精子。在不同的发育阶段，精原细胞的放射敏感性也存在差异：A_2～A_4、In 精原细胞的放射敏感性明显高于分裂缓慢的 A_s 精原细胞，而 B 型精原细胞的放射敏感性更高，表明分裂越旺盛的细胞放射敏感性越高。各种属精原细胞的放射敏感性也存在差异，人类精原细胞的放射敏感性最高。精子细胞和精子的放射敏感性在雄性生殖细胞中最低，各种属精子的放射敏感性也存在差异，人类精子细胞的放射敏感性最高。

卵巢(ovary)的放射敏感性低于睾丸，卵巢中生殖细胞和卵泡细胞的放射敏感性高，而卵巢黄体和间质具有一定辐射抗性。卵原细胞在有丝分裂活跃时，放射敏感性也最高。卵母细胞的放射敏感性随卵泡发育阶段的不同有明显差异。卵原细胞和卵母细胞的放射敏感性存在种属差异。

二、辐射的生殖效应

电离辐射可引起动物或人的暂时不育或永久不育，这取决于照射因素(射线种类、剂量、剂量率和照射方式等)和生物因素(动物种属、年龄等)。

1. 辐射雄性生殖效应

电离辐射照射后引起生精上皮受损，引起不育，病理过程包括：生精细胞变性坏死期、生精细胞空虚期、再生恢复期。引起雄性动物暂时不育的最小急性剂量是 1～3 Gy，受照后初期雄性动物仍具生育力，因精子细胞和精子仍发育存活；随后由于精原细胞的损失出现暂时不育期，其长短因受照剂量和动物种属而异。小剂量分次照射后，精子消失比单次照射更快，其原因可能是分次照射使具有一定辐射抗性的 A 型精原细胞转变为了辐射敏感的 B 型精原细胞。

人的睾丸是放射敏感器官，研究资料表明，人接受 0.08 Gy 照射，可造成暂时性的精子数量降低；0.2 Gy 可引起精子明显减少，可能引起暂时性不育；2 Gy 照射，精子缺乏可持续 1～2 年，也可能引起永久性无精子；6 Gy 照射，通常发生永久性的精子缺乏。

2. 辐射雌性生殖效应

卵泡是卵巢的基本功能单位，原始生殖细胞演变为卵原细胞。然后发育为卵母细胞，再发展为始基卵泡、初级卵泡、窦前卵泡、窦状卵泡，最后形成高分化的排卵前卵泡。较少剂量照射时，卵泡未完全损伤，暂时性不育后可得到恢复，较大剂量照射时，卵泡完全受损，发生永久性不育。人接受一次照射 1.7～6.4 Gy 可引起暂时不育，3.2～10 Gy 可引起永久不育，分次照射则需更高的总剂量。卵巢的放射敏感性取决于卵巢的成熟程度，年轻女性的卵巢对射线有较大的耐受性，永久性不育的阈值随年龄增长而下降。

三、辐射性内分泌效应

1. 辐射睾丸内分泌效应

下丘脑分泌促性腺激素释放激素(gonadotropin-releasing hormone，GnRH)刺激腺垂体分泌促卵泡刺激素(follicle stimulating hormone，FSH)和黄体生成素(luteinizing hormone，LH)调节睾丸的内分泌机能。腺垂体分泌的 FSH 主要促进生精上皮的发育和精子形成，而 LH 则主要刺激睾丸间质细胞(leydig cell)的发育及分泌睾酮。而睾酮又对下丘脑和垂体的 GnRH 和 LH 的释放起负反馈作用。睾丸曲精细管上皮支持细胞受 FSH 调节分泌抑制素(inhibin)，抑制素对腺垂体的 FSH 分泌有很强的负反馈作用。抑制素对青春期前的下丘脑-垂体-睾丸轴调控作用不大，随着性成熟调节作用逐渐增强。研究发现丘脑、垂体和睾丸对电离辐射的敏感性不同，下丘脑比较敏感，垂体抗性较强，而睾丸中不同细胞敏感性不同。受照后，上皮支持细胞具有一定辐射抗性，仍能保持基础水平的抑制素分泌，并通过负反馈引起 FSH 水平升高；间质细胞的辐射抗性更高，睾酮水平无明显变化，对 LH 的负反馈也弱，LH 变化不明显。

2. 辐射卵巢内分泌效应

卵巢分泌的雌激素主要为雌二醇，孕激素主要为黄体酮。雌二醇是 C-18 类固醇激素，由卵泡的颗粒细胞、内膜细胞核黄体细胞合成分泌；黄体酮是 C-21 类固醇激素，主要由黄体细胞分泌。雌激素可通过正反馈造成 LH 分泌高峰，引起排卵和促进黄体的生成；还可通过负反馈调节抑制 FSH 和 LH 的分泌，引起黄体的退化和新周期的开始。此外，雌激素可协同 FSH 直接作用于卵泡，促进卵泡的发育。60 天龄大鼠的卵巢受 8～20 Gy 照射后，出现排卵不规则，阴道涂片有上皮角化现象，均与雌激素分泌变化相关；全身或骨盆、下腹部放疗女性，可出现卵巢早衰、FSH 和 LH 水平增高、闭经和第二性征不发育等症状。

四、辐射对胚胎发育的影响

胚胎发育是指从受精卵起到胚胎出离卵膜的一段过程，主要包括卵裂、植入、胎盘形成、器官发生及分化等阶段。电离辐射对胚胎发育产生的有害影响，称为电离辐射的发育毒性效应(radiation-produced developmental toxic effects)。电离辐射的发育毒性主要表现为致死效应、畸形、生长迟缓等结构和功能障碍。其严重程度和特点主要与受照剂量、剂量率和胚胎发育阶段相关。通常将实验动物(小鼠、大鼠等)的胚胎发育分为：植入前期、器官发生期、胎儿期三个阶段。

1. 植入前期

动物实验表明植入前期的胚胎对辐射最敏感，产前死亡发生率高，而照后存活的胚胎其后续发育生长均正常，表现为全或无的现象。

2. 器官发生期

胚胎细胞处于囊胚或分化阶段，对射线也非常敏感，处于该期受照，主要出现先天性畸形，但产前死亡少见。人类受照引起畸形最多的为胚胎 25～37 d，以中枢神经系统畸形为主，其他畸形少见。

3. 胎儿期

辐射敏感性较低，引起结构和功能异常需更大剂量，主要异常表现为发育障碍，可能发生智力低下。

辐射对人类胚胎发育影响的资料较少，主要来自于广岛、长崎核爆幸存者的资料，根据现有人群资料，总结了 2.5 Gy 以上剂量照后对胚胎发育的影响：① 在妊娠 2～3 周前受照可引起较大比例的胚胎吸收和流产，如继续妊娠，则婴儿基本正常；② 妊娠 4～11 周受照可引起婴儿的多器官严重畸形；③ 妊娠 11～16 周受照引起少数器官畸形(如眼、骨骼和生殖器官畸形)，生长障碍、小头症及智力迟钝较多见；④ 妊娠 16～20 周受照可引起轻度小头症、生长和智力发育障碍；⑤ 妊娠 30 周后受照可引起功能障碍，而少见结构畸形。

第五节　眼的变化

眼的各部分结构中，晶体对射线较敏感，一定剂量的核辐射可诱发眼晶体混浊而形成放射性白内障(radiation cataract)。放射性白内障是指眼部有明确的一次或短时间(数日)内受到大剂量外照射，或者长期反复超过剂量当量限值的外照射历史，累积剂量在 2.0 Gy 以上，晶体从小的混浊点到全部混浊，逐渐影响到视力，以致发展成视力完全丧失的临床过程。

晶体无血管分布，其营养主要来自房水，通过晶体囊扩散和渗透作用，吸取营养和排除代谢产物。一旦遭到电离辐射损伤，上述环境改变均可造成晶体退行性改变。辐射引起的电解质紊乱，可使晶体水分增加，又因辐射促使谷胱苷肽酶或其他含巯基酶减少，使晶体内水溶性蛋白质降低，醌类物质增多，促进晶体蛋白变性。当射线照射晶体时，对射线敏感的细胞，如赤道部上皮细胞发生肿胀，空泡形成或细胞死亡，部分细胞异常分化及异常纤维形成，而这些异常纤维又不能被细胞所排除。具有这种病理性改变的细胞从赤道部向后极部移行，然后集中堆集在阻力最小的后极部囊下，形成放射性白内障初始阶段特有的形态特征。当白内障进一步发展，混浊扩大到整个晶体，则与其他原因诱发的白内障，从形态上无法区别。

放射性白内障的发生、发展受以下因素的影响：① 射线的性质：由于射线性质不同，辐射诱发白内障的最小剂量也不同。高 LET 辐射比低 LET 辐射作用强，中子致白内障效应比 X、γ 射线高，损伤的累积作用强，分次照射与单次照射效应相似。② 受照剂量：关于放射性白内障的剂量效应关系研究证明，广岛原子弹爆炸时 15 岁以下儿童出现后囊下白内障与受照剂量有关。在 1～1.9 Sv 组是对照组的 2.8 倍，而在 2～2.9 Sv 组为 4.3 倍，在 3 Sv 以上组为 5.3 倍。另外，分次照射可以提高晶体混浊的耐受剂量。③ 年龄因素：晶体混浊的发生与受照当时的年龄有关。日本受到 3 Gy 以上照射的原子弹爆炸幸存者，照射时不满 15 岁的人发生白内障的概率为对照组的 4.8 倍，照射时 15～24 岁的人为 2.3 倍，而 25 岁以上的人则为 1.4 倍。④ 潜伏期：放射性白内障的潜伏期最短为 6 个月，最长可达 35 年，平均为 2～4 年。潜伏期长短与受照剂量大小、射线性质、分次照射(或剂量率)以及受照时年龄有关。受照剂量越大，年龄越小，其潜伏期越短；高 LET 辐射或高剂量率则潜伏期更短。

放射性白内障除了早期病变在后极部呈点状、盘状或伴有空泡形成以外，混浊的病理学改变与其他类型白内障相比无任何特异性，都属于晶体纤维退行性改变，因此详细了解职业史，特别是眼部受照射剂量、发病与受照时间间隔等资料是非常重要的。

关于预防放射性白内障的剂量阈值，1980 年 3 月，ICRP 的辐射效应工作委员会分析了相关的研究资料，判断在累积剂量达 15 Sv 水平时，晶体也会产生某些混浊，而且即使不再受照，也有可能发展到影响视力，决定将眼晶体的年剂量限值从 0.3 Sv 降到 0.15 Sv。

第六节　皮肤的变化

引起皮肤放射损伤的原因很多。核武器爆炸时，由于强烈的光辐射和大剂量电离辐射所致的皮肤复合伤；放射性落下灰沾染体表，不及时清除，落下灰中裂变产物照射皮肤，引起β射线烧伤；医源性皮肤放射损伤是由于医学上诊断、治疗的原因，导致放射性皮炎；核工业及农业科研人员由于操作不当，不注意防护，接受过量照射，都有可能发生皮肤放射损伤。

一、放射性皮肤损伤的特点

1）皮肤放射损伤与一般的烧伤不同，有一定潜伏期。当局部皮肤接受一定辐射剂量后，不会立即出现临床症状，常经过数小时、数天或几周才出现明显症状。

2）放射性皮肤损伤的程度取决于射线能量的高低和剂量大小。能量较低、穿透力较弱的射线易被皮肤浅层组织吸收，损伤较表浅；能量较高、穿透力较强的射线易透过皮肤达深层组织。同一种射线、能量相等情况下，随剂量加大损伤加重。

3）皮肤放射损伤后的创面愈合不良，时好时坏，迁延期长，主要由于辐射直接影响皮肤细胞，同时影响局部血管组织，引起动、静脉内膜炎，管壁增厚，管腔狭窄，甚至闭塞，导致局部组织的缺血、营养障碍等。

4）皮肤放射损伤后的慢性皮炎，恶变率较烧伤的疤痕高，约占 29.1%，而后者约为 1%。

二、皮肤放射损伤的病理变化

在皮肤及附属器中，皮脂腺对射线最敏感，以下依次是毛囊、表皮和汗腺。

（一）急性皮肤放射损伤

急性皮肤放射损伤一般可分为 4 度。

1. 毛囊性丘疹与脱毛

射线作用于皮肤后，皮脂腺、毛囊及表皮的细胞均发生程度不同的退行性变。毛囊性丘疹(follicular papule)是皮肤受照射后，毛囊及皮脂腺细胞发生过度角化、空泡化、肿胀及崩解等，该部小血管充血，且有血浆蛋白及红细胞渗出，因而使毛囊部形成粟粒大、略突出皮肤表面的丘疹。此时，毛囊生发层细胞出现肿胀、空泡化和分裂抑制，失去增生力而渐萎缩，使毛根与毛乳头分离，毛发从而脱落。如受照射剂量不大，则皮脂腺可由残存的细胞分裂增生而恢复；若照射剂量过大，可引起永久性脱发，皮脂腺也不能再生。

一般急性放射病时，在照射后两周内出现毛囊性丘疹与脱发(follicular papule and epilation)。如照射剂量较小，则残存的毛囊生发细胞，可在受照后 2 个月左右开始分裂增生，形成新毛。

在毛囊中，以头发毛囊对射线最敏感，以下依次是胡须、腋毛、睫毛和阴毛。

2. 红斑

在电离辐射照射后 14 d 左右，真皮毛细血管扩张充血，血管及皮脂腺周围有炎细胞浸润。同时，皮肤中组胺及类组胺物质含量增多，使毛细血管进一步扩张。数日后，该部表皮细胞可出现胞核、胞浆空泡变，核固缩和病理性有丝分裂，棘细胞可发生嗜酸性肿胀和空泡变，毛囊与毛球轻度萎缩。该部体表呈红色，故名红斑。一般在 14～21 d 后便可消退。红斑出现的同时常伴有弥漫或斑点状皮肤黑色素沉着现象，这是由于表皮基底层细胞和真皮生色素细胞的色素形成增多而发生的。色素沉着的消失较慢，可经过数周、数月甚至数年才消失。

3. 水泡

受大剂量照射约 1 周后便可发生水泡。这是表皮细胞退变(空泡化和核固缩等)、真皮和皮下组织血管损伤后，皮肤组织间液体潴留而形成的，可遗留瘢痕和色素沉着而治愈，也可破裂融合而成大疱性皮炎，镜下可见表皮角化不全，各层细胞显著退变，致全层萎缩变薄，常有细菌团在皮肤组织内繁殖，而无明显的炎细胞反应。

4. 皮肤溃疡

水泡性皮炎时，表皮及真皮层细胞死亡，脱落后即成皮肤溃疡。镜下可见溃疡部表皮及部分真皮缺损，溃疡底及周围部只有少量炎细胞浸润，病程久的溃疡底部血管可完全闭塞，溃疡边缘部血管扩张，管壁增厚。小的溃疡可出现新生上皮而愈合，但大的溃疡可久治不愈。

(二) 慢性放射性皮肤损伤

长期接受小剂量电离辐射作用后，晚期可发生皮肤萎缩。表现为表皮各层变薄，细胞减少、退行性变，即所谓慢性放射性皮炎。真皮明显纤维化及玻璃样变，甚至血管外膜及中膜都可发生高度纤维性变，也可出现闭塞性动脉内膜炎或血栓形成。皮肤附属器的毛囊、皮脂腺等均可见高度萎缩或消失。因此，临床上常见有皮肤干燥、少汗、脱屑、感觉过敏以及出现肥厚斑等。由于皮肤过度角化，鳞状细胞形态异常，排列不整，分裂细胞增多，久之皮肤的病变也可转变为角化性或无角化性鳞状细胞癌。

第七节　骨的变化

成熟、完整的骨和软骨对射线不敏感，即使高剂量照射也很少发生改变。骨的放射损伤，可概括为下列三种病变。

一、生长障碍

生长期中的骨骺软骨对射线较敏感，尤以骨骺后部更为敏感。600～1 200 rad 照射后，可形成软骨板损伤，软骨细胞数量少，基质相对增多，软骨小梁排列不整，骨髓退化，骨生长较正常慢。1 800～3 000 rad 照射后，软骨细胞变性、坏死，排列不呈正常柱形，生长停顿。

二、骨变性、骨折

成人若受较大剂量照射后(3 000 rad 以上)，可见外骨膜基层增生，在内骨膜及 Haver 氏管周围幼稚骨原细胞、成骨细胞、破骨细胞增加。骨细胞的增多现象是病理性的。虽然一时成骨细胞增多，但大多发生了核固缩，细胞界限也不清晰。随后骨坏死过程加剧，出现灶性骨坏死，常在 5 000 rad 以上局部照射后 6 个月至 15 年中发生，以后坏死骨组织周围产生肉芽组织。当此病理骨质形成较多时，局部骨结构发生改变，形成畸形骨，易发生病理性骨折。该部位易发生感染，形成骨髓炎。

三、骨肿瘤

在大剂量放射治疗后发生的骨肉瘤，局部照射量均高于 1 000 R。照射与骨肉瘤的时间间隔变化很大，短者 4 年，长者可达 42 年，其中 73%的病例间隔时间小于 15 年，平均为

11年。Joblon(1972)报告,1950—1970年间原子弹爆炸幸存者终身随访病例中,死于骨肉瘤数为23例。在同样原子弹爆炸幸存者的剂量范围内,诱发骨肉瘤的危险性的程度低于白血病。

思考题

1. 急性放射损伤时,肺的病理变化有哪些?
2. 细胞因子在放射性肺损伤中的作用有哪些?
3. 急性放射损伤中心血管变化的重要意义有哪些?
4. 什么是放射性白内障?其发病机制是什么?其发生、发展的影响因素有哪些?
5. 皮肤放射损伤可分为哪几类?其影响因素有哪些?
6. 什么是放射性骨损伤?其发展和病变程度分为哪几种?
7. 雄性生殖细胞发育各阶段放射敏感性有何特点?
8. 胚胎发育各阶段放射敏感性有何特点?

(杨　巍)

参考文献

[1] 刘树铮. 医学放射生物学. 第3版. 北京:原子能出版社,2006.
[2] 刘克良,姜德智. 放射损伤与防护. 北京:原子能出版社,1995.
[3] 金为翘,王洪复. 电离辐射损伤基础与临床. 上海:上海医科大学出版社,1992.
[4] 郭鹞,王克为,王子灿. 放射损伤病理学. 北京:人民卫生出版社,1987.
[5] 沈榆,糜福顺. 肿瘤放射生物学. 北京:中国医药科技出版社,2002.
[6] 吴德昌. 放射医学. 北京:军事医学科学出版社,2001.
[7] 李凤玉,刘秀芳,张建宇. 放射性肺损伤发生机制的研究进展. 现代肿瘤医学,2009,17(3):576-578.
[8] 陈志宵,周道安,赵国旗. 放射性肺损伤的研究进展. 中国肿瘤,2010,19(1):53-58.
[9] 孙军霞,涂彧,江其生,等. 氡及其子体对大鼠肺组织和外周血的损伤作用. 辐射研究与辐射工艺学报,2011,29(6):365-370.
[10] 孙世则. 放射损伤临床. 北京:原子能出版社,1982.
[11] 许昌韶. 肿瘤放射治疗学. 北京:原子能出版社,1995.
[12] 龚守良. 电离辐射生殖遗传效应. 北京:人民卫生出版社,2008.

第十一章

肿瘤放射生物学基础

放射生物学主要研究放射线对生物体的作用，观察不同质射线照射细胞和生物体的各种生物学效应。而“肿瘤放射生物学”，作为放射生物学的一个分支，主要研究和探讨人类肿瘤在治疗过程中正常和肿瘤组织的反应，寻求减少肿瘤放射治疗过程中应对副作用的方法和措施，从而为临床放射治疗医务工作者提供改进治疗方案和理论依据，其目的是提高肿瘤放射治疗效果，减轻正常组织的损伤，延长患者生命和改善肿瘤病人生活质量。因此临床放射生物学是肿瘤放疗的组成部分，是放射治疗科医生了解肿瘤放疗生物学理论及其机制的实验基地，也是放疗学家治疗肿瘤依据的理论基础。

第一节　肿瘤模型的制备

体外细胞培养实验方法是整体动物研究的基础部分，其优点是快速、结果稳定等，多年来在放射生物学基础实验研究领域取得的成果为临床改进肿瘤放疗效果提供了理论依据，但是对于肿瘤放射治疗及联合应用的研究和探索仅限于体外细胞实验方法还远远不够，特别是细胞培养与体内环境不同，相同剂量在细胞培养环境中可能有效，但不一定在体内发挥作用，原因是细胞与体内环境的差异。对于细胞来讲，作用的条件是持续的，而对于整体不同是参与了代谢过程，因此动物体内实体瘤试验是系统科学实验研究的重要环节。

已建立的瘤鼠动物模型是研究肿瘤发生、转移以及治疗效果的重要前提。近几年动物专用影像设备和分子影像技术的产生推动了肿瘤动物模型影像学、X射线成像技术、超声成像技术、磁共振成像技术、核素成像技术等方面的发展和改进，为监测肿瘤动物模型提供了理论依据和技术支持。

一、细胞接种肿瘤动物模型

1. 细胞悬液的制备

将液氮保存的不同肿瘤细胞株快速复苏并传代培养计数备用。

2. 动物的选择

无胸腺裸鼠(nude mice，简称裸鼠)是制备肿瘤动物模型的首选，其原因在于裸小鼠缺乏T淋巴细胞功能，具有独特的遗传学特性，1969年Rygaaid首次成功地将人类肿瘤移于无胸腺裸小鼠，为异种动物肿瘤移植提供了有利的条件。目前是极为理想的肿瘤移植模型材料。

3. 接种方法

取4～6周龄的BALB/c裸鼠，体重15～20 g。调整细胞悬液使之浓度为$1\times10^4/\mu l$。

将裸鼠用苦味酸按常规涂染顺序标记法标记，称重并记录体重。用 10% 水合氯醛 (0.04 ml/g)腹腔注射麻醉裸鼠，待裸鼠进入麻醉状态，碘伏消毒注入区域，接种于裸鼠腋下或腹股沟等部位，每只皮下接种 $1\times10^4\sim1\times10^6$ 个肿瘤细胞，待肿瘤生长到肉眼可见局部呈圆形或椭圆形肿块时，约 8 mm 处死荷瘤鼠，分离肿瘤组织小鼠接种备用。

二、实体瘤动物模型接种法

在肿瘤研究中，动物实验是生命科学实验研究中的重要组成部分，动物模型的成功建立是研究肿瘤浸润、生长、转移以及治疗效果的重要前提。随着后基因组时代的到来，在动物模型的影像监测方面取得了巨大进步，各种动物专用影像设备的产生和分子影像技术得到发展，使我们可以实时、连续的观察肿瘤。本章将重点叙述肿瘤动物模型的制备、生物学基本理论和联合放射治疗方法，并详细讨论最新分子显像技术的优缺点及适用范围，希望能为肿瘤动物模型的制备和确认提供一些新的技术。

(一) 实体瘤细胞接种

待成瘤鼠肿瘤长到 1.5～2 g 时颈椎脱位法处死裸鼠，无菌条件下取出肿瘤，剥离包膜及去除坏死组织，制成匀浆后过滤，用生理盐水调整细胞浓度为 $1\times10^4/\mu l$ 个细胞，置于冰上，然后按照要求接种小鼠的既定部位，定期观察肿瘤的行为和生长状态。

(二) 实体瘤组织块接种

将已成瘤的组织块直接接种：在无菌条件下，将荷瘤动物取出肿瘤，用 0.9% 的生理盐水冲洗，去除外包膜和坏死组织，然后切成 1～2 mm^3 的小块，手术直接植入小鼠预定部位，一般在种植后 10 d 左右即可出现观察到的同类型的肿瘤，利用肿瘤模型可设计系列生物学基础实验，包括对放射的反应、各种药物的治疗效果、生物治疗方法及联合治疗新技术。

(三) 移植性肿瘤动物模型

目前临床上所用的抗肿瘤药大多数是经动物移植性肿瘤试验筛选而发现的。是目前筛选抗肿瘤新药中最常用的模型；在设计分组中可使所有实验组动物同时接种同样量的瘤细胞，生长速率比较一致，个体差异较小，接种成活率近 100%，对宿主的影响相类似，易于客观判断疗效，而且可在同种或同品系动物中连续移植，长期保留供试验用，试验周期一般较短，因此当前抗癌药筛选中绝大多数采用移植瘤试验，如研究常用的各种实体肿瘤，腹水瘤和白血病等均被广泛使用，目前世界上保存的动物移植肿瘤约有 400 株，但筛选试验常用的数量仅 20～30 种。

移植瘤细胞株对抗癌药作用的敏感性大致可分为敏感、中度敏感、低敏感和不敏感瘤株四类，敏感瘤株多数生长迅速，瘤细胞增殖比率高，倍增时间短，如 L1210、P388、W256、Wagner 瘤和肉瘤 45 等。中度敏感的有艾氏腹水瘤和实体瘤、肉瘤 180、肉瘤 37 和格氏癌。低敏感瘤有大鼠肉瘤 M1 和 AkR 自发白血病。不敏感肿瘤多生长缓慢，瘤细胞增殖比率低，如小鼠皮肤癌，CH3 自发乳腺癌和诱发癌。同样敏感株对抗癌药的疗效水平也不相同。

总之，动物肿瘤可通过移植传代而培养出所需要的肿瘤细胞株。其瘤株组织学类型和生长特性较稳定，并能在同系或同种动物中连续传代的肿瘤细胞模型。肿瘤移植于健康动物，相当于活体组织培养，可长期保存瘤种，供实验所用。图 11.1 为皮下接种制备的肿瘤模型。

三、实体瘤的测量及评价指标

（一）肿瘤生长的测定

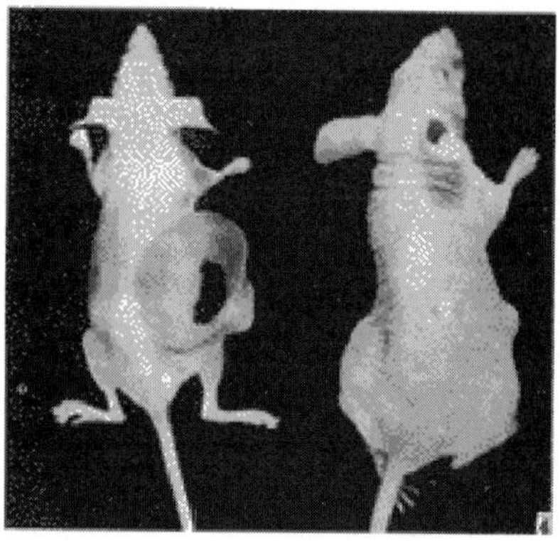

（a） （b）

图 11.1 裸鼠肿瘤生长对照图

（a）正常小鼠；（b）荷瘤小鼠

无论是细胞悬液还是组织块接种法，当出现可触及的肿瘤后，每天测量所有实验组肿瘤大小，直到达到实验需要的尺寸时处死动物，常用的方法有：

1）用游标卡尺测量肿瘤的三维直径，然后计算体积，公式：$R=\sqrt[3]{a\times b\times c}$，其中 a、b、c 分别为肿瘤的长宽厚度；

2）用游标卡尺测量肿瘤的二维直径（最大直径 L 与相垂直的横径 w），按照椭圆形面积或体积计算肿瘤体积，公式 $V(\mathrm{mm}^3)=LW^2/2$ 计算体积；

3）直接测量的肿瘤：如腿部皮下肿瘤可直接测量最大直径，作为衡量肿瘤生长的参数。

常规分析评价生长反应的指标有：肿瘤的生长速率、生长迟缓和再生长迟缓。分别定义为：

1）生长曲线（growth curve）：种植后不同时间测量所得的肿瘤大小与平均生长天数的关系；横坐标为肿瘤生长时间，纵坐标为肿瘤生长大小，制备肿瘤生长曲线。

2）生长速率（growth rate）：在不同时间所测量的平均肿瘤体积与照射前肿瘤体积之比，观察肿瘤生长速率的变化与照射剂量之间的关系。通过测量肿瘤大小（平均直径或体积）表示肿瘤生长速率的快慢。但要求实验的样本量要大。

具体方法：实验中每天或隔天（由肿瘤生长速率而定）测量肿瘤大小，所得结果用时间（横坐标）与肿瘤大小（纵坐标）绘制肿瘤曲线。当肿瘤长到一定大小（大鼠：8～10 mm；小鼠：2～4 mm）时则可进行多种方案处理，观察处理后肿瘤生长速率的变化。一是从照射后算起，肿瘤缩小后再长到与照射当时同等大小所需的时间；另一是从照射时算起，肿瘤长到指定大小所需的时间（$T_{\text{X射线}}$），与对照组肿瘤长到同等大小所需时间（$T_{\text{肿瘤}}$）相比较。

3）生长延缓（growth delay）：指照射前肿瘤大小到特定体积大小所需的时间与对照组所需时间大小比较。该指标是为观察药物的放射增敏作用，确认放射增敏效果而采用肿瘤生长延缓法进行评价。

4）再生长延缓（regrowth delay）：是指肿瘤照射后再生长时间与下次照射时体积的大小所需时间。是肿瘤研究中较实用的观察肿瘤生长特性的指标，经常用以观察实验肿瘤放射治疗及化学治疗效果，评价各种影响肿瘤治疗措施或药效的指标之一。

（二）50%肿瘤控制剂量

50%肿瘤控制剂量（50% tumor control dose，TCD_{50}）：是指 50%荷瘤动物肿瘤得到控制或治愈所需的照射剂量。用来评价某种放射治疗方案对肿瘤的抑制程度。

计算方法：将有同等大小肿瘤的荷瘤动物分组，然后采用不同剂量局部照射肿瘤，定期观察并分析（图 11.2 以肿瘤局部控制率为纵坐标，γ 射线照射剂量为横坐标制图）照射对肿瘤的抑制程度。图 11.3 为 X 射线照射鼻咽癌后不同时间 50%肿瘤控制剂量。

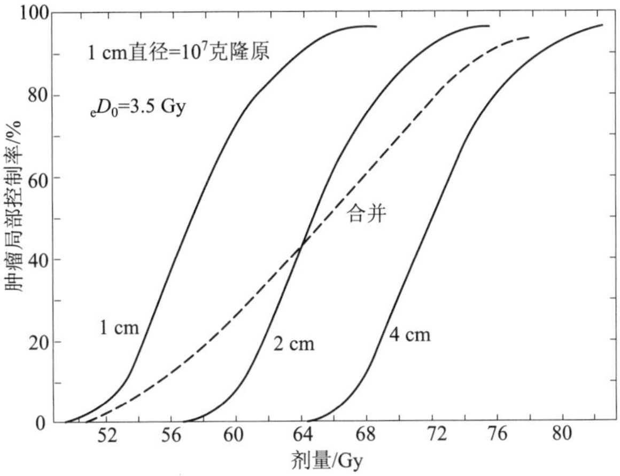

图 11.2　不同剂量 γ 射线照射下肿瘤局部控制率

3 个不同大小的球形肿瘤模型的肿瘤控制率(tumor control probability,TCP)曲线(实线),虚线表示 3 种肿瘤等比例合并后获得的量效关系曲线。假设受到的分次照射剂量是 2 Gy,$_{e}D_{0}$ 值为 3.5 Gy,直径 1 cm 的球形肿瘤包含 10^{7} 克隆原。随着肿瘤体积增加,达到相同控制率所需的照射剂量也增加。球形肿瘤直径从 1 cm 增加至 2 cm 和 4 cm,所含有的细胞数分别增加 8 倍和 64 倍。

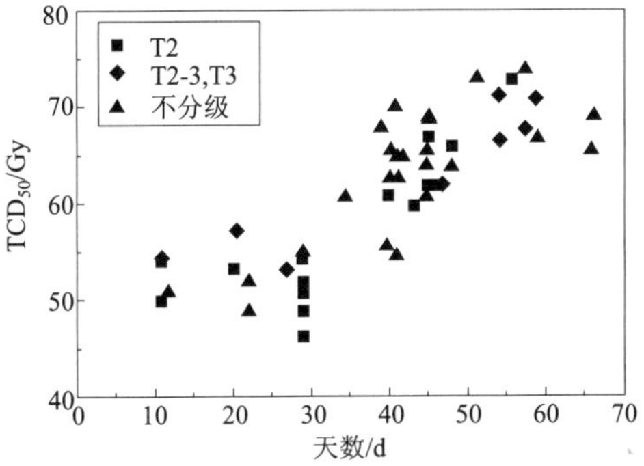

图 11.3　X 射线照后不同时间 50%肿瘤控制剂量

(三) 稀释测定技术

将荷瘤动物照射不同剂量后,取出肿瘤后去除外包膜,制成细胞悬液,计数后倍比浓度稀释,然后接种到动物体内观察肿瘤出现的情况,计算 50%动物发生肿瘤的肿瘤数(TD_{50})。将受 0 剂量照射的荷瘤动物的 TD_{50} 与受不同剂量照射的荷瘤动物的 TD_{50} 值相比,分别计算出各剂量的存活分数(SF)。

$$SF=\frac{TD_{50}\text{对照}}{TD_{50}\text{照射}}$$

上述计算公式可作为动物肿瘤生长的临床检测技术。

早期研究中,人们将肿瘤种(移)植于动物皮下,局部注射抗肿瘤药物,通过卡尺来测量肿瘤的大小以观察疗效,但这不能完全反映临床中多数肿瘤的生物学行为,于是研究者需建立大量的皮下或腹腔肿瘤模型。传统的肿瘤测量方法依赖于临床常规影像技术如计算机 X 线断层扫描(computed tomography, CT)、超声(ultrasound)等,分期分批地处死动物,运用解剖、组织病理、生物化学、免疫等方法来监测肿瘤生长、转移以及对治疗的反应;但是在肿瘤研究中,分子层面的紊乱往往早于大体形态的改变,如果能够探测肿瘤中特异分子的改变,监测肿瘤在基因表达、信号传导以及固有反馈的复杂而动态的相互作用中的生长、转移及对治疗的反应,便可以更清晰地了解肿瘤生物学性状、血管生成、特异性抗原表达、转移过程和对不同治疗方法的反应,更快地实现人类攻克肿瘤的理想。

国内外学者已经意识到动物模型影像的重要性,通过动物模型研究除药物以外的生物试剂,物理疗法(包括放射治疗等)等在肿瘤研究中更是进展迅速。目前应用于动物模型研究的 X 射线成像技术主要是显微 CT(microCT)。microCT 空间分辨率已达到 50 μm,适用于骨癌和肺癌的研究。也有人将 microCT 和数字血管造影术联合应用进行显微血管造影,观察肿瘤血管生成。国内已有适用于小动物研究的微型 CT 系统研制的报道。microCT 分为高速功能型和低照射剂量型,可根据不同需要选择不同的检测技术。

(1) X 射线成像技术的分子影像应用

近几年在动物实验研究中开展了 X 射线成像的分子影像技术,但作为一种具有电离辐射的成像技术,尤其在肿瘤研究中,连续或多次的照射足可以改变动物的免疫状况和其他生物行为而影响实验结果。如果希望连续观察,必然要求以最小的 X 射线剂量照射获得相对合适的图像质量。这不仅要求 X 射线发射源的改进,更需要信号收集及处理软硬件的改进。

(2) 动物专用超声影像系统

动物专用超声影像系统要求高频探头,该动物专用超声分辨率达 30 μm ,几乎达到光镜水平,能够清晰地显示动物(大小鼠)的细微结构;特殊三维重组技术可以实现器官图像的三维重组,测量各个径向的尺寸;观察肿瘤组织内血管的分布,研究肿瘤等组织生长与血液供应之间的关系等优点,提供连续性的针对动物进行结构及功能的研究,其高分辨率的影像可以给研究者提供更清楚的结果。也可为心血管疾病、发育生物学、癌症治疗等相关研究提供更快捷和有价值的帮助。

(3) 磁共振成像

磁共振成像(magnetic resonance imaging ,MRI)不管在人体还是动物模型,通过 MRI 监测质子密度、弛豫率、血流、灌注、弥散等指标发现癌前病变,研究肿瘤血管生成及其在肿瘤生长、转移的作用,探究原位癌进展至浸润癌的机制和过程。

(4) 磁共振显微成像

磁共振显微成像(microMRI,MMRI)是新出现的转基因动物及基因敲除动物的显微成像,是一种利用 MRI 产生显微镜水平的 MRI 信号图像的显微影像技术,专用于小动物成像。与传统 MRI 相比,MMRI 具有更高的磁场强度、更高的分辨率,而且扫描孔径很小,适合于动物模型的研究,但是其成像时间可长达几小时。MMRI 主要应用于肝脏、中枢神经系统、前列腺、肾脏等肿瘤动物模型的研究。Bolan 等运用 MMRI 观察猫脑部皮质内血管,应用内源性血氧水平依赖(blood oxygenation level-dependent,BOLD)技术以及外源性氧化铁对比剂,并通过三维重建技术,高特异性和敏感性地对直径大小显像。

第二节　肿瘤放疗杀死细胞的理论基础

目前,临床上治疗肿瘤常用的方法是手术＋化疗或放疗;肿瘤放疗的目的是杀死手术后残余的肿瘤细胞;而电离辐射杀死细胞的原发机制就是损伤DNA。一般情况下大部分低LET辐射导致的DNA损伤可以被修复,但致死性的DNA双链断裂却是持续以局部多发性损伤位点的形式存在,使细胞的基因组增殖的完整性丧失,从而导致微核形成、染色体畸变和细胞死亡。由于不同种类的细胞对辐射损伤的敏感性及反应机制不尽相同,因此同等剂量损伤的程度亦不同,这取决于细胞各自的生化及遗传学特征。某些分子被证实为该细胞对DNA的敏感性损伤,包括如线粒体、膜脂质和其他一些生长因子受体。细胞损伤的识别导致活化一些信号转导通路,产生一系列相对应的损伤效应。细胞内部分子信号网络和接收到的外部信号(如缺氧、细胞因子、细胞与细胞的接触点、细胞外基质)都会对反应的性质产生影响。辐射作用后活化的通路可促进细胞死亡或存活、细胞周期阻滞或进程、DNA修复或不稳定性。换言之,细胞遭受辐射作用的方式决定了肿瘤放疗的最终疗效。因此控制细胞死亡、细胞周期进程及DNA修复的分子信号通路发生突变是导致肿瘤发生的主要原因,与肿瘤相伴的这些遗传学变化常常也影响肿瘤放射治疗的效果。因此,除了放疗以外,包括化疗、高热、氧化剂、炎症在内的其他一些应激事件也会激活相似的信号通路。与它们所不同的是,电离辐射可引起更严重的DNA损伤,这种损伤常常是致死性的,而且主要引起DNA双链断裂。

一、细胞死亡的分子基础

电离辐射引起的细胞死亡除了直接作用以外,组织的特异性、临床特点和许多其他的复杂因素也会对细胞内在的辐射敏感性产生重要的影响。例如,局部控制肿瘤要求消灭肿瘤的克隆原,但是在一些个体治疗中损伤血管也是非常重要的,尤其是当辐射和一些生物性或化疗性药物联合作用时。同样,辐射也可改变肿瘤和宿主之间的相互关系,包括肿瘤与浸润细胞(巨噬细胞和淋巴细胞)间的相互关系。类似研究主要在体外细胞试验中进行。细胞受照后可以影响其周围旁细胞的活力和突变能力。这种旁观者效应对于辐照后体内正常组织的愈合却是一种"危险"的信号机制。所谓旁观者效应是指细胞受到某因子的影响,可将受到损伤的表型传递给没有直接受到某些因子作用或对其不敏感细胞的一种能力。例如在免疫学领域,混合群中没有直接受到刺激的细胞会表现出免疫响应,因此,放疗过程中产生的一些副作用可能和正常组织修复中释放的细胞因子和其他生物学因素有关,而不是与细胞死亡有关。例如:辐射后正常组织出现纤维化依赖于辐射致细胞缺失的程度,但这种纤维化更多的是一种愈合反应,这种反应受到多种因素的影响,包括健康及损伤等。

常规照射后正常黏膜组织出现反应的时间与肿瘤组织相同,产生的剂量-效应关系也相似。但肿瘤组织的变异性比正常组织要大一些,有些特定类型的肿瘤接受放疗要更容易治愈。因此,我们可以利用不同组织间再生能力的差异来提高放疗效果。在常规的放射治疗过程中采用标准化的剂量分割治疗。这是一种较好的、经验性的治疗方法,但实际上是利用相同物理剂量照射后肿瘤和正常组织间生物学效应存在差异的原理。标准的放疗过程中使用剂量分割的放射生物学理论基础可以用 4“R”(再氧化、再分布、再修复、再增殖)来概括。

二、放射治疗杀死肿瘤细胞及其预测

不同类型的肿瘤在治疗过程中要达到某一治疗效果所需要的辐射剂量不同。传统的治疗被认为给予放射线照射可治愈的肿瘤在体外细胞研究中具有较高的辐射敏感性。但是同一类型的肿瘤其辐射敏感性也可存在较大的差异。因此,研究可以证明细胞内在固有信号通路在辐射效应中发挥了一定的作用。另一个有利证据是突变的癌基因和肿瘤抑制基因通过作用于细胞死亡和增殖有关的通路,使辐射敏感性发生改变。

在临床放射治疗过程中,许多肿瘤照射后都可见到细胞凋亡,这可能是预测辐射效应的一个指标,临床病例研究中发现辐照可治愈的肿瘤具有凋亡的倾向,这也有力地证明了凋亡和临床肿瘤放疗出现的效应具有一定的相关性。而淋巴细胞性肿瘤中细胞凋亡往往比其他类型的癌要明显,如黑素瘤、肉瘤和星形细胞瘤等,后者抗凋亡的能力相对较强。同样,动物实验也证实自发凋亡率高的肿瘤照射后的凋亡指数也高,对辐射也相对敏感一些。需要说明的是,分次治疗的间隔期内还可再出现细胞凋亡。细胞遗传性状的改变常常会产生促凋亡的表型也达到辐射致敏的作用。因此,许多遗传性和后天性的因素都会对放射治疗的结果产生影响。例如肿瘤中克隆原细胞所占的比例、肿瘤的再氧合、再生动力学等因素。所以说,肿瘤模型的研究中不可能仅通过单一的分子标记来对个体效应作出有效的预测。但是目前利用基因微阵列技术对几千种基因进行筛选,仍然是个体化治疗研究方案制订的关键问题。

三、早反应组织和晚反应组织的比较

常规放疗是利用肿瘤组织和正常脑组织对放射敏感性的差异来杀伤肿瘤细胞,达到治疗目的。根据细胞受射线照射后增殖速度和损伤表现的潜伏期不同,将组织分为早反应组织和晚反应组织。

(一) 早反应组织

早反应组织(early response tissue)是在照射后数日至数周出现损伤表达及增殖。即指细胞更新速度快,受照后损伤出现早的组织,通常此类组织 α/β 比值较高。如:① 皮肤反应;② 口腔黏膜反应;③ 造血系统反应等。

(二) 晚反应组织

晚反应组织(late response tissue) 是指在照射后数月至数月年才出现损伤表达或增殖的组织。晚反应组织的特点是这些组织中细胞群体的更新很慢,增殖层次的细胞在数周甚至一年或更长时间也不进行自我更新,如神经组织、血管等均属于晚反应组织。因此,损伤后很长时间才会表现出来。晚反应组织中细胞群体的更新很慢,损伤出现晚,通常此类组织 α/β 比值较低。

由于晚反应组织修复能力比早反应组织强,表现为等效总剂量随分次剂量降低而增加。分次剂量的变化对晚反应组织耐受性的影响要显著大于对早反应组织耐受性的影响。因此对恶性脑瘤,为增加放射治疗效果,必须缩短疗程;但脑组织对单次大剂量照射耐受性差，为减轻放射性损伤，要降低分次剂量，延长疗程。脑瘤组织在照射后经过一段时间会增殖，主要是肿瘤干细胞快速增殖。而正常脑组织照射后不会增殖，而主要是细胞修复。

由于肿瘤干细胞起源于干细胞，在增殖过程中必然也存在异常的分化现象。肿瘤干细胞在肿瘤的发生发展中起着关键性作用，它与肿瘤的转移、抗药性的产生以及治疗后的复发有密切关系。例如将白血病干细胞注入小鼠体内，即可产生致死量的肿瘤细胞，这说明肿瘤组织中存在一种能自我更新和增殖产生肿瘤群体的细胞——肿瘤干细胞（图 11.4）。人的肿瘤也同样存在着肿瘤干细胞。通过比较造血干细胞和白血病干细胞，发现肿瘤干细胞与正常干细胞有一些共同特征：① 都具有自我更新、无限增殖和分化的特点；② 正常干细胞具有迁移归巢的特性，肿瘤干细胞具有转移的特性；③ 两者有许多相似的生长调控机制，相似的调节自我更新的信号转导途径，如 Bmil、Wnt、Shh、和 Notch 等；④ 都有较高的端粒酶活性。但肿瘤干细胞不同于正常干细胞的是：肿瘤干细胞无法分化成熟且倾向于累积复制的错误，而正常干细胞能够防止复制错误的发展。例如人们从乳腺癌中分离鉴定出一类表型特异的细胞群，即 ESA＋CD44＋CD24-/LowLin-，将这类细胞称为成瘤细胞，发现这类细胞在鼠中可持续地形成肿瘤。因此肿瘤干细胞的成功分离证明了肿瘤干细胞的存在，可应用分子芯片技术，分析 TSC 与其相应成体干细胞基因表达特征的不同。该研究为晚反应组织的理论提供了实验依据。图 11.5 表明不同剂量照射后脑胶质瘤细胞和肿瘤干细胞存活曲线。

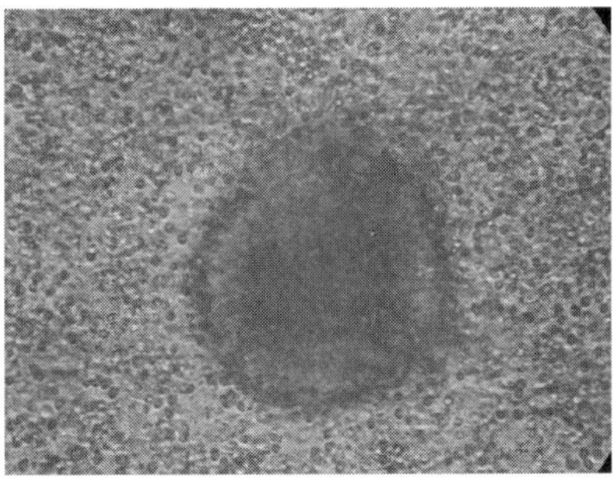

图 11.4 星型细胞瘤（Ⅱ～Ⅲ级）原代培养干细胞培养 7d 后形成神经球样克隆

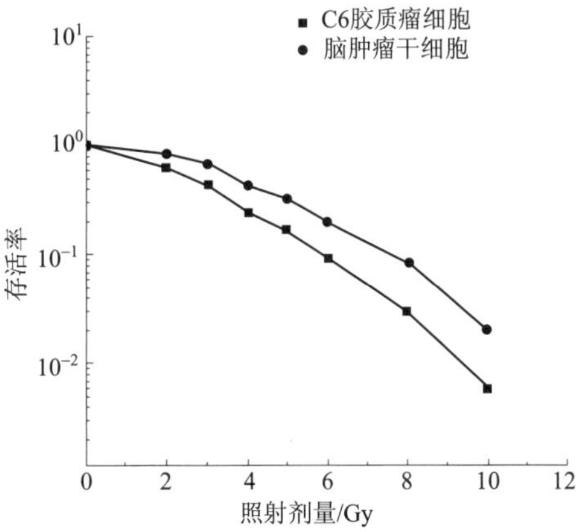

图 11.5 不同剂量照射后脑胶质瘤细胞和肿瘤干细胞存活曲线

（三）影响组织反应早晚的因素

在放射生物学基础及临床实验研究中发现，人体组织中早反应组织和晚反应组织照射以后的反应特点各不相同，在临床放射治疗中应根据生物学特性分别考虑早反应组织和晚反应组织对分次剂量和总治疗时间的不同效应。而不同组织的反应快慢直接影响损伤的修复。

1. 分割照射对组织反应的影响

分割效应最普遍的生物学因素就是亚致死性损伤的修复。不同组织间亚致死性损伤修复的能力是不尽相同的。晚反应组织较早反应组织拥有更强的修复能力，其原因可能是早反应组织中存活细胞在分割间期内发生细胞周期再分布，使未修复的损伤细胞再现，或者改变周期时相进入辐射敏感区。此外，晚反应组织中亚致死性损伤修复持续的时间似乎要比早反应组织长。总之剂量分割对晚反应组织的保护作用比早反应组织更大一些，也就是说随着分次剂量的减少，晚反应组织中等效剂量增加的速度要比早反应组织快。

2. α/β 值

α/β 比值作为 LQ 临床应用公式中的一个重要参数，它的定义是：在描述存活曲线形状或等效分割公式中 A 参数和 B 参数之比。一个特定组织或细胞群体的 α/β 比值，意味着在这个剂量值单击和双击所产生的生物效应相等。

图 11.6 可反映不同组织剂量-细胞存活分数。图 11.6 的总剂量用线性平方模型/方程(linear quadratic models/formulation)进行校正，再计算出与每次 2 Gy 照射总剂量(标准化至 1)的比值。此公式称为 α/β 方程，是由 Kellerer 和 Rossi 等提出的，对于放射生物学理论的研究产生了深远的影响。可根据 NSD 公式作出曲线进行相互之间的比较，其中可忽略时间校正，即 $D=\text{NSD}\times N^{0.24}$。式中，NSD 为名义标准剂量(nominal standard dose)。

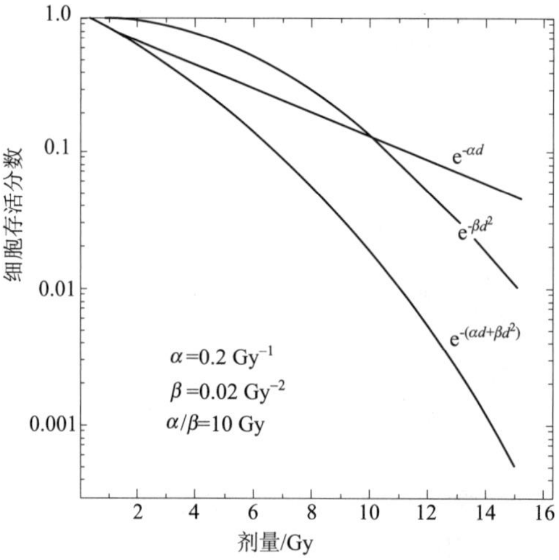

图 11.6　不同组织剂量-细胞存活分数

图中 α 表示单击生物效应系数；β 表示多击生物效应系数。当单次照射引起上述两种效应相等时，α/β 值即为两种效应相等时的剂量。

从图中可知实验获得的急性暴露曲线(最下面的一条曲线)由单击损伤和多击/积聚性损伤两种机制产生。单击损伤模型呈指数型曲线($e^{-\alpha D}$)，多击损伤是和剂量平方的系数 β 相关的持续弯曲的曲线。

在 LQ 模型计算细胞存活模型中，晚反应组织 α/β 值较低，曲线弯曲程度要比早反应组织更大。因此，随着分次照射剂量的增加，晚反应组织效应增强的程度要比早反应组织大。相反，降低分次剂量，晚反应组织要比早反应组织得到更大的保护。见表 11.1 列出 5 种肿瘤细胞照射的 α/β 值。

表 11.1　5 种肿瘤细胞系^{60}Co γ 射线照射的结果

细胞系名称	SMMC-7721	HeLa	A549	HT29	PC3
α/β	0.36	0.94	1.87	1.99	0.50
单次照射 D_{50}/Gy	2.3	2.1	1.4	1.4	1.3
分次照射 D_{50}/Gy	3.4	2.9	1.8	1.7	1.5
ΔD_{50}/Gy	1.1	0.8	0.4	0.3	0.2
单次照射 $\Delta D_{50}/D_{50}$/%	48	38	29	21	15
单次照射 D_{10}/Gy	4.4	4.2	3.1	3.0	2.5
分次照射 D_{10}/Gy	6.5	5.9	3.9	3.7	3.2
ΔD_{10}/Gy	2.1	1.7	0.8	0.7	0.7
单次照射 $\Delta D_{50}/D_{50}$/%	48	40	26	23	28

从表 11.1 可以看出 D_{50} 的分次照射效应高低排列顺序：SMMC-7721，HeLa，A549，HT29，PC3；D_{10} 分次照射效应高低排列顺序为：SMMC-7721，HeLa，A549，HT29，PC3；而 5 种肿瘤细胞 α/β 值从低到高排列：SMMC-7721，HeLa，A549，HT29，PC3；除 PC3 细胞外，其余 4 种细胞辐射敏感性和分次效应均与 α/β 值相关，α/β 越小，细胞越不敏感。

不同组织来源的肿瘤细胞辐射敏感性差异较大，其修复能力和分次照射的生物学效应也有相应的差异，部分肿瘤细胞的辐射敏感性和分次照射的生物效应与其修复能力相关，单次照射剂量存在存活曲线的参数 α/β 值可作为检测肿瘤细胞的敏感差异指标。

一般临床上常用两种不同的分割方案，一种大剂量分割，另一种小剂量分割，两种分割照射中产生的急性反应相同，但是大剂量分割对晚反应组织的损伤较严重。那么降低分割剂量可以使晚反应组织和肿瘤间的效应差异增大，因此应该尽可能降低分割剂量（图 11.7）。例如：假设 1.15 Gy 照两次和 2 Gy 照一次在晚反应组织中产生同样的效应，但只要 1.05 Gy 照二次就可以得到和 2 Gy 照一次相同的肿瘤控制率，治疗增益 1.15/1.05=1.1。因此，用 1.15 Gy 照两次取代 2 Gy 照一次的超分割治疗可以使肿瘤有效生物学剂量增加 10%，尽管早反应的正常组织受到的生物学剂量也增加，但不会增加晚期并发症。

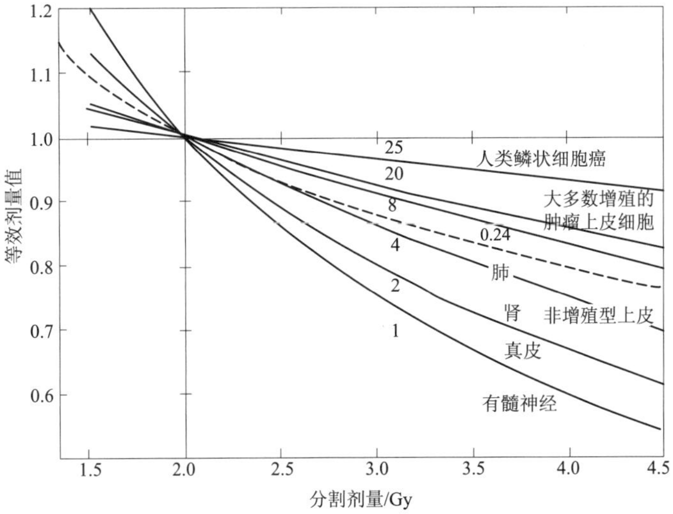

图 11.7　分割剂量的等效剂量比值

图 11.7 显示总剂量和分割剂量间的等效曲线，总剂量用与 2 Gy 分割照射等效总剂量的比值来表示（$LQED_{2\,Gy}$）。α/β 值（Gy）和各种不同组织对分割治疗敏感性大概的排列顺序见曲线中所示。虚线表示的是根据 NSD 公式中 $N^{0.24}$ 来预测的剂量的变化。除了亚致死性损伤修复以外，组织出现的一些其他生物学现象，尤其是再生，不能用这些曲线来解释。

要使超分割治疗获得最好的效果，晚反应组织的亚致死性损伤必须修复完全，因此分次间隔至少应达到 6 h，对脊柱来说，是否再进一步延长间隔时间是肿瘤放射治疗中应考虑的问题。

除此之外，肿瘤放射生物学效应研究中子（或带电的粒子如碳离子）照射时，低剂量照射对远期效应的相对生物学效应（RBE）要比高剂量照射大。因为此时失去了 X 射线分割照射时的保护作用。下边列出反映等效关系的 LQ 公式：

可以用 LQ 效应公式来改变分次剂量的大小（在限制范围内）：

$$D_{new}/D_{ref}=(\alpha/\beta+d_{ref})/(\alpha/\beta+d_{new})$$

式中，D_{new}是分次剂量变为 d_{new}时新的总剂量；D_{ref}是分次剂量为 d_{ref}时的总剂量，所有剂量都用 Gy 表示。假设 d_{new}为 4 Gy，d_{ref}为 2 Gy，在 α/β 值是 2 Gy 的组织中获得相同效应的总剂量比是 0.66；如果组织 α/β 是 10 Gy，那总剂量比是 0.85。图 11.7 中的曲线的制备就是经这样计算得出的。但是使用 LQ 等效公式时应注意以下情况：

LQ 模型并不是在所有的剂量水平都同样适用。它只有在一个有限的剂量范围（2～8 Gy）内可以很好地适用。一旦超过这个范围，尤其是在一些关键的机体组织结构如脊柱，以及分次剂量小于 2 Gy 时，它的有效性和精确性还需进一步验证。

α/β 值不确定对晚反应组织的影响更大，风险也更高。α/β 值为 10 Gy 甚至更大的组织接受不同的剂量分割方案时产生的等效曲线几乎没有差别，但 α/β 分别为 1 Gy 和 2 Gy 时的组织产生的差别就很明显（图 11.7）。

剂量校正一般在低剂量分割区所受影响最大，这个区域同时也是 LQ 模型验证的最少的区域。可以用这个等效公式或者图 11.7 中的曲线比较 α/β 为 2 Gy 的组织中，分割剂量从 2 Gy 变为 1 Gy（增加 33%）和从 2 Gy 变为 3 Gy（降低 20%）时等效剂量的比值。预示等效剂量最大的变化区域出现在曲线的低剂量区和晚反应组织的最小界定区，这也是受剂量分割变化影响最大的区域。

值得注意的是多分割治疗中往往不考虑组织中细胞的再生，而且认为修复必须是完全的。

LQ 模型由于比较简单而受到大家欢迎。尽管系数 α 和 β 的绝对值不知，但是 α/β 的比值可从体内多分割治疗中获得。而且 LQ 模型具有实用性，剂量分割变化对组织效应的影响从 α/β 值中就可以预测。不同组织和肿瘤的 α/β 值如表 11.2 所示。

表 11.2 不同组织和肿瘤早反应/晚反应组织的 α/β 值[1)]

早反应组织	α/β 值/Gy	晚反应组织	α/β 值/Gy
皮肤（脱皮）	9.4～21	脊髓（瘫痪）	1.6～5
猪的皮肤（脱皮）		— 颈段	2～3.4
— ≤16 d	8.7	— 腰段	4～5
— >16 d	0.9	脑（LD_{50}/10 个月）	2.1

续表

早反应组织	α/β值/Gy	晚反应组织	α/β值/Gy
唇黏膜(脱皮)	7.9	肾(多数重点)	0.4～5
空肠黏膜(克隆)	7～13	肺(肺炎)	1.6～4.5
舌黏膜(溃疡)	11.6	肺(纤维化)	2.3
结肠黏膜(克隆)	7～8.5	心力衰竭	3.7
毛囊(脱毛)		肝(克隆)	2.5
— 毛发生长初期	7.5	膀胱(排尿频率)	7.2
— 毛发生长末期	5.5	膀胱(收缩)	5.8～11
睾丸(克隆)	13.9	肠(狭窄/穿孔)	3.5～5
脾(克隆)	8.9	肠(瘘/梗阻)	10.7
骨髓(克隆)	9	肠(直肠狭窄,<5 d)	6.2
黑素细胞(脱色素)	6.5	肠(直肠狭窄,>5 d)	1.1
		皮肤挛缩	1.5～3.5
肿瘤(治愈)		皮肤伤口愈合	2.5
		白内障	1.2
实验性肿瘤	10～35	人骨折	2.2
大部分人体肿瘤	6～25	软骨和黏膜下层	1～4.9
人前列腺癌	1.5	整体照射(LD_{50}/1 a)	5.1

注:1) 这些数值是许多文献的综合。单个数值是从某一个研究中获得的均值,数值范围是来自多个研究的均值,见参考文献。

不同组织的亚致死损伤修复能力不同,晚反应组织比早反应修复快,每次照射 1.2 Gy,两个分次不少于 6 h 的超分割治疗可以使晚反应正常组织比早反应正常组织及肿瘤受到较小的损伤,从而提高治疗比。当然此时正常组织的早反应也加重。

第三节　放疗后肿瘤的反应

正常细胞一般增殖速度慢,而照射后由于改变了细胞周期,同时改变了细胞的放射敏感性,潜在致死性损伤的修复(potentially lethal damage repair,PLDR)比较明显,细胞增殖周期恢复快;而肿瘤组织和细胞群(cell population)不同于正常细胞群,肿瘤细胞具有三个显著的基本特征:不死性、迁移性和失去接触抑制特性。除此之外,肿瘤细胞还有许多不同于正常细胞的生理、生化和形态特征。肿瘤组织受照后出现再生长加速。

一、肿瘤的生长

肿瘤的再生长与肿瘤生长动力学参数有关,肿瘤的生长速度取决于以下三个因素。

(一) 潜在倍增时间

潜在倍增时间(potential doubling time,T_{pot})指细胞丢失系数为零时克隆原细胞数目增加一倍所需的时间,它取决于肿瘤生长的体积大小以及肿瘤细胞周期的长短;恶性转化细胞的生长周期与正常细胞一样，分为 G_0、G_1、S、G_2 和 M 期。多数恶性肿瘤细胞的倍增时间并不是想象的那样比正常细胞更快，而是与正常细胞相似或者长于正常细胞。检测倍增时间常用的测定方法有：^{3}H-TdR 标记法，流式细胞仪分析法测量增殖活性的首选方法。

一般可以通过 S 期的平均持续时间（T_s）和被标记的处于 S 期的细胞百分数（LT）来推算出。公式为 $T_{pot}=\lambda T_s/LT$。其中 λ 是细胞周期分布的校正系数。也可以通过 T_{pot} 对再生效应的动力学进行预测。常用 T_{pot} 来评估采用加快治疗尽可能使肿瘤的再生达到最小化可带来的益处。早期的结果提示用 T_{pot} 来进行预测可能有一些价值，因为治疗前肿瘤生长未受干扰的状态下测得的细胞周期时间和治疗时、治疗后是不一样的。治疗时实际的再生速度可能超过也可能达不到通过 T_{pot} 推算出的预测值。其他一些可以反映细胞丢失速率的指标，如肿瘤再生速率或凋亡指数、出现加速再生长前的潜伏期的长短可能也需要被考虑在内。

（二）生长分数

生长分数（growth fraction）：是指肿瘤细胞群体中处于增殖阶段（S 期＋G_2 期）的细胞的比例。当肿瘤处于恶性转化初期时，生长分数较高，但是随着肿瘤体积的持续增长，多数肿瘤细胞处于 G_0 期，即使是生长迅速较快的肿瘤生长分数也只有 20%；肿瘤的生长速度决定于生长分数和肿瘤细胞的生成与丢失之比，而与倍增时间关系不大。目前化疗药物几乎均针对处于增殖期细胞，因此生长分数高的肿瘤（如高度恶性淋巴瘤）对于化疗特别敏感．常见的实体瘤（如结肠癌）生长分数低，故对化疗不敏感。

生长分数一般是指正处于细胞周期循环中的肿瘤细胞的比例。实体瘤的生长分数较低（约 20%）。随着肿瘤不断变大，生长分数还可能会降低，肿瘤生长速度就更加缓慢。

图 11.8 显示的是理论上的剂量-体积直方图，*a-e* 显示了 100%肿瘤体积和 100%剂量变化的最小偏差，表示 5%的肿瘤体积受照不足 5%（0.5×D_{10}）。总剂量 70 Gy 的照射中 *b-e*、*c-e*、*d-e* 表示 5%的肿瘤受照剂量不足的程度分别为 10%（1×D_{10}）、15%（1×D_{10}）、20%（2×D_{10}）。图 11.8 中显示的 4 种不同水平的照射剂量不足对 TCP 的影响。假设总剂量 70 Gy 每次 2 Gy 照射时 TCP 为 90%，5%的肿瘤受照剂量不足 5%（0.5×D_{10}）、10%（1×D_{10}）、15%（1.5×D_{10}）20%（2×D_{10}），可使 TCP 分别下降 1%、3.5%、12.5%和 35%。说明即使受照不足的体积很小，中等程度或严重的照射剂量不足也很危险。图中 *b-e*、*b-f*、*b-g* 分别表示 5%、10%、20%肿瘤受照剂量不足 10%。

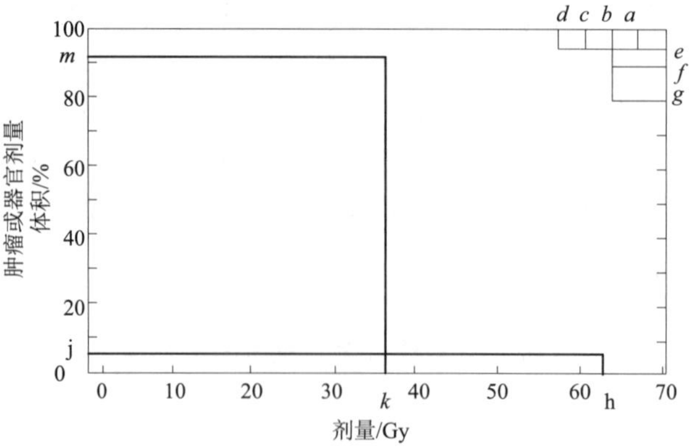

图 11.8　不同剂量 X 照射后肿瘤或器官剂量-体积直方图

图 11.8 表明细胞诱导性治疗后,生长分数可能增大,促进肿瘤加速再生。在一些正常组织中也可发现类似的效应(肝脏、真皮)。这些组织中只有一小部分的细胞处于细胞周期循环中。但通过募集处于 G_0 期的静止细胞进入细胞周期循环也可以很迅速地进行再生。

(三) 瘤细胞的生成与丢失

肿瘤的进行性生长及其生长速度取决于细胞的增殖大于丢失的程度。由于肿瘤细胞营养供应不足,坏死脱落以及机体抗肿瘤反应等因素的影响,在肿瘤生长过程中,有相当一部分瘤细胞失去生命力。而肿瘤细胞的生成与丢失的程度共同影响着肿瘤的生长。在生长分数相对较高的肿瘤中,瘤细胞的生成远大于丢失,因此其生长速度比肿瘤细胞丢失快得多。

除此之外,由于肿瘤细胞的接触抑制丧失(即:正常细胞在体外培养时表现为贴壁生长和汇合成单层后停止生长的特点,即接触抑制现象),导致肿瘤细胞即使堆积成群,仍然可以生长。

肿瘤生长过程中,既有新细胞不断产生,又有因细胞增殖死亡、不断凋亡、坏死而丢失的细胞。细胞生长和丢失两者的平衡状态影响肿瘤组织的生长速度。肿瘤的生长速度主要取决于瘤细胞的生成大于丢失的程度。同时取决于生长分数和肿瘤细胞的生成与丢失的比例,而与倍增时间关系不大。生长分数高的肿瘤(如高度恶性淋巴瘤)对于化疗特别敏感。常见的生长分数低的实体瘤(如结肠癌)对化疗不敏感。

二、照射对肿瘤组织的生长抑制与正常组织的修复

在肿瘤治疗过程中,无论是化学还是放射疗法在杀死肿瘤细胞的同时,正常组织和细胞液受到累及,但是两者恢复的速度存在一定的差异,主要特点如下:

(一) 受照后肿瘤细胞生长状态

1) 受照后的肿瘤细胞不比正常细胞生长快,甚至还比正常细胞生长慢。虽然照后会暂时性加速肿瘤的生长速度,但是其速度远慢于正常细胞的损伤修复。瘤体增长快慢与瘤细胞生长快慢是两个概念。瘤体增长快并不说明瘤细胞就一定生长快,一方面肿瘤的生长速度与肿瘤受损伤的程度有关;除此之外,与肿瘤及正常细胞周期不同有关,即肿瘤细胞受照后 G_2 明显延长。

2) 受照后肿瘤细胞的生长速度与人体正常细胞在代谢上有些不同,这主要体现在能量代谢和物质代谢上。肿瘤细胞能量代谢的特点表现在活跃地摄取葡萄糖和谷胺酰胺,进行有氧糖酵解(Warburg 效应)。这种能量供给方式对肿瘤细胞却是必需的,它既为肿瘤细胞的不断生长提供能量,也为它们提供了生物合成的原料,肿瘤细胞能量代谢的特点表现在活跃地摄取葡萄糖。因此肿瘤不同的代谢方式对肿瘤早期诊断和靶向治疗具有重要意义。

(二) 正常细胞的生长状态

1) 正常细胞受电离辐射作用后,细胞存活率降低;DNA 损伤的修复能力是维持遗传完整性的基础。如果细胞内有几个 DNA 断链不能重接,则细胞将会死亡,剂量存活曲线呈 S 形,细胞核 DNA 损伤与修复能力决定于细胞的辐射敏感性。由于淋巴细胞是对辐射最敏感的细胞之一,因此照射后引起 DNA 损伤,^{3}H-TdR 掺入量降低,DNA 合成明显受到抑制。

2）正常细胞的能量代谢特点为使用葡萄糖在线粒体内进行氧化磷酸化，这种代谢方式是细胞损伤后修复的关键。肿瘤细胞能量代谢的特点表现在活跃地摄取葡萄糖。

3）正常组织放射损伤后，自身稳定功能发生改变，细胞周期缩短，发生以下变化：

① 增殖期死亡：早期的放射生物学家发现，临床上相关剂量照射后产生致死性损伤的细胞在“有丝分裂死亡之前仍会经历一次或数次的分裂”。② 间期死亡：与增殖期死亡相比，有些类型的细胞，包括许多淋巴细胞、一些少突神经胶质细胞、唾液腺中的浆液细胞、甲状腺、肠隐窝、毛囊，在辐照后的 2～6 h 内会发生相对较快的“间期死亡”，而且一般只要低剂量的辐射就可导致间期死亡；也就是说，间期死亡可认为是“辐射敏感”细胞的特征之一。重要的是，间期死亡的细胞不再有增殖能力。间期死亡现在被认为是一种快速凋亡。③ 凋亡：凋亡的形态学特征有核浓缩、胞体缩小、质膜出芽、核裂解伴凋亡小体形成。从生物化学的角度来看，凋亡过程中核酸内切酶活化将 DNA 碎片变成一个或数个核小体样大小的片段，片段中一般含有 180～200 个或其整数倍的碱基对，在琼脂糖凝胶电泳时产生特异性的“梯形图像”。在组织切片中，可以通过形态学的改变来识别凋亡细胞。发生快速凋亡只局限于特定的细胞类型，甚至只有位于组织特定部位、处于组织发展阶段的细胞才可出现。换句话说，辐射只能使那些细胞已经有凋亡倾向的组织和肿瘤增加凋亡的频率。不管有无接受照射，淋巴瘤一般具有凋亡的倾向，而脑胶质瘤多形性细胞则没有。④ 坏死：与凋亡相比，坏死很大程度上是一种病理过程而不是生理过程。它不要求细胞产生主动的代谢性过程，它主要参与损伤和病原入侵时组织愈合的反应。坏死也是血管损伤时的一种病理性反应，是一种“缺乏”死亡途径的没有凋亡结构的细胞。坏死的主要表现有膜的完整性丧失、细胞体积变大、溶酶体酶释放、产生炎症反应。而在炎症反应中伴有释放的一些细胞因子又将细胞死亡和特异性免疫反应联系起来。坏死细胞的 DNA 在琼脂糖凝胶电泳上表现为一个“污点”。⑤ 辐射诱导的另一种死亡形式是自我吞噬（即自噬），该处细胞空泡内的细胞器被包绕形成自噬小体后消化。这种情况常常在营养缺乏时最常见，但也是器官结构形成和组织构建过程中另一种形式的“程序性”细胞死亡（Ⅱ型）。除细胞死亡以外，辐射还可诱导产生其他类型的效应，而这些辐射效应在特定类型的细胞中可能很重要。

三、电离辐射诱导肿瘤细胞的凋亡

几乎所有肿瘤细胞受照后都会发生增殖抑制（包括 G_1 期停滞，S 期蓄积和 G_2/M 期阻滞），但只有敏感细胞才发生凋亡。已经证明，肿瘤细胞对凋亡的敏感性和对辐射的敏感性是一致的。为提高肿瘤的放射治疗效果，有必要对细胞受照后增殖抑制和凋亡的关系进行探讨。其中 G_1 期停滞依赖于野生型 p53 基因的存在，而临床上 50％以上的肿瘤细胞有 p53 基因的缺失或突变，照射后不能发生 G_1 期停滞；S 期蓄积见于较高剂量的照射，在临床照射剂量下不常见；G_2/M 期阻滞发生于大多数肿瘤细胞中，且不论照射剂量的高低均可发生。因此，本研究以辐射敏感的 HL-60 细胞、CEM 细胞和辐射耐受的 K562 细胞为对象，观察了辐射诱发敏感性不同细胞 G_2/M 期阻滞和凋亡的发生及两者之间的关系，见表 11.3 和表 11.4。

表 11.3　HL-60 细胞 G_2/M 期阻滞和凋亡发生百分比(%)

组　别	G_2/M	APO	APO2.7	ladder
Con	18.5	3.1±1.7	2.0	−
TPA	16.4	4.5±1.3	7.2	−
CAF	13.7	4.5±3.0	8.3	−
IR	51.7	21.1±2.9	21.0	+
IR+TPA	68.2	5.9±1.8*	9.5	−
IR+CAF	36.4	32.0±5.5△	37.2	++

注：*：IR+TPA 与 IR 相比，$P<0.01$；△：IR+CAF 与 IR 相比，$P<0.05$；−：无 ladder；+：有 ladder；++：ladder 明显。

表 11.4　K562 细胞 G_2/M 期阻滞和凋亡发生的百分比(%)

组　别	G_2/M	APO	APO2.7	ladder
Con	6.4	0.5±0.3	2.7	−
CAF	7.6	4.5±0.6	6.5	−
IR	71.3	2.0±1.1	12.5	−
IR+CAF	12.5	20.1±3.5*	34.4	+

注：*：IR+CAF 与 IR 组相比，$P<0.01$；−：无 ladder；+：有 ladder。

HL-60 细胞和 CEM 细胞受照后首先发生 G_2/M 期阻滞，然后出现凋亡；K562 细胞受照后一定时间内只出现明显的 G_2/M 期阻滞，没有凋亡发生，这一方面表明 HL-60 和 CEM 是辐射敏感细胞，K562 是辐射耐受细胞；另一方面也表明 G_2/M 期阻滞是细胞对辐射的基本反应，照后很快就发生，而凋亡的发生还受其他因素的影响。辐射耐受的肿瘤细胞受照后只出现周期阻滞，而不发生凋亡，一段时间后 DNA 损伤修复，阻滞解除，继续存在细胞周期中。这可能是某些肿瘤放射治疗疗效差的原因之一。

第四节　正常细胞组织和肿瘤动力学

肿瘤细胞增殖动力学问题是放射治疗的关键理论依据。研究正常细胞和肿瘤细胞的增殖动力学的差异，对于制订最佳治疗方案，更有效地杀灭癌细胞和减少机体正常细胞的损伤均有重要意义。细胞增殖动力学认为在有增殖能力的组织中细胞可分为增殖细胞群和非增殖细胞群两大类。多数学者认为，在肿瘤细胞生长的早期，大多数呈现指数增长的特征，以后增长速度会逐渐变慢。

一、细胞增殖周期

细胞各组成部分在不断发展变化的基础上还要不断增殖，产生新细胞，以代替衰老、死亡和创伤所损失的细胞，这是机体新陈代谢的表现，也是机体不断生长发育、赖以生存和延续种族的基础。细胞以分裂的方式进行增殖，每次分裂后所产生的新细胞必须经过生长增大，才能再分裂。把细胞增殖必须经过生长到分裂的过程称为细胞周期。换句话说，细胞增殖周期（或细胞周期）是指细胞从一次分裂结束开始生长，到下一次分裂结束所经历的过程称细胞周期（T_c）。肿瘤细胞的细胞周期在本质上与正常细胞相同。细胞增殖周期可分为两个时期，即间期和有丝分裂期。

细胞周期的各部分组成

有丝分裂指数（mitotic index，MI）：指在某一分裂组织或细胞群中，处于有丝分裂 M 期的细胞数占其总细胞数的百分数。是作为表示细胞繁殖活动程度的指数。可用于测定正在进行不同步细胞分裂的细胞群的细胞分裂时间。为此将计数有丝分裂细胞比值的参数称有丝分裂指数，其计算公式：

$$MI=\frac{T_m}{T_c}$$

式中，T_m 为有丝分裂时间；T_c 为细胞周期时间。

另外还可用同位标记 3 氢胸腺嘧啶核苷（^{3}H-TdR）测定细胞的 DNA 合成；用放射性自显影标记指数（labeling index，LI）表示 3 氢胸腺嘧啶核苷（^{3}H-TdR）的量，即：

$$LI=\frac{T_s}{T_c}$$

式中，T_s 为细胞周期合成时间；T_c 为细胞周期时间。

大部分肿瘤在放射治疗过程中出现衰退，在辐射剂量-分割效应上和早反应的正常组织相似，但近年来研究发现前列腺癌的 α/β 比值较低，和晚反应组织相似。放疗后肿瘤衰退的程度反映出细胞丢失的速度，而细胞丢失的速度是由组织周转更新的动力学决定的。因此，细胞丢失系数低的肿瘤，即使所有的克隆原都被杀灭，肿瘤不再复发，照射后反应的速度仍然很慢。也就是说在细胞增殖过程中同时存在细胞的丢失，正常情况下丢失细胞可能达到100%，但在特殊肿瘤细胞群中，也可能丢失超过增殖。

二、瘤细胞的生成与丢失

组织生长的特征之一是细胞丢失系数（ϕ）小于 1。在肿瘤尤其是恶性肿瘤中，ϕ 实际上接近于 1。这就是为什么肿瘤的生长速率（平均倍增时间是 60 d）要比通过增殖活力所预测的生长速率低的原因。有丝分裂计数、S 期计数或标记指标反映的潜在倍增时间为 3～7 d。因此，增殖指数高并一定就表示肿瘤生长很快。皮肤基底细胞癌就是个典型的例子。皮肤基底细胞癌中可见大量有丝分裂的细胞，但其生长却很缓慢，因为细胞大面积凋亡，ϕ 很高。细胞坏死、凋亡、脱落都会对肿瘤的 ϕ 产生影响。

三、辐射后肿瘤体积的缩小

细胞丢失率高的肿瘤，不管治疗前的生长速度如何，辐射后可很快发生衰退，如果没有过度地延长总疗程，预后较好。只有细胞丢失系数降低，克隆原细胞的衰退才会影响组织中的细胞替换。另一方面，细胞丢失率低的肿瘤如果其中大部分细胞生长很活跃，那么肿瘤生长速度就快，也可以很快出现衰退，但是预后不佳。因为衰退出现的快慢不能作为判断预后的指标。但是实际工作中细胞丢失率高的肿瘤要比细胞丢失率低的肿瘤常见。快速衰退常常是预后良好的征兆。然而，快速衰退也可以促使再生加速，因此不应该过度延长总疗程。

同样的道理也适用于那些衰退缓慢的肿瘤。比如前列腺癌，部分发生结节性硬化的霍奇金病，睾丸的畸胎瘤，一些软组织肉瘤，脉络膜的黑素瘤，脑膜瘤，垂体腺瘤，脊索瘤或球状血管瘤。衰退缓慢提示肿瘤增殖可能也缓慢，细胞丢失系数低，会有基质残留，有时会出现治疗失败。如果通常很快发生衰退的肿瘤出现衰退减慢提示局部控制的可能性不大，但并不一定表示治疗失败。

治疗引起细胞缺失后为了维持自身平衡常常会出现细胞再生。早反应的正常组织内细胞丢失率减低（细胞丢失系数降低）可出现快速再生。细胞生成率高的肿瘤和细胞丢失系数高的肿瘤生物学行为相似，很可能都出现迅速衰退。但当放疗、化疗或手术失败后会出现复发早、再生快。

放疗后肿瘤出现反应的速度各不相同，这其中有许多原因，但是对于肿瘤放射生物学的实际意义在于肿瘤衰退的速度虽然很快，但不能立即就降低总的照射剂量。同样，生长缓慢的高细胞丢失系数肿瘤到达局部控制的同时可能很早就出现组织再生。像对待快速生长型肿瘤一样超常地延长治疗时间可能不能达到局部控制。高度分化的肿瘤（细胞丢失分数高）更容易很早就出现细胞丢失系数降低和组织再生，尤其是在延长总疗程时，这常常会误导肿瘤的局部控制。

第五节　人体肿瘤的再生

正常组织细胞的再生速度是可以通过外界因素作用得到明显提高；同样对于肿瘤细胞的再生速度却不受环境影响。因此认为肿瘤细胞再生是亚健康细胞的突变和遗传因素所致。人体肿瘤中克隆原再生，表现为需要增加照射剂量或增加治疗时间才能控制肿瘤。此外，如果照射剂量维持不变，随着治疗时间延长，肿瘤控制率出现下降这也是研究肿瘤再生能力的一项指标。肿瘤控制率的下降可以为头颈部肿瘤标准放疗过程中出现加速再生长提供证据。所有部位的肿瘤都可能出现加速再生长，但出现再生的时间以及再生的速度可以不同。同一类型的肿瘤在不同个体之间以及不同类型的正常组织，它们再生的程度和出现再生的时间也各不相同。

剂量分割治疗过程当中及治疗后肿瘤出现加速再生，可以从许多现象中得到证实。当一再延长照射时间时肿瘤再生，尤其值得关注。

一、肿瘤复发出现的时间

一个肿瘤细胞必须经过大约 30 次倍增（达到 2^{30} 或 10^{9}）才能被检测出认定为肿瘤复发，即使 10 000 个存活细胞也要经过 15～17 次倍增才能检测得到。大部分头颈部肿瘤的局部复发可在放疗后的 12 个月内检测出。这与 10 000 个细胞存活时肿瘤体积倍增时间平均约是 2～3 周是一致的。因此，既然照射前肿瘤体积倍增时间平均约是 2 个月，治疗失败后残余的克隆原生长必定是加速的，类似的肿瘤放疗后快速再生在亚治愈性放疗后肺部出现的转移灶中也可以出现。

二、分段治疗

分段治疗与总剂量相等的持续治疗相比，如头颈部鳞状细胞癌，肿瘤的局部控制率要低，这说明疗程延长的过程中肿瘤出现了生长。但有些肿瘤不符合这个规律，如前列腺癌生长非常不活跃，是一个例外。

三、延长治疗

许多回顾性分析研究发现，延长治疗时间可降低局部控制率如头颈部肿瘤，这和肿瘤加速再增殖是一致的。包括以下三种类型：

（一）散点图分析

总疗程延长后口咽部鳞状细胞癌（SCC）的治疗效果变差（图 11.9）。总疗程为 30～55 d 时，治疗每延长一天，总剂量要增加 0.6 Gy 才能保持相同的肿瘤控制率。如果 1.8～2.4 Gy 的剂量可使细胞存活率下降 50%，那么每天增加 0.6 Gy 的照射剂量和克原隆每 3～4 d 倍增一次是一致的。肿瘤在自然生长状态下倍增时间约是 60 d，这些数据说明放疗期间肿瘤的生长速度出现显著的变化。

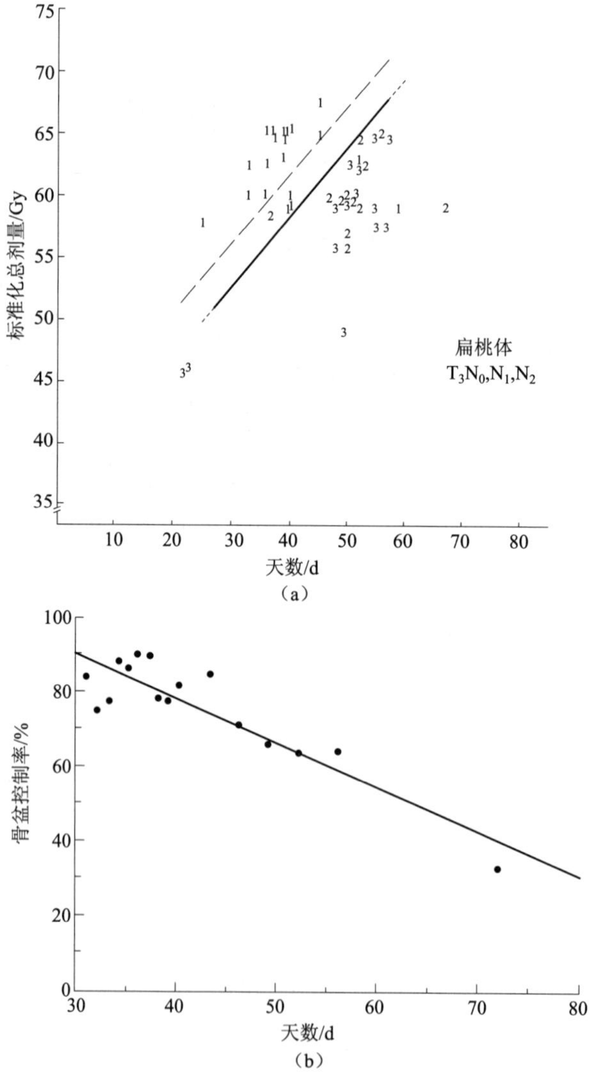

图 11.9

（a）照射不同时间标准化总剂量；（b）照后不同时间骨盆控制率/%

图 11.9 所示的照后控制率在 11 种其他类型病人的口咽部癌症、贲门上喉癌，以及美国、加拿大、英国九大医学中心早期关于扁桃体 SCC 数据中可以观察到。有关扁桃体 SCC 的多中心研究很有意义，因为各中心的治疗方案不同，其证实对恶性度高的肿瘤延长治疗时间以提高 50%肿瘤控制剂量（TCD_{50}）的做法是不可取的。

（二）TCD_{50} 分析

图 12.9 是文献中报道的头颈部 SCC 的 TCD_{50} 值，治疗时间不超过 28 d，TCD_{50} 不受治疗时间的影响，疗程达 28 d 以后 TCD_{50} 随时间延长迅速增加（增长 0.6 Gy/d）。由此可以看出，头颈部 SCCs 照射后出现再生的潜伏期是 3～4 周，倍增时间平均是 3～4 d。

（三）分析初始肿瘤控制率

以标准化的方案进行照射（如总剂量 50 Gy 在 4 周内分 20 次进行照射），但由于某种原因总疗程被延长了，肿瘤控制率会出现降低，头颈部癌一般每天降低 1%～2%（图 11.9）。需要注意的是，照射后肿瘤出现再生的潜伏期是 4 周，且 4 周后 TCD_{50} 增加 0.6 Gy/d，并不是说头颈部肿瘤的放射治疗最好在 4 周内完成。黏膜的再生大约在照后 10～12 d 时就开始且再生速度较肿瘤快，此后要达到同等黏膜效应日平均剂量至少要增加 1 Gy。因此，相对于肿瘤控制率来说，疗程超过 4 周对增加黏膜耐受性还是有益的。只有治疗期间不出现增殖的晚反应组织损伤较大。如果能够在尽可能短的时间内完成主要晚反应组织可耐受剂量的照射，且急性反应可接受，不影响肿瘤受到照射的总剂量，治疗的增益效果将最大。

第六节　乏氧对肿瘤细胞的影响

一、乏氧再氧合

肿瘤乏氧再氧合（reoxygenation of hypoxic cell in tumors）是指乏氧肿瘤组织在分次照射后乏氧细胞的氧合。在分割放疗过程中了解肿瘤发生再氧合的程度很重要。如果肿瘤克隆原 30%是乏氧的，70%是含氧正常的，且在每次 2 Gy 的分割治疗过程中这个比例没有发生变化，那么在最初几次分割照射后存活细胞中大部分是乏氧细胞。总剂量为 70 Gy，每次 2 Gy 的分割治疗不会使细胞存活率低于 10^{-4}。因此，临床上肿瘤控制率达到很高时都会有再氧合存在。尽管再氧合不充分会导致一些治疗失败，但再氧合还是需要的。再氧合对多剂量分割治疗反应的影响可见表 11.5。例如，80%含氧细胞和 20%乏氧细胞构成的肿瘤所需的剂量比所有细胞都是含氧细胞的肿瘤所需的剂量要高 15%。肿瘤细胞受损较血管严重，间质压力降低、血管密度增加以及暂时性血管闭塞减少引起的更充分的氧弥散，都是发生再氧合的原因。需要注意的是再氧合过程中产生的自由基对细胞可能有一定毒性，这种辐射增敏作用机制的重要性还有待进一步明确。

大部分有关动物肿瘤再氧合动力学的研究都采用了相对大的分割剂量治疗，发现各种不同肿瘤之间还存在一定的差异。大多数情况下，再氧合发生很迅速，在 6～24 h 内就已完成。人体肿瘤中的再氧合动力学仍然存在着争议，不同类型及不同部位肿瘤的再氧合动力学明显不同。多个小剂量治疗时再氧合的作用可能比单一大剂量治疗时更有效。从生长迅速的实验肿瘤中获得的结论对生长缓慢的人体肿瘤生物学研究不一定适用。在任何情况下，分割照射过程中出现的再氧合对肿瘤都有一定的致敏作用。因为正常组织氧合充分，肿瘤再氧合可提高分割治疗，甚至是大剂量分割对单一剂量照射的治疗增益比。所谓治疗增益比：表示因某种治疗技术致使的肿瘤控制概率与周围正常组织损伤率之比，该比值正比于两者所受的剂量之比，可以通过提高肿瘤的治愈剂量和放射敏感性，也可以通过减少正常组织损伤的办法来提高放射治疗的治疗增益比。

表 11.5 不同乏氧情况和氧合完全的情况下 2 Gy 照射后达到相同存活率所需照射剂量的比值[1)]

含氧与乏氧细胞比[1)]	剂量修正因子
100/0	1
90/10	1.07
80/20	1.15
70/30	1.23
60/40	1.35

注：1) 假设在不同剂量水平氧增强比都是 2.5。

由表 11.5 可以看出分次剂量的改变似乎不可能影响再氧合的有益作用。在完全的超分割治疗中，每次分割的剂量很小，10%～20%的细胞乏氧对产生的效应几乎没有什么影响，尤其是在低剂量 X 射线照射时，因为这时氧增强比 OER 是最低的。如果总疗程没有缩短，那发生再氧合的时间还是一样的。因此在临床加速治疗（见后第七节）过程中，需要注意存活的乏氧细胞所占比例随着时间延长会不断增加。然而，实验研究发现肿瘤再氧合的速度很快，而且实验研究与临床上 3～4 周的近距离放疗都可以获得很高的肿瘤控制率，说明大部分肿瘤再氧合是充分的，即使是短期的分割照射或低剂量率照射也可得到同样的结果。

如何解决肿瘤的乏氧问题是临床医生关注的重点。目前主要的措施如下：

1) 直接或间接增加肿瘤内的氧含量：吸入碳氧混合气体（95%氧气和 5%二氧化碳）、运用促红细胞生成素、输血、吸入高压氧，或者运用能够提高血红蛋白与氧的亲和力的物质，例如 RSR13 等，目的就是通过提高血氧饱和度，增加氧的弥散距离。

2) 微波治疗：通常作为放射治疗的辅助手段，机制如下：抑制肿瘤细胞亚致死性损伤的修复；S 期细胞和乏氧细胞对热作用敏感而达到与放疗互补的目的；增加肿瘤的血流适当提高肿瘤组织氧含量；热疗可以导致肿瘤组织血管内皮细胞损伤，血管修复能力下降；抑制肿瘤血管的生成。从而增加放疗效果。

3) 乏氧细胞增敏剂：应用氧的类似物，如尼莫唑（nimorazole）和依他硝唑（etanidazole），能在固定照射损伤的过程中起到氧的作用。潜在的优势是不需要进入正常细胞的代谢，而仅增加乏氧细胞对放射的敏感性。

4) 乏氧选择性（特异性）细胞毒物质：乏氧选择性细胞毒物质是一类既具有放射增敏作用，又有细胞毒作用的化合物。不仅是肿瘤细胞特异性杀灭（乏氧是肿瘤特异的），而且所杀灭的细胞正是传统治疗所耐受的细胞（“完全细胞毒概念”），另一个主要优点在于增强了常规抗癌药的杀灭效果，这是通过暂时氧化乏氧细胞而无法达到这种治疗效果的。目前，有三类乏氧特异性细胞毒物质正在临床使用或正在开发为临床使用，它们是苯醌类、硝基咪唑类、三氯甲苯 $\beta_2 N_2$ 乙酰葡萄糖胺酶类。

二、周期再分布

细胞处于分裂周期的不同时相其放射敏感性是不同的，细胞存活曲线的初始斜率也存在明显的差异。

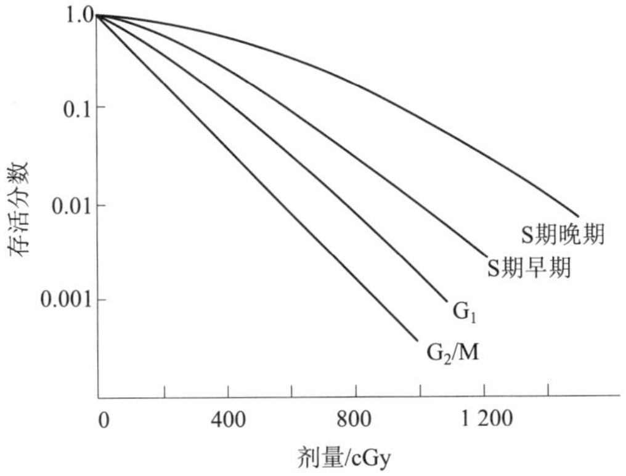

图 11.10　同一种哺乳动物细胞处于分裂周期 4 个不同时相时的剂量-存活分数

图 11.10 显示同一种哺乳动物细胞(中国仓鼠 V-79)处于分裂周期 4 个不同时相时的剂量-存活曲线。不同时相的细胞存活率存在显著的差别，存活率变化的绝对值在低剂量水平时差别最明显。2 Gy X 或 γ 射线照射后，S 期晚期和 G_2/M 期细胞的存活率比值大约是 5。处于 S 期晚期和 G_2/M 期的细胞，其辐射敏感性的差别较含氧和乏氧细胞间的辐射敏感性差别还要大。

处于不同周期时相的一群细胞接受 2 Gy 照射后，存活的细胞将会部分同步化进入辐射抗性相对较高的周期时相中(因为处于敏感时相的细胞已先被杀死)。随着细胞分裂进程的继续进行，这些存活的细胞都进入辐射相对敏感的时相。但是与照射后即刻检测相比，照射以后经过一段时间处于敏感时相的存活细胞比例要高，从而产生自身增敏作用。这在非增殖性细胞群体中不会出现。分割治疗使肿瘤细胞得到再分布，而晚反应正常组织中非增殖性细胞没有再分布，从而加大了治疗增益比。分割照射的剂量越小，肿瘤和晚反应组织再分布的差异就越大，而且随着分割次数增加，这种差异可呈指数级的放大。

细胞周期再分布对多分割照射后肿瘤和正常组织辐射效应的产生有何影响很难阐明。它可能使生精干细胞对分次照射的敏感性增加，大部分情况下它可能由于再生作用的影响。然而，在所有增生组织中对多分割治疗的辐射效应产生影响，使剂量分割治疗具有益处。

(一) 乏氧状态下的细胞再分布

所谓肿瘤的缺氧应定义为：在肿瘤内局部氧分压低于临界水平时所观察到的，基于肿瘤临床的生物学特点和分子学效应。由于人类实体肿瘤生长于一个独特的微环境中，拥有一套特有的异常的血供系统从而导致对肿瘤细胞的氧气及养分供应不足，这些乏氧细胞不仅限制了放、化疗的疗效，也成为肿瘤复发的根源。目前，约 70% 的肿瘤都采用了放射治疗，若用正常组织可耐受的剂量照射，肿瘤治愈率一般只能达到 40% 左右，但是许多肿瘤即使接受高剂量照射后仍效果欠佳。根据英国 Gary 实验室 Fowler 等的计算，直径为 75 mm 的肿瘤如果全部是有氧细胞，杀死 90%细胞所需的照射剂量为 43 Gy；若全是乏氧细胞，则需 120 Gy，约相当于前者的 3 倍，可见乏氧细胞对射线的抗拒性。

(二) 肿瘤缺氧的原因

由于恶性肿瘤生长迅速，肿瘤细胞凋亡的速度明显低于其所对应的正常组织，故导致它对氧及其他能量物质如葡萄糖等的需求增加，而肿瘤组织内的血液供应则相对不足。

另一个原因是肿瘤体积的高速膨胀，在肿瘤中的一部分肿瘤组织由于离最近的血管的距离越来越远，故导致了它血液供应的不足，最终导致了这一部分肿瘤组织的缺氧。因此在临床上大部分恶性肿瘤在它的生长、发展过程中都有内部的缺氧区域存在，并且这些缺氧区域最终常常出现坏死，这与在临床手术切除的标本以及各种影像学检查的结果是相符合的。

（三）缺氧与肿瘤血管生成的关系

缺氧是诱导肿瘤血管生成的一个非常重要的因素，在目前国内外均有大量的实验和临床研究证实了这一点。缺氧对促进肿瘤血管生成的调节主要是通过在分子水平上，缺氧对促进肿瘤血管生成的细胞因子转导的调节而实现的。与缺氧有关的促进肿瘤血管生成的细胞因子有如下几种：① 缺氧诱导因子；② 血管内皮生长因子（vascular endothelial growth factor，VEGF）以及血管内皮生长因子的两个受体（Flt-1，KDR/Flk-1）；③ 碱性成纤维细胞生长因子；④ 胰岛素样生长因子及其主要受体（IGF-IR）；⑤ 基质金属蛋白酶。

（四）乏氧和临床放射治疗的相关性

组织进行氧合主要依赖于毛细血管中的血流。如果血流像肿瘤毛细血管中的一样很缓慢，那么动脉和静脉内的氧分压也与组织氧合有一定的关系，所以实体肿瘤中有部分组织处于乏氧的状态并不奇怪。这可能是由于肿瘤生长超出血供的范围、坏死、血流缓慢、血流分流或血管暂时闭塞引起的。暂时性的血管闭塞和血液分流引起的短期乏氧，和氧弥散受限引起的慢性乏氧一样需要重视，有时甚至比慢性乏氧还要重要。

当证实乏氧存在的情况下，对实验性肿瘤模型给予不同水平的单一高剂量辐射，在体外检测克隆存活率，发现在制备剂量-存活曲线时包括两个部分，第一部分的初始阶段含氧细胞被快速杀死，曲线相对迅速地下降；而在后一阶段，杀死辐射抗性较高的乏氧细胞的效率明显降低，曲线下降速度相对减慢。近年来，逐渐发展起来的实验技术包括检测人体和实验性肿瘤内氧分压（p_{O_2}）的氧电极检测技术，反映 DNA 链断裂情况的彗星实验，免疫组化法检测和 2-硝基咪唑结合的情况（EF5）或正电子发射体层摄影成像技术，免疫组化法检测局部表达的乏氧诱导因子-1α 及其下游的效应器。很难说这些技术中哪一个是测量放射生物学乏氧状态最可行的技术，但乏氧相关的分子通路常常在非乏氧的状态下就被活化，所以氧电极法或硝基咪唑结合法似乎更加困难。

乏氧和临床疗效的联系日益紧密，高压氧治疗或纠正贫血可提高疗效。头颈部癌的放疗过程中如果乏氧组织的比例较高提示肿瘤局部控制率以及存活率将不理想。然而，仅进行手术治疗的宫颈癌病人，其结果也与乏氧有关。有研究表明乏氧状态利于 p53 突变的细胞生长，可能为此提供了一种解释，所以说乏氧能够增加肿瘤的侵袭能力。

第七节　肿瘤放射治疗及联合其他疗法的应用

放射治疗是肿瘤治疗的重要手段。从肿瘤生长类型的不同分类来看，部分肿瘤首选手术切除，然后联合放射治疗，但是绝大多数肿瘤可以接受放射治疗；从肿瘤的分期看，无论哪一期都可以接受放射治疗，特别是肿瘤Ⅲ期以后，一般不再手术，以放、化疗为主。

一、单纯放射治疗及其分类

（一）单纯放疗

放射治疗俗称“照光”，就是利用放射线来杀灭肿瘤细胞，达到治疗肿瘤的目的，是恶性肿瘤的主要治疗手段之一。它已有100多年的历史，从最初居里夫人发现镭而使用的镭疗，到深部X线治疗。20世纪50年代则用钴60治疗机以及以后的加速器治疗。

放射治疗在肿瘤的治疗中应用很广，60%～70%的肿瘤患者在治疗过程中要应用放射治疗，根据治疗的目的可以分为根治性治疗和姑息性治疗。随着治疗设备的更新以及技术的改进，放射治疗疗效有了较大的提高，某些肿瘤如头颈部肿瘤包括鼻咽癌、扁桃体癌、喉癌以及霍奇金病等放射治疗效果较好，而对一些晚期肿瘤患者也可以进行姑息性放射治疗以达到止痛、止血、消炎等作用，以减轻患者的痛苦，改善患者的生存质量。放射治疗不仅可以治愈肿瘤，而且还可以保护正常组织功能，如面部皮肤癌、舌癌、喉癌等，治疗后可以保留容貌，并保持进食、发声等功能，这是其他疗法不易达到的。

（二）单纯放射治疗的分类

（1）常规的放射治疗方法

是每日1次，每周5次，每次剂量1.8～2 Gy，总剂量为60～70 Gy，总疗程为6～7周。

（2）超分割放疗

1）根据放射线对照射组织所产生损伤发生的规律不同，将受照射组织分为早反应组织和晚反应组织，晚反应组织与多数肿瘤相比有着更强的亚致死损伤修复能力，随着单次分割剂量的降低，晚反应组织可耐受更高的物理剂量，从而可以提高肿瘤组织的放疗剂量，有可能转化为较高的肿瘤控制率（TCP）。

2）处于不同细胞周期的肿瘤细胞对射线的敏感性不同，G_2、M期细胞敏感性最强，其次为G_1和早S期，晚S期对射线较抗拒。分割的间期为肿瘤细胞提供了在周期中再分布的时间，增加进入放射敏感期（M期）的机会，达到自身增敏效应。

3）单次分割剂量的降低可以降低肿瘤细胞的氧增强比（OER），从而增强肿瘤内乏氧细胞的放射敏感性。具体操作：① 每天增加一次放射治疗，即每天照射2次，而每次照射剂量小于常规剂量或总剂量仍为常规放疗2 Gy；② 采用三野照射技术，以减少脊髓的放射量；③ 与传统的术前常规放疗的照射总量相同。加速超分割放疗的最大优点是在短期内（12～14 d）给予肿瘤病变区较大的照射剂量，使放射生物效应提高25%左右。加速超分割放疗的病变区域，重度放疗效应（癌细胞完全消失）占52%左右。常规放疗仅占27%；轻度放疗效应（癌细胞少部分变性坏死）加速超分割放疗只有9%，而常规放疗高达34%；淋巴结转移率加速使超分割放疗的疗程缩短，相应地也缩短了患者的住院时间，节省了医疗费用，减轻了病人的负担，并为中晚期食管癌的治疗增添了新手段。

（3）大分割放疗

是指单次分割剂量大于2.5 Gy的放疗方法，其可以在不增加放疗次数的情况下提高总的放疗剂量。而立体定向大分割放射治疗，应用特殊的定位和固定装置以及高度适形的放疗技术，可以在很短的时间内通过一次或几次的治疗给予很高的照射剂量。

(4) 加速治疗

加速治疗是在总剂量不增加的基础上，增加每天或者每周的照射次数，其每次照射剂量可以小于常规照射的单次剂量。对于一定的剂量，缩短治疗时间可减少肿瘤细胞在治疗期间的加速增殖，提高肿瘤控制率。而晚反应正常组织若给予足够的亚致死损伤修复时间(一般为 6 h，神经组织需要更长的时间)，则对治疗总时间并不敏感，即治疗时间的缩短并不会增加晚反应组织的放射损伤，因而加速放疗理论上可能提高治疗比。

(5) 低分割放射治疗

三维适形低分割剂量，即单次剂量大于常规分割剂量，2.5～4 Gy(中位剂量 3 Gy)，5 次/周，总剂量 40～57 Gy(中位剂量 52 Gy)，生物剂量相当于常规分割剂量(2 Gy)的 60～70 Gy 左右。

(6) 以两种基本方式进行治疗

一种为体外远距离照射，俗称外照射，大部分肿瘤采用这种方法；另一种为近距离照射，包括腔内，组织间及术中置管术后照射等。

二、放射治疗联合手术应用

手术是治疗肿瘤的重要方法之一，能够快速杀灭肿瘤细胞，可以达到根治性效果。但是手术并不是对于所有恶性肿瘤都适应，因为临床上肿瘤是一种全身疾病的局部表现，仅凭借单一的手术治疗是不够的，手术治疗只能切除肉眼看得见的实体瘤，它无法防止癌细胞的转移，也无法消灭体内血液中的癌细胞，有很多病人术后复发就是这个原因，需要根据肿瘤的发生、部位及转移情况考虑是否接受放射治疗。

20 世纪末，WHO(ICRU News X-ray Centenary, 1995) 报告：肿瘤治愈率是 45%，其中手术对肿瘤治愈的贡献率是 22%，放疗对肿瘤治愈的贡献率是 18%，化疗对肿瘤治愈的贡献率是 5%。Radio the Oncology—2005：肿瘤治愈率为 55%，手术对肿瘤治愈的贡献率是 27%，放疗对肿瘤治愈的贡献率是 22%，化疗对肿瘤治愈的贡献率是 6%，大约有 60%～85%的肿瘤需要放射治疗的参与。

但是如下列情况者不宜手术：① 因有些肿瘤病人合并严重的心、肝、肾等疾病，不能耐受手术；② 有些非实体瘤或全身性肿瘤的患者，如：白血病、恶性淋巴瘤、骨髓瘤等；③ 当肿瘤向四周浸润性生长，边界不清时，手术无法彻底切除；④ 癌发生部位手术难以切除，如鼻咽癌、舌根癌，食管上段癌等不适宜手术，需要联合放射或化学治疗等。

(一) 放射治疗适应证

对于不同系统发生的肿瘤采取不同的治疗方法。

1. 呼吸系统

早期喉癌首选放疗，手术可作为挽救性治疗，中晚期应行手术、放疗及化疗综合治疗；鼻咽癌以放疗为主；上颌窦癌以手术前放疗为好，不能手术者行单纯放疗，患者可以治愈；肺癌以手术为主，不适合手术又无远处转移者可行放射治疗，小细胞未分化型肺癌行放疗加化疗。

2. 消化系统

早期食管癌以手术为主，中晚期以放射治疗为主，颈段及胸上段食管癌首选放疗；口腔癌早期手术和放疗效果一样；舌根癌和扁桃体癌放疗更有利；早期肝癌以手术治疗为主，中晚期以放疗为主；胃、结肠、直肠癌手术前、后放疗可显著提高肿瘤的治愈率，降低局部复发。好多临床试验证明，胰腺癌的放疗与手术效果相当，但对组织的损伤小。

3. 泌尿生殖系统

肾透明细胞癌以手术为主，术后可行放疗；膀胱癌早期以手术为主，中期术前放疗有一定好处，晚期可做姑息放疗；肾母细胞瘤以手术、术后放疗、化疗三者综合治疗为好；睾丸肿瘤应先行手术，然后行术后放疗；子宫颈癌早期手术和放疗疗效相同，Ⅱ期以上单纯放疗，疗效较好；子宫体癌以手术前放疗为好。

4. 乳腺癌

以手术治疗为主。Ⅰ期或Ⅱ期乳腺癌，肿瘤位于外侧象限，腋窝淋巴结阴性者根治术后不做放疗。Ⅰ期而肿瘤位于内侧象限或Ⅱ、Ⅲ期乳腺癌需要手术后放疗。

5. 神经系统肿瘤

大部分脑瘤要手术后放疗；髓母细胞瘤应以放疗为主；神经母细胞瘤术后应行放化疗；垂体瘤可放疗或术后放疗；恶性淋巴瘤：Ⅰ、Ⅱ期以放疗为主，Ⅲ、Ⅳ期以化疗为主，也可加用局部放疗；脑转移瘤以放疗为主。

6. 骨组织恶性肿瘤

骨肉瘤以手术为主，也可行术前及术后放疗；骨网织细胞肉瘤、尤文氏肉瘤应行放化疗。

7. 皮肤软组织肿瘤

早期手术或放疗均可，晚期放疗；黑色素瘤及其他肉瘤以手术为主，也可配合放疗。

目前，现代医学是以微创伤和无创伤的精确治疗为发展方向，放射治疗也向精确放射治疗发展。精确放疗的概念是“精确定位、精确计划、精确治疗”。精确放射治疗是放射治疗的必然发展趋势，影像引导的放射治疗及生物引导的放射治疗技术也在不断发展与完善，使之更好地为精确放射治疗提供医学影像图像，引导放射治疗，给肿瘤组织最大的照射剂量，提高了肿瘤的局部控制率，更好地保护正常组织。

（二）手术＋放射治疗的选择

根据病灶部位选择放疗前或后手术的治疗方案；因为单纯依靠手术清除所有癌细胞的可能性不大，但是手术可以切除包膜完整、压迫明显的占位性病变。

1. 术前放射治疗

术前放疗对于切除肿瘤，减少肿瘤细胞扩散具有重要的意义，特别对于放射治疗后鼻咽或颈部有残留或复发的病灶，如局限在鼻咽顶后壁或前壁，无颅底骨破坏，一般情况尚可，近期做过放疗不宜再进行放疗的患者，可考虑切除病灶。

2. 术中放射治疗

手术中放射治疗是借助外科手术治疗恶性肿瘤过程中辅以局部放射治疗的一种综合疗法。它的优点是在手术直观下对“根治”切除后的瘤层、减量手术后的瘤结及其附近的受累组织或是不能手术切除的恶性肿瘤进行术中放射治疗。可以通过手法避开或铅板阻挡附近的正常器官，如胃、肠等使之不受到辐射。用特别的限光筒对准病变部位予以单次大剂量照射，这样不但防止了常规照射的胃肠反应，而且能对肿瘤组织起到杀灭或控制其快速生长的作用。在1895年伦琴发现X射线后不到20年，就有人对不能切除的胃癌用该技术治疗；1934年Chaoul报道用X射线接触治疗机(60 kV)对11例未完全切除的妇科肿瘤和膀胱癌做术中放疗。

3. 术后放射治疗

恶性肿瘤手术再行放疗首先是确定范围，其治疗的时机一般认为越早越好。手术切口愈合拆线后，放疗就可以开始。正常时间在手术后7～14 d开始放疗较为合适。放疗太晚对治疗效果有其不利因素，主要是手术区域瘢痕、纤维化严重，影响组织的氧气供应，导致肿瘤对放射线作用的抵抗等。

术后放疗对病人的好处是显而易见的。研究表明肺癌术后有残留病灶的病人，如果不进行术后放疗，5 年内全部死于癌复发；而进行术后放疗的病人，生存 5 年以上的机会为 20%左右。直肠癌术后放疗提高 5 年生存率约 10%。术后放疗的许多技术问题需要专科医生们共同商讨，对病人来说，多听从不同专科医生的治疗意见，对治疗方法的选择是有好处的。如乳腺癌的术后放疗可以采用：① 普通二维放疗：特点为定位方法简单，设备要求低，定位后的准备工作少，治疗费用低廉。② 三维适形放疗：采用专用的 CT 模拟机定位，CT 扫描的数据通过内部网络传输到为放疗设计专用的计算机，医生在放射治疗计划系统勾画出需要照射的靶区后，由物理师设计放射治疗计划，最后医生与物理师确定最优的计划，再通过内部网络传输到直线加速器，最终为病人实施放疗，一般 CT 定位后的放疗前准备时间需要 2～3 d。③ 三维适形调强放疗：调强放疗的实施流程与上述三维适形放疗相似，然而由于使用了更精确地计算，照射位置更为精确，采用更多的照射野，在照射乳腺组织内最终获得可以依照治疗要求，在不同的部位达到不同的放射照射剂量，同时最大程度的减少心脏与肺组织的受照剂量。

三、放射联合化学药物治疗

放射联合化学药物治疗（简称放化疗）联合应用是治疗肿瘤的综合有效的措施，一般有三种基本方式：① 放疗前化疗；② 放化疗同步进行；③ 放疗结束后化疗。

放疗与化疗的综合治疗是局部治疗与全身治疗的结合。癌症的化疗一般情况下是全身用药，可治疗广泛扩散性或多发性的肿瘤，某些化疗药对放疗还有增敏作用，两者联合使用可提高疗效。如对尤文氏肉瘤，放化疗使其治愈率从 20%提高到 70%。对于一些有高倾向广泛播散的病例，应在放疗前使用化疗，可有效地降低远处转移率，如小细胞肺癌。因此，放化疗联合应用主要基于两者作用的相加，协同和增敏等有益作用。

（一）调控细胞周期

在细胞动力学周期中，放疗杀伤癌细胞作用点为 G_2、M 及 G_1 后期，对 S 期无作用，而化疗的主要作用点为 S 期，因此放疗能对化疗抵抗的癌细胞起补充杀灭作用，两者联合治疗的优点不言而喻。再者肿瘤细胞存在异质性而且有乏氧细胞，影响了放疗的敏感性，某些化学药物还有增加放疗敏感性的作用。

（二）优势互补

第一，化疗和放疗可以相互补充，放疗可以控制局部，而化疗可以控制全身转移，并且病例选择合适的话，两者连用可以使病人获得长期无瘤生存；第二，某些化疗药物可以增加肿瘤细胞对放疗的敏感性，同时应用可能提高全身治疗的效果；第三，放疗可以减少肿瘤细胞的数量，降低耐药克隆的机会，消灭化疗耐药克隆；第四，放疗可以控制巨大肿瘤的瘤床。

四、放射联合生物疗法的应用

（一）生物治疗的基础

放、化疗在杀死癌细胞的同时，人体的免疫细胞同时受到杀伤。放、化疗使得免疫系统彻底被破坏,这样就导致即使有一个肿瘤细胞没有被杀死,也会在缺乏机体免疫系统的防护情况下,快速扩散、转移。因此对于肿瘤不能手术的患者生物治疗可以很好的补充,通过患者自身不适宜放疗时运用生物免疫治疗,可以提高放疗效果:① 减少放疗副作用,减轻身体相关症状,提升患者的生活质量,促进机体的免疫功能重建。② 预防转移扩散:③ 生物免疫治疗可直接杀死癌细胞,控制肿瘤的发展及转移,延长患者生命。④ 安全:因为生物免疫治疗采用的是患者自身的细胞在体外培养后输入患者自己体内,故不会造成免疫排斥,并无任何副作用。在彻底杀灭肿瘤的同时不会损伤正常的免疫细胞,增强机体的免疫功能,而且可以防止肿瘤的复发和转移,若与放、化疗协同作用,提高放化疗效果,减少放疗的副作用,从而提高肿瘤的治愈率,有效延长患者的生存时间,提高生活质量。

(二)生物治疗的类型

生物治疗的类型包括特异性的和非特异性免疫的、主动的和被动的方法,达到提高人体的免疫系统的作用,从而遏制肿瘤生长,破坏肿瘤细胞以致消灭肿瘤细胞。目前,应用于临床的癌症生物治疗的种类有以下几种。

1. 特异性主动免疫治疗

主要以瘤苗为主,是将手术切除的肿瘤组织制备成细胞悬液,经理化处理,使肿瘤细胞失去增殖能力,保留其抗原性,然后再回输给病人,使患者对肿瘤的免疫反应得到强化。其次,用肿瘤相关抗原疫苗,如用癌胚抗原(cancer embryo antigen,CEA)等基因置于疫苗病毒载体中作为肿瘤疫苗,治疗肿瘤。CEA 正常值是 0～5 ng/ml。CEA 增高可见于恶性肿瘤如直肠癌、肺癌、胃癌、乳腺癌、胰腺癌、卵巢癌和子宫癌等;治疗后再次出现缓慢上升提示癌复发,良性疾病如肝硬化、肺气肿、直肠息肉和肠胃道炎症等也可轻度增高。

2. 特异性被动免疫治疗

主要是免疫导向疗法,以单克隆抗体(McAb)作为载体,将细胞毒性物质带到肿瘤病灶处,特异性杀伤瘤细胞。单克隆抗体将毒性物质如化疗药物、放射性同位素、免疫毒素等作为"弹头"带到肿瘤部位,特异性杀伤肿瘤。

3. 非特异性主动免疫治疗

采用非特异性免疫刺激剂,即免疫反应调节剂,提高机体的免疫应答能力;加强机体网状内皮系统的吞噬功能,使外周血淋巴样组织中的免疫活性细胞增高,提高机体的迟发型超敏反应,从而增强抗自身肿瘤的免疫反应。如卡介苗、短棒杆菌、左旋咪唑、二硝基氯苯海藻酸钠、多糖类。

4. 过继性免疫治疗及细胞因子的免疫治疗

通过具有免疫力的完整活细胞,如对肿瘤有杀伤活性的免疫细胞,肿瘤浸润的淋巴细胞(tumor infiltrating lymphocyte,TIL 细胞)以及传递抗肿瘤信息且有杀伤肿瘤作用的细胞因子的免疫治疗。如 DC 细胞、白细胞介素-2、干扰素(interferon,IFN)、肿瘤坏死因子、成血因子等。

CIK 细胞是外周血单个核细胞在体外经多种细胞因子共同培养一段时间后获得的一群异质细胞。Schmidt-Wolf 等首次报道了在多种细胞因子作用下,外周血淋巴细胞可以被定向诱导成具有杀伤肿瘤活性的免疫效应细胞,由于该种细胞同时表达 CD3 和 CD56 两种膜蛋白分子,因此具有 T 淋巴细胞强大的抗瘤活性自然杀伤细胞(NK)的非主要组织相容性复合体(MHC)限制性杀瘤的优点。

在肿瘤细胞免疫治疗过程中可配合手术、放疗和化疗联合应用，可提高人体自身抗肿瘤免疫能力。抑制和消灭肿瘤细胞，减少放化疗毒副作用，实现患者“自主抗癌”，有望达到消灭肿瘤细胞的目的。据医学临床数据统计表明，自 20 世纪 80 年代生物治疗应用于肿瘤治疗后，有些肿瘤的临床治愈率由 30%上升至 60%。

五、放疗联合基因治疗

目前，在临床上治疗肿瘤的常规手段包括：手术、化疗、放疗及生物修饰剂等，但仍然达不到理想的效果。原因是由于不同种类肿瘤内在的生物学特性，特别是分子水平的差异应当是关键所在，近年来随着分子生物技术的不断深入研究，利用基因治疗肿瘤已成为一种有效的手段。包括细胞周期调节基因疗法、自杀基因疗法、免疫基因疗法、抑癌基因治疗以及抗血管生成治疗等。

（一）肿瘤的基因治疗

基因是一段染色体 DNA 序列，用于产生功能产物多肽或功能 RNA 分子。而基因治疗一般是指将限定的遗传物质转入病人特定的靶细胞，以达到预防或治疗疾病的目标方法。肿瘤基因治疗是用正常或野生型基因矫正或置换致病基因或引入有治疗价值的其他来源基因的一种治疗方法。基因治疗一般是引入修饰基因于病人体内而并非该基因的产物，即是一种疗法而非新产品。但是，通过体内直接途径可将外源 DNA 注射到体内，因此称这些外源的 DNA 的基因药物为体内基因治疗。

在基因治疗中，从分子生物学角度可分为两种方式：一是基因矫正和转换，即将基因的异常序列进行矫正和置换，或进行矫正和精确的原位修复；二是基因添加和增补，即不去除异常基因，而是通过具有治疗意义的外源基因的定点整合，使其表达正常产物以补偿缺陷基因的功能。肿瘤基因治疗研究中，通常采用基因转移和基因灭活方法。基因转移是指将外源性目的基因导入病变细胞或其他细胞，目的基因的表达产物修饰缺陷细胞，使其恢复功能或使原有的功能得到加强，故又称为基因修饰。肿瘤基因修饰治疗研究包括免疫基因治疗、增强抑癌基因表达、靶向化疗或提高机体化疗耐受性等。

基因转移疗法一般分为两类：一是体细胞系基因转移，主要用于防治遗传性及非遗传性疾病；二是胚胎基因转移，用于预防遗传性疾病。临床上，基因治疗是指体细胞基因治疗。基因治疗基本上分为三步：① 基因导入：是指把基因或含有基因的载体导入机体；② 基因传递：是指基因从导入部位进入靶细胞核；③ 基因表达：是指细胞中治疗性基因产物的形成。

1990 年，Rosenberg 等首次在晚期癌症病人中利用逆转录病毒载体基因转移技术，将转导了编码肿瘤坏死因子的肿瘤浸润淋巴细胞用于治疗晚期癌症。近 10 年来，随着人们对肿瘤免疫、肿瘤病因及分子机制等研究的深入，肿瘤基因治疗获得了突飞猛进的发展，并逐渐走向成熟，批准进入临床试验的基因药物逐年增多。目前开展的免疫基因治疗、转导抑癌基因、反义癌基因以及靶向化疗等肿瘤基因治疗研究，取得了一定的研究成果。肿瘤基因治疗已成为目前最具希望的攻克和治愈肿瘤的手段，也是最活跃的领域。

肿瘤的发生和发展是一个复杂的过程，涉及多种不同的因素，针对单一因素的治疗往往难以达到理想的疗效。放射治疗虽然可以治愈部分肿瘤，但对一些肿瘤尤其是一些中晚期肿瘤的疗效并不理想，其放射性损伤的发生率也较高；一些基因虽然本身具有很好的抑瘤作用，但是由于在体内表达过低，达不到很好的治疗效果。放疗与基因联合治疗可从多个环节控制肿瘤的发生和发展。

（二）基因治疗肿瘤的主要途径

1. 药物敏感基因

药物敏感基因表达产物能将某些无毒或低毒物转变成有毒物，以达到杀伤肿瘤细胞的作用。

2. 反义癌基因

反义癌基因治疗是通过反义核酸抑制某些异常基因的表达，使肿瘤细胞进入正常分化轨道或导致瘤细胞凋亡的方法。目前反义药物经大量的体外实验及动物实验被证实，在多种疾病的治疗中效果肯定，反义治疗已在病毒性疾病、寄生虫感染、遗传性疾病尤其是恶性肿瘤的诊治方面显示出广阔的前景，通过反义药物运输系统干扰肿瘤细胞内遗传物的表达，从而抑制肿瘤细胞生长。

3. 免疫相关基因治疗途径

免疫基因治疗是通过刺激和增强机体的免疫功能，杀伤肿瘤细胞，治疗肿瘤的方法。是指通过基因修饰 Bcl-2、p21、Bax、ATM 等，近年来又发现 Cx43、Tob1、p73、热休克蛋白等一系列基因也与辐射敏感性密切相关。通过提高辐射敏感基因的表达或使用 siRNA 技术降低辐射抗性基因的表达均能增加肿瘤细胞的放射敏感性，诱导细胞周期阻滞、细胞凋亡，改善细胞乏氧等，从而达到杀灭肿瘤细胞提高放射治疗疗效的效果。

4. 抑癌基因途径

抑癌基因指正常细胞内存在的能抑制细胞转化和肿瘤发生的一类基因。抑癌基因途径基因疗法：一是利用抑癌基因治疗已发生的肿瘤；二是利用抑癌基因疗法防止肿瘤的转移。抑癌基因治疗方法是用基因转移法恢复或添加肿瘤细胞中失活或缺失的抑癌基因。Fujiwara 报道用 WTP53 基因替代疗法治疗小细胞肺癌，可使 62%～100%的肿瘤的生长受到明显抑制。表 11.6 列出了部分抑癌基因及其功能。

表 11.6　部分抑癌基因及其功能

抑癌基因	功　能	相关肿瘤
Rb	转录调节因子	视网膜细胞瘤、成骨肉瘤、胃癌、小细胞肺癌、乳腺癌、结肠癌
p53	转录调节因子	星状细胞瘤、胶质母细胞瘤、结肠癌、乳腺癌、成骨肉瘤、小细胞肺癌、胃癌、鳞状细胞肺癌
WT	负调控转录因子	横纹肌肉瘤、肺癌、膀胱癌、乳腺癌、肝母细胞瘤
NF-1	GAP、ras GTP 酶激活因子	神经纤维瘤、嗜铬细胞瘤、雪旺氏细胞瘤、神经纤维瘤
DCC	细胞黏附分子	直肠癌、胃癌
p21	CDK 抑制因子	前列腺癌
p15	CDK4、CDK6 抑制因子	成胶质细胞瘤
BRCA1	DNA 修复因子，与 Rad51 作用	乳腺癌、卵巢癌
BRCA2	DNA 修复因子，与 Rad51 作用	乳腺癌、胰腺癌
PTEN APC	磷脂酶，WNT 信号转导组分	成胶质细胞瘤、结肠腺瘤性息肉、结/直肠癌

5. 多药耐药基因途径

将多重耐药基因导入正常骨髓造血细胞，使正常骨髓造血细胞对细胞毒性化疗药及放射治疗的耐受性增加，以利进行超大剂量化疗，从而杀伤更多的肿瘤细胞。1991 年，Mickish 等建立了骨髓细胞持续表达人 MDRlcDNA 的转基因鼠模型，结果发现该小鼠对天然化疗药物的耐受剂量可提高 10 倍。

6. 自杀基因途径

自杀基因治疗（suicide gene therapy），又称为病毒介导的酶前药治疗（virus-directed enzyme prodrug treatment，VDEPT），它是将自杀基因导入肿瘤细胞而将无毒性前体药物在肿瘤细胞内代谢为毒性产物进而杀伤肿瘤细胞。目前在单纯应用自杀基因治疗的基础上，已有新的改进和发展，疗效更显著，有望实现肿瘤的根除。自杀基因作用体系及机制：自杀基因（suicide genes）又称前药敏感基因（prodrug sensitive genes），是基因治疗中新发展的一种目的基因。目前已发现的自杀基因有多种，包括单纯疱疹病毒胸苷激酶基因（herpes simplex virus-thymidine kinase gene）。

7. 抗血管内皮生长基因（VEGF）途径

通过基因治疗使 VEGF 和 VEGFR 表达减少、阻断其信号转导通路或耗竭肿瘤细胞产生的 VEGF，可达到抑制肿瘤的目的。肿瘤的血管生成是一个复杂的过程，包括内皮细胞激活、增生、迁移、血管基底膜破坏、形成新的血管和血管网，并且与已存在的血管网连接。肿瘤血管为肿瘤细胞的生长输送营养并排泄代谢产物，转移灶的形成和发展也依赖于新生血管的形成。如能有效抑制血管生成、切断肿瘤血供，有望达到抑制肿瘤生长、发展和转移的目的。绝大多数恶性肿瘤中，血管内皮生长因子（VEGF）及血管内皮生长因子受体（VEGFR）均呈高表达，形成旁/自分泌作用方式，促进内皮细胞分裂、增殖，诱导血管新生，并直接作用于肿瘤细胞刺激其生长。表 11.7 数据表明应用抗 VEGF 药物及大剂量联合照射使 VEGF 蛋白表达呈强阳性，明显高于对照组，统计学差异显著；20 Gy＋沙利度胺（Tha）组可见 VEGFR2 蛋白表达呈弱阳性，明显低于 20 Gy 组。

表 11.7　沙利度胺及 X 射线照射对荷瘤瘤体 VEGFR2 表达水平影响（$\bar{x}\pm s$）[1)]

组　别	染色强度得分	阳性细胞百分率/%	评　分
对照组	1.50±0.55	45.67±10.78	2～4（＋～＋＋）
Tha 组	1.83±0.75	41.67±11.94	2～4（＋～＋＋）
20 Gy 组	2.67±0.52	76.17±10.12	5～6（＋＋＋）
20 Gy＋Tha 组	1.00±0.63	17.00±5.16	1～3（＋～＋＋）

注：1）摘自参考文献[5]：染色强度得分中，与其他组相比，20 Gy 组 $P<0.01$；阳性细胞百分率各组间两两比较，对照组与 Tha 组，$P=0.42$，其余各组间两两比较，$P<0.01$。

表 11.7 说明以 VEGF 和 VEGFR 为靶点的肿瘤基因治疗 VEGF 和 VEGFR 在恶性肿瘤的血管生成过程中协同表达，旁/自分泌作用机制的确立为肿瘤的基因治疗提供了一个重要靶点。

六、肿瘤放射生物学展望

20 世纪 50 年代后，随着科学技术的迅猛发展，放射治疗的设备有了明显的提高，逐步形成从接触治疗机、深部X线治疗机到钴-60远距离治疗机和各种类型加速器及后装近距离治疗机为主的系列设备，适用于治疗由体表至体内任何部位的各种肿瘤。随着现代计算机技术和医学影像技术的融合发展，放射生物学、放射物理学的飞速发展，肿瘤放射生物学的研究进入了崭新的时代，三维适形治疗作为放射肿瘤专家长期追求的目标已经实现，如今立体定向放射治疗（X刀、γ刀）、三维适形等精确放疗技术已广泛应用于临床。

目前应用于临床的放疗新技术包括：

1）三维适形放射治疗（three-dimensional conformal radiation therapy，3DCRT）；

2）调强放射治疗（Intensity-modulated radiation therapy，IMRT）；

3）影像引导放射治疗（image guided radiation therapy，IGRT）；

4）生物图像引导放射治疗（biological image guided radiation，BGRT）。

三维适形放疗是目前放射治疗的主流技术，也是肿瘤放射生物学研究领域的新理论，适用于绝大部分的肿瘤。三维适形放疗是一种能使高剂量区的剂量分布在三维方向上和靶区的实际形状相一致的照射技术。其利用CT图像重建三维的肿瘤结构，通过在不同方向设置一系列不同的照射野，并采用与病灶形状一致的适形挡铅，使得高剂量区的分布形状在三维方向（前后、左右、上下）上与靶区形状一致，同时，使得病灶周围正常组织的受量降低。适形放疗包括照射靶区和周围重要器官或组织的三维定位、治疗计划的设计、模拟以及实施4“R”治疗原则：再修复（repair）；再增殖（repopulation）；再分布（redistribution）；再氧合（reoxygenation）。适形放疗解决了一些常规放疗或手术不能解决的问题：如对于射线抗拒的肿瘤及有手术禁忌证或手术不易切除的肿瘤，为其提供了新的治疗途径，并取得很好的疗效。

2012年6月30日国际肿瘤放射治疗新进展论坛中，提出了肿瘤放射生物学研究的新课题。从立体定向放疗到三维适形放疗，从静态调强放疗到图像引导放疗，从断层调强放疗到容积调强放疗，放射治疗技术正在发生日新月异的变化。新的放疗技术的应用，极大地提高了放射治疗的疗效。特别是有些恶性肿瘤仅通过放射治疗就可以得到根治，如鼻咽癌、喉癌、宫颈癌等。目前肿瘤患者中有60%至70%在治疗过程中需要接受放疗，放疗对肿瘤治愈贡献比达到40%以上。对于部分需要手术切除的肿瘤，如果在手术前进行放疗，还可使肿瘤缩小，降低手术风险，提高愈后疗效和病人的生存质量，推进了肿瘤放射生物学领域的发展。

思考题

1. 何谓低氧再氧合？
2. 肿瘤模型的制备方法有哪些？
3. 何谓50%肿瘤控制剂量？
4. 乏氧再氧合在肿瘤治疗中的意义有哪些？
5. 肿瘤细胞的反应受哪些因素的影响？
6. 肿瘤治疗中分次照射的意义有哪些？
7. 何谓肿瘤综合治疗的特点？

（刘芬菊）

参考文献

[1] 刘树铮．医学放射生物学．第 3 版．北京:原子能出版社，2006.

[2] Dörthe Schaue, William H. McBride Links between Innate Immunity and Normal Tissue Radiobiology Division of Molecular and Cellular Oncology, Department of Radiation Oncology, Los Angeles, California 90095-1714 2010 Radiat Res. , 2010,173(4): 406-417.

[3] Erina Vlashi, William H. McBride Frank Pajonk. Radiation Responses of Cancer Stem Cells. J Cell Biochem. , 2009,108(2): 339-342.

[4] Eugene Demidenko. Three endpoints of in vivo tumour radiobiology and their statistical estimation. Int J Radiat Biol. , 2010, 86(2): 164-173.

[5] Jingping Yu, Fenju Liu, Zhiqiang Sun, et, al. The Enhancement of Radiosensitivity in Human Esophageal Carcinoma Cells by Thalidomide and Its Potential Mechanism Cancer biotherapy and radiopharmaceuticals, 2011,26(2): 219-227.

[6] 郭传玲,王菊芳,金小东,等．α/β 值与肿瘤细胞辐射敏感性及肿瘤细胞分次照射生物学效应研究．辐射研究与辐射工艺学报,2006,24(4):249-252.

[7] 向俊宇,李楠,等．肿瘤干细胞的临床意义．中国肿瘤生物治疗杂志,2010,17(5):571-575.

[8] 郭信伟,陆雪官,等．肿瘤干细胞在肿瘤放射治疗学中研究进展．中华放射医学与防护杂志,2011,31(4): 502-504.

[9] Haiyan Liu,* Haowen Zhang, Xin Jiang, et al. Knockdown of Secreted Protein Acidic and Rich in Cysteine (SPARC) Expression Diminishes Radiosensitivity of Glioma Cells. Cancer biotherapy and radiopharmaceuticals, 2011,26(6):705-715.

[10] Fisher DR, Hendry JH. Dose fractionation and hepatocyte clonogens. Radiat Res. , 1988,113:51.

[11] Gorodetsky R, Mou X, Fisher DR, et al. Radiation effect in mouse skin: Dose fractionation and wound healing. Int J Radiat Oncol Biol Phys. ,1990,18:1077.

[12] Habermalz HJ, Valley B, Habermalz E. Radiation myelopathy of the mouse spinal cord in isoeffect correlations after fractionated radiation. Strahlenther Onkol,1987,163:626.

[13] Lo Y-C, Taylor JMG, McBride WH, et al. The effect of fractionated doses of radiation on mouse spinal cord. Int J Radiat Oncol Biol Phys. ,1993,27:309.

[14] Maciejewski B, Withers HR, Taylor JMG. Dose fractionation and regeneration in radiotherapy for cancer of the oral cavity and oropharynx. I. Tumor dose-response and repopulation. Int J Radiat Oncol Biol Phys. ,1989,16:831.

[15] Overgaard M. Spontaneous radiation-induced rib fractures in breast cancer patients treated with postmastectomy irradiation: A clinical radiobiological analysis of fraction size and dose response relationship in late bone damage. Acta Oncol,1988,27:117.

[16] Scalliet P, Landuyt W, van der Schueren E. Repair kinetics as a determining factor for the late tolerance of central nervous system to low dose rate irradiation. Radiother Oncol,1989,14:345.

[17] Stewart FA. Late normal tissue damage after combined chemotherapy and radiotherapy. In: McNally NJ, ed: The scientific basis of modern radiotherapy, BIR Report 19. London: BIR, 1989:95.

[18] Thames HD, Hendry JH. Fractionation in radiotherapy. London: Taylor & Francis, 1987.

[19] Thames HD, Withers HR, Peters LJ, et al. Changes in early and late radiation responses with altered dose fractionation: Implications for dose-survival relationships. Int J Radiat Oncol Biol Phys. , 1982,

8:219.

[20] Turesson I, Notter G. The influence of the overall treatment time in radiotherapy on the acute reaction: Comparison of the effects of daily and twice-a-week fractionation on human skin. Int J Radiat Oncol Biol Phys. ,1984,10:599.

[21] Turesson I, Notter G. Accelerated versus conventional fractionation. Acta Oncol,1988,27:169.

[22] van Dyk J, Mah K, Keane TJ. Radiation-induced lung damage: Dose-time fractionation considerations. Radiother Oncol,1989,14:55.

[23] Gao X, McDonald JT, Hlatky L, Enderling H. Acute and fractionated irradiation differentially modulate glioma stem cell division kinetics. Cancer Res. 2013 Mar 1;73(5):1481-90.

[24] Imaoka T, Nishimura M, Daino K, Kokubo T, Doi K, Iizuka D, Nishimura Y, Okutani T, Takabatake M, Kakinuma S, Shimada Y. Influence of age on the relative biological effectiveness of carbon ion radiation for induction of rat mammary carcinoma. Int J Radiat Oncol Biol Phys. 2013 Mar 15;85(4):1134-40.

[25] Withers HR, Peters LJ, Taylor JMG, et al. Local control of carcinoma of the tonsil by radiation therapy: An analysis of patterns of fractionation in nine institutions. Int J Radiat Oncol Biol Phys. , 1995,33:549.

中英名词索引

（本中英名词对照索引按字母顺序排列，每个词条后面的数字，是它在本书中首次出现的页码）

A

B

C

D

E

F

G

H

I

K

L

M

N

O

P

Q

R

S

T

U

V

W

X